我，和我的強迫行為

幫助自己與他人改變想法，
擺脫惱人的強迫行為和意念，
只要4個簡單的自我治療步驟

20週年
經典版

BRAIN LOCK

Free Yourself from Obsessive-Compulsive Behavior
A Four-Step Self-Treatment Method
to Change Your Brain Chemistry.

傑夫瑞・M. 許瓦茲博士 Jeffrey M. Schwartz, MD 著
比佛莉・貝耶 Beverly Beyette 著

目錄

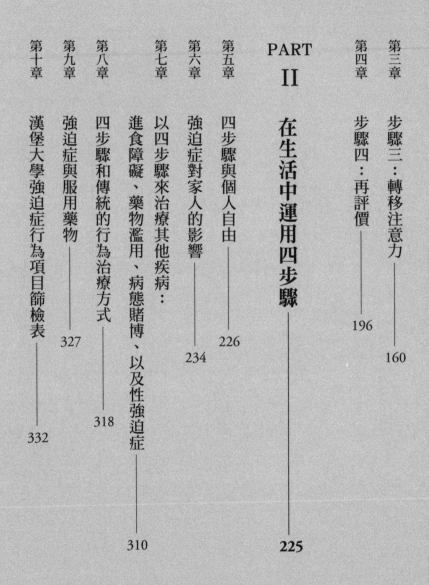

為保護當事人的隱私，本書中所提及之病患姓名與其工作、居家環境皆經過更動，但除此以外，其症狀和治療過程全都如實記載。

請注意：

本書第三部份「自我治療手冊」，內容為本書所授之四步驟治療法之實際總結。

讀者如有需要，可單獨閱讀這部份，也可將之當作單獨的指導手冊，在日後需要時隨時翻閱參考。

前言

一九四七年一個夜晚，大亨霍華・休斯（Howard Hughes）和女演員珍・葛麗兒（Jane Greer）在洛杉磯日落大道上的希洛斯飯店用餐。飯吃到一半，霍華休斯忽然離席去盥洗室，他這一去就去了一個半小時之久，丟葛麗兒一人在座位上久候。一個半小時後他再回到座位時，從頭到腳全濕透了。

葛麗兒問他：「你怎麼了？」休斯答：「我剛不小心把蕃茄醬滴在襯衫和褲子上，必須到盥洗室的水槽沖洗。」洗完衣褲後，他把衣褲晾在廁所隔板上，想等它們乾一點再穿，穿上衣服後卻發現：「我出不了盥洗室，因為我不能碰門把，只好等外面有人要進來盥洗室，趁他們開門時我才能出去。」

根據《霍華休斯秘辛》（*Howard Hughes: The Untold Story*）一書的作者彼得・布朗（Peter H. Brown）所載，珍葛麗兒從此再也不跟霍華休斯出去了。

霍華休斯的確是個怪人，但他不是變態。他不過是患了一種典型的強迫症病例，而且病情嚴重。到了一九七六年，晚年的霍華休斯深為此病所苦，將自己關在墨西哥阿卡波可（Acapulco）的公主酒店頂樓套房裡，渡過死前最後的一段時間。他怕極了病菌，所以這房間陳設宛如醫院，窗戶全用窗簾遮住，密不透光，因為他相信太陽會散播他所害怕的細菌。佣人送餐時，全都要用衛生紙包住手，餐盤上的食物則都要按照指定尺寸裁切成特定大小。

外界傳言有說他之所以遺世獨居是因為他染上了毒癮，有說是因為梅毒病發，有說是失智症末期。但其實，他這些怪異的舉止，如果從嚴重的強迫症角度來看，就全都可以說得通了。

可惜的是，在霍華休斯的年代，強迫症無法治療。要等他過世將近十年後，醫界才發現強迫症原來是一種和大腦有關的疾患。

我常用霍華休斯的例子來跟病患解釋強迫症，目的是讓他們瞭解，強迫症就像是需索無度、永遠也不會滿足的怪獸，越是順著它，它就越貪婪無度。雖然霍華休斯家財萬貫，有一大群佣人供他使喚，不管他的強迫症有什麼刁鑽古怪的要求都可以滿足，但即使是這樣，也沒能為他換得片刻自在，最終他被自己大腦所送出的大量錯誤訊息所淹沒。

若你也是強迫症的受害者，不管你的症狀還輕，或是如霍華休斯一般重，本書都能教你對抗且戰勝強迫症。強迫症是頑強的敵人，但在意志堅強、充滿鬥志的對手面前，它也要乖乖就範。

在用本書所授技巧對抗強迫症的過程中，你同時也能對自己的大腦有更深入的瞭解，更懂得控制大腦的運作。本書中有許多強迫症患者的勇敢故事，可以看到他們如何運用本書四步驟來對抗強迫症，克服「大腦卡關」所帶來的恐懼。這四個步驟已獲科學證實，能夠幫助患者改變大腦運作方式。本書介紹這套技巧的方式，是希望讓讀者能在閱讀後，將它們運用在自己身上。

在二〇〇四年電影《神鬼玩家》（The Aviator）中，演員李奧納多・狄卡皮歐（Leonardo DiCaprio）負責扮演霍華休斯，本書作者傑夫瑞・許瓦茲博士則獲聘擔任該片顧問，指導李奧納多如何演好這個有強迫症的角色。李奧納多說，為了能夠瞭解該角色腦海中那種變速器卡住無法換檔的情形，他也特別讀了本書《我和我的強迫行為》。

發行二十周年再版紀念前言

《我和我的強迫行為》一書所提出的主要概念：強迫症患者能夠靠著由自己施行的行為治療，來改變大腦運作方式。發行至今悠悠已過二十年，此書中提出的這個概念歷久彌新，並未被時間所淘汰，且已被公認為腦神經科學史上的經典發現。

用科學術語來說，這是身體中所謂的「神經可塑性」（neuroplasticity）。腦神經可塑性是大腦為了因應環境的改變，可以而改變自己的構造、迴路、化學反應和功能運作。透過本書中介紹的四個步驟，已使得數千名強迫症患者達成了神經可塑性，得以改變自己的大腦。

透過掃描顯示，強迫症患者的大腦有超乎正常的活動，一再地傳送讓患者非常困擾、不斷干擾他們的錯誤訊息。過去二十年間，越來越多的研究都證實本書所提出的概念為真：徹底瞭解這些讓人不快感覺為什麼會發生、正視其作為疾病症狀的本質，有助於患者採取不同方式來面對自己的症狀，最後就可以控制自己大腦中負責情緒掌控的部份。往後大腦若再度受到強迫症的影響，患者就能夠正確處理自己的感受和反應。

這本書二十周年紀念發行版並不是修訂版，我由衷認為我當年所提的四步驟並沒有修改的必要。因為二十年前我率先提出的認知正念（cognitive-mindfulness）治療法，如今已成為治療強迫症門診病人的標準療法。

二十年後的今天，我依然在研究強迫症，竭力想幫助強迫症患者。另外我也花了很多功夫把四步驟療法應用到更多人身上，不僅包含強迫症之類的神經精神病（neuropsychiatric）疾病，還包含一些診斷不出特殊問題的一般人，以協助他們在工作表現上更有效率和成績。

這方面的應用成績卓著，有人採用書中所提「理性分身」（Wise Advocate）概念來提升領導統御力。這讓我們發現：原來四步驟方法可以用在所有人身上，幫助他們更瞭解自己、更能掌控自己的表現。

本書首度面世以來，我已受邀在世界各大城市演講，也曾受邀到聯合國演說，還上遍了美國各大知名電視節目，包括《今日》（Today）、《早安，美國》（Good Morning, America）、以及《歐普拉秀》（The Oprah Winfrey Show）等。

這一篇新版的前言，目的是要將書中所舉的自我施行療法四步驟，定義得更仔細，更清楚：**再確認（relabel）**、**再歸因（reattribute）**、**轉移注意力（refocus）**、**再評價（revalue）**。當患者進行「再確認」的時候，要正視那些惱人的念頭和衝動，知道這些念頭和衝動乃是所謂的強迫意念（obsessions）和強迫行為（compulsions）。當患者進行「再歸因」的時候，要瞭解到這些惱人的念頭之所以無法消失，是因為這就是強迫症的症狀。而患者在「轉移注意力」的時候，則是每當那些強迫的、外來的念頭出現時，要轉而從事有建設性、愉快的事，不要去與之正面衝撞。至於「再評價」，則是指患者學會忽略這些強迫性的念頭，將這些念頭視為無意義的雜念。

採用這套方法的患者跟我分享了他們的故事，讓我看到他們的勇氣、也看到他們在採用此法之前讓人難過的生活窘狀。所幸，許多故事後來都有了令人鼓舞的發展。在此書中我將分享他們的故事，希望其他強迫症患者也能從他們的經驗中學到竅門和靈感。

本書中出現的患者安娜曾經抱著自殺念頭，多年來她腦裡總有個念頭讓她覺得老公有外遇，因此她不斷拿各種問題來質問她老公：他最近什麼時候見過前女友？他有沒有偷看裸女雜誌？等等。

如今安娜結婚二十五年了，兩個女兒也都長大成人後，安娜並不會奢望自己能從強迫症中痊癒，這樣想並不實際，但她學會了一套方法來管理自己的疾病。而且，她有個非常能替她著想的老公。「要是我出現強迫衝動，我一提出問題，我先生就會說『這是強迫症的問題』。強迫症患者會想要別人認同他的想法，但我先生不會跟著我起舞，因為他明白這樣不健康。」

安娜很清楚「要持續小心謹慎，以便與強迫症終生相處」，而她最靠得住的就是這四步驟，她始終沒忘掉要練習這些步驟。

瑞德是位演員，他的強迫症讓他嚴重怯場，導致完全無法上台演出，他因此中斷演藝事業長達十五年之久。他的怯場不是一般人那種緊張，而是會出現「我在台上的表演一定要盡善盡美」這樣的強迫念頭，導致他極端的恐懼。在選角面試時，他則不斷想著「大家一定會發現我演得很假，不夠完美。」

透過運用四步驟訓練，他減少了怯場的恐懼，使他可以**再評價**自己看待試鏡的角度：「以前我去試鏡，目的都是為了要拿到演出機會，當時的我渴望贊同和肯定，」因為他想要克服自己的自卑。「現在我則是用心詮釋我的角色，內心知道或許我的詮釋無法得到認同，但我不用死命想要討好評審，不用事事要求完美。」

他的方式就是將「他對自我的評價」和「強迫疾病」區隔開來。現在他把自己想成是「一般人，只是機器出了狀況要處理，就像是開著一部性能無法全部發揮的車子。」他說，若沒有這個自我認知，那是不可能把「強迫症」和「現實世界」區隔開來的。

瑞德也將學到的四步驟用在戒煙上，順利成功。強迫症患者之所以會做出那些強迫行為，目的是想避免那些強迫意念帶來的痛苦，這點跟有煙癮的人抽煙很像，因為不抽煙會痛苦，所以就靠抽煙來減輕痛苦。靠著四步驟，他使用**再確認**來檢視自己的抽煙衝動：「不是我想抽煙，是我大腦中的尼古丁癮頭，是大腦中化學物質的作用在作祟。」

接著他再將抽煙的念頭**再歸因**：「為什麼我會為此感到困擾？因為這是經年累月被我視為享受的癮頭。」接著他將自己**轉移注意力**，把注意力放在注重養生。跟著**再評價**：「沒抽煙又不會死。」

傑克和嘉莉這對夫妻同樣都受強迫症所擾。嘉莉首先來尋求專業協助，她的問題是她毫無來由會擔心自己有暴力行為。傑克則始終不認為自己有強迫症，倒是嘉莉很清楚他的情形是強迫症。傑克的強迫症是他老是覺得嘉莉不愛他了，因為每次他親她、抱她，她都沒有熱情回應。直到傑克跟嘉莉借了本書，他才發現自己原來是患了強迫症。他說：「我以前都覺得強迫症患者是精神病患，我是正常人。」

像傑克這樣不認為自己有強迫症的情形，其實並不罕見。因為強迫症本身就是這麼狡猾，它會讓你覺得你那些強迫意念和強迫行為都是真的，而不是大腦的生化反應出問題所造成的。

傑克強迫症症狀最嚴重時，一天要質問嘉莉四、五十遍不愛他。嘉莉自己有工作又要照顧小孩，忙得不可開交，所以常會給傑克潑冷水——畢竟她有碗要洗，還要送孩子上學，再說兩人都結婚三十年了，有什麼好懷疑她不愛他的。可是對傑克而言，這樣的保證不夠，他會連續好幾天一再陷入人生無望、婚姻已到盡頭的自暴自棄錯覺中。「當她說她無法再忍受我這樣瘋癲，她想離婚，我真的整個失控了。」

傑克和嘉莉的婚姻如今重回正軌，要是嘉莉說她很忙，傑克可以坦然接受。他說：

「我已經學會當強迫症念頭悄悄出現腦海時，我要立刻把它**再確認**，告訴自己：『是強迫症在作怪，沒事的』，然後就不予理會，把它當作是有人講了謊話想騙我，但我不上當。」

傑克的正職是工程師，另外也兼差在學校教課，他刻意讓自己閒不下來，因為他發現，保持忙碌可以幫助他**轉移注意力**。他說：「只要我維持和人群互動，強迫症的念頭就會暫時被擋住，讓我得以喘息。」

傑克的作法就很正面，因為當強迫症念頭出現時，單單只是讓腦海充滿好的念頭並不是正確的「轉移注意力」之道。舉例來說，如果某人有恐懼死亡的強迫念頭，他的「轉移注意力」方法用了想像自己很健康所以不會死，那這樣就不是正確的方式。為什麼？因為，這樣的念頭很容易就變成逃避的念頭，只是暫時將誘發強迫症症狀的死亡念頭推到一旁，這樣的作法是將力氣放在消除強迫性念頭，但這樣的作法本身就是強迫行為。透過訓練自己的**理性分身**（Wise Advocate），患者會學會判斷這樣的念頭本身就是強迫性思想，接下來該做的是，接受這樣的念頭存在，再讓自己專注在有益的行為上。

近年來我們逐漸強調應該傾聽自己內心的**公正的旁觀者**（Impartial Spectator），這一詞是當初《我和我的強迫行為》一書初版時首度在書中提出的，「公正的旁觀者」簡單說就是強迫症和自己以外、在心裡的第三人。透過本書這個自我治療的課程，患者得以學會跳脫出來，以第三人的角度來審視自己的心思。上面提到的患者安娜給這個「公正的旁觀者」的形容就是：「和自己的大腦保持距離。我經常這樣做。

這其實就是心理學所稱的**正念覺察**（mindful awareness）。但現在「正念」一詞也被流行文化所挪用，意思變得更廣，科學家因此會避免過度使用此詞，有時則會進一步稱此為**積極正念**（progressive mindfulness）。所謂的正念，並不單單只是如坊間許多業餘團體所稱的活在當下、體察週遭；這不是真正的正念，更不是許多人宣稱的不加批判，因為，雖然上述這些態度都是修持正念中必須的項目，但心理學中修持正念最重要的階段是評估和篩選。

要注意：正念指的是行為，而不單單只是指心理狀態或是生活方式。修持正念的人，不單只是內省觀照內心，同時也要進行自我評估，衡量自己所做的選擇、行為，保持開放心態讓各種想法進出腦海，但要抱持審慎態度加以評估，再據以決定要如何處理這些想法。

以上述的患者瑞德為例，他得以從強迫症跳脫出來的關鍵在於找到內心的公正的旁觀者，據此讓他對自我認同的評價不受到強迫症的拖累。他在這過程中學到「不管你做了什麼，都不會改變你和你的價值。強迫症不代表你個人，強迫症只是你誤認為是你自己的那個人。」

使用這四步驟自我治療法後，瑞德終於明白強迫症如何蒙蔽患者，而患者也在自我蒙蔽。因為強迫症患者一直太過依賴對於自我的錯誤認知，「我原本只是打算治好強迫症，沒想到卻還多學到了如何操持正念。」

瑞德在學會正念之前，認為自己這一生沒希望了，所以放棄了演藝工作長達十五年之久，但透過四步驟自我治療，他重拾了自信，返回了舞台。他有些強迫症的症狀並沒有因此痊癒，他還是有囤積狂的強迫意念和行為，但他說：「我不再視強迫症為自己的一部份，而是強迫症歸強迫症，我歸我，把它從你的思維中隔離開來，將它視為單獨的機械故障。」

現在我們也同時採用一個新詞**理性分身**，這是我於二〇一二年與蕾貝卡·葛萊汀醫師（Rebecca Gladding）合著的《和自己的大腦作區隔》（*You are Not Your Brain*，暫譯）首度提出的。「理性分身」其實就是換另一種角度來看「公正的旁觀者」，不同於「公正的旁觀者」的地方在於，「理性分身」會與你對話，所以你和他可以在內心交談。「理性分身」是你內心深處充滿關愛的指導員，他真心關心你，永遠支持你。

「理性分身」凡事從大處著眼，清楚知道問題出在你的大腦，而不是你本人或是你的心靈。他知道你腦海中浮現了強迫症的念頭，也清楚你的感受，因此他不斷提醒你，你腦海中那些讓人誤以為真的訊息其實都不是真正的你所發的，而是強迫症發出來的。「理性分身」會從長遠的角度站在你的立場為你著想，指引你方向，鼓勵你作出理性的抉擇。

「理性分身」正是本書四步驟的核心所在，有了這個分身，患者才有辦法在情況艱難時撐住，知道自己現在不過是腦子一時作怪，忍過去就好了。只要你能改變大腦的迴路，到時你就可以分辨出哪些是不好的強迫意念、強迫行為和隨之而來的感受，並且瞭解到是什麼原因造成你痛苦。

藉由讓「理性分身」和「公正的旁觀者」合作，你訓練自己的大腦和身體為你做事，而不是跟你作對。第一步你要為強迫症想法**再確認**，第二步則是**再歸因**。「再確認」為你找到「什麼才是困擾我的主因？」這個問題的答案：是強迫症的症狀，是大腦所散發讓人誤以為真的錯誤訊息。「再歸因」則告訴你為什麼強迫症的念頭會糾纏不去的原因，這個步驟會提醒你，你腦海中看似直覺感受到的焦慮感，其實是你大腦生病了，才會出現這樣的毛病。

在「理性分身」的協助下，你要進入第三步驟**轉移注意力**，去進行良好、健康的行為，而不是被衝動所驅使。慢慢地，隨著你越來越少理會因強迫症而起的不愉快感受和行動，大腦中和這些感受、行動聯結的迴路就會變的越來越弱。就這樣，你就真的能夠改變大腦運作的方式。這就是由自我指導所達成的神經可塑性。

「再確認」一開始需要格外的注意才能夠進行，要不斷告訴自己，這不過是強迫性思想或是強迫行為，但是當你越來越常練習「再確認」，你就越能得心應手，讓這步驟像是自動的一樣。經常練習前三個步驟：「再確認」、「再歸因」、和「轉移注意力」你就能夠進步到第四個步驟**再評價**，這個步驟可以讓自己瞭解到，強迫意念和強迫行為都是沒有價值的。到這裡，你已經強化了自己腦海中的「公正的旁觀者」，也和自己的「理性分身」形成了更佳的連結。

近來我們也在「轉移注意力」這個步驟下面又加了一個項目，就是**積極正念**。所謂積極正念，就是要與導致這些症狀的真正原因正面對決。比方說，如果你強迫症擔心的源頭是泥巴，那你就要「轉移注意力」在園藝工作上，而做園藝工作會讓你感到焦慮，但透過「轉移注意力」，你勇敢面對接觸泥土這個問題情境，接著就把注意力放在有建設性的事情，藉此轉移你對泥土的焦慮恐懼，從而你的大腦迴路也會重設。

比起傳統的「暴露與反應預防療法」（exposure and response prevention，簡稱ERP），「積極正念」更人性，也較不那麼消極。暴露與反應預防療法要求患者面對那些誘發其強迫症的事物，然後要他們克制緊隨而來的強迫行為。但積極正念則先教強迫症患者認識自己的狀況，並瞭解到自己有決定權，可以選擇要或不要對強迫症念頭有所反應。這就是所謂「轉移注意力」下的積極正念所教導的方式。

上述的患者瑞德也採用積極正念，他形容這種技巧像是「直接把心中那頭怪獸揪出來算帳」；另一名患者嘉莉則形容其為「不讓敵人拿到武器。」

我們持續還在從患者那邊學到越來越多運用四步驟的自我治療方法，他們各自有一套運用的方式，儼然成為素人強迫症治療師。以前我們沒有討論過，如何將四步驟運用在職場。在這方面，目標是要去做手邊能做到的事，而不要被強迫症支使去做那些強迫的行為。患者遇到強迫意念時不但不要投降、因而無法工作，還要跟自己說：「好吧，我現在沒辦法專心作這份報表，但我可以轉而準備這禮拜要開的會議。」患者因此藉用職場的工作來作為「轉移注意力」的焦點。

拿另一位強迫症患者麥特為例，他的症狀是會一再不斷地檢查門鎖和開關。他原本在藥品配送公司上班，負責公司對客戶的進出貨登記業務，他的強迫症會讓他對於手頭業務出現懷疑，明明就已經登記打點好出貨的藥品，他卻像瘋了一樣一直覺得自己哪裡肯定沒弄對：「我會一直不確定某家公司是否沒收到氧氣瓶。」

現年四十五歲的麥特青少年時期在英國長大，他的強迫症就是從那時開始發病，顯然與他要準備大學入學考所帶來的壓力有關。後來他的強迫症嚴重到只好從大學輟學，可是他卻不敢跟別人說，以為症狀會自己慢慢好轉，他說：「二十五年前在英國精神疾病是忌諱、不好開口的事。」他去找治療師，治療師也沒發現他得的是強迫症。

遷居美國後，麥特看的一位治療師推薦他讀本書，學會了本書的四步驟，讓他：「像呼吸到新鮮空氣一樣。」他現在依然會出現強迫意念，也還是會不斷地檢查門鎖和電燈開關，但強迫症對他而言「算是已經在我的掌控之下。」

要是他在工作場合中受到強迫意念的干擾，他就會藉助「轉移注意力」在手邊現有的工作上。他說：「現在每當我出現強迫性念頭，我會將之『再確認』，並轉而『轉移注意力』在我的工作上。工作就是療程，慢慢地，這種聚焦會成為自然而然的動作。」

有些強迫症患者同時也有酗酒的問題。而四步驟治療和美國戒酒無名會（Alcoholics Anonymous）計劃的十二步驟是很相似的。這兩種疾病的患者都同樣會對於內心的衝動有著無力感，酗酒患者常會想：「我不能喝下這第一口酒，因為一旦喝了就停不了。」

這跟強迫症患者一樣，他們知道自己一旦向強迫念頭或強迫行為屈服，就會擺脫不掉。一位強迫症患者說得很好：「強迫症患者的週末從來沒有值得和人分享的樂事。」透過治療，我們鼓勵強迫症患者要能夠把自己和強迫症看成是兩個不同的個體。

電影工作者羅傑目前正在接受戒酒治療，同時也是位強迫症患者，他就親身感受過這兩種疾病讓人難以擺脫的經驗。他說：「強迫症讓我不得不一再做那些強迫行為，不然我就要瘋了，你覺得連自己都沒想到會這樣做，這種感覺跟在戒酒無名會中的酗酒患者所描述的一樣。」從事強迫行為和破戒喝酒一樣，都是開啟減壓閥門，但也都是破壞性的行為。強迫症就跟喝酒一樣：「你越是去做那些強迫的行為，強迫症狀就越嚴重。」羅傑很清楚：「差別在，從事強迫行為不會覺得舒服，但是破戒喝酒卻會覺得舒服。」

羅傑的強迫意念和強迫行為從小就出現了，他記得小時候會覺得，如果自己沿著花園草坪上的水管走不小心跌下來，那就會發生不幸。躺在床上時，他也非得一次又一次地數壁紙上頭的圖案數目不可。

成年後，他開始有各種不同的強迫意念想要傷害別人，其中一個想法是他在開車時會撞到人，他說：「一開始我真的以為撞到了，還打電話到警察局去詢問是否附近有車禍事故發生。」但因為這樣的人會被社會污名化，所以他就不敢再打電話去警察局詢問，而改為自己沿著原路去找是否真的撞到人。有一次他竟花了足足八個小時在找，從此他好幾年不敢再開車。

一直到有一天他看到了強迫症患者的腦部斷層掃描，這才讓他恍然大悟：「原來這長久困擾我的問題，不過是我大腦中一個地方亮了起來，我現在知道哪裡出問題了。」他其實是生病了。

現在羅傑還是會出現沿著原路回頭找車禍的強迫行為，但他已經可以克制成：減少到只花五分鐘的時間去做。他學會了「轉移注意力」：讓自己把車停到路邊，等到大腦的強迫意念「冷卻」為止；他也學會將自己腦海中直覺上認為不對的想法「再評價」，將之視為偽裝得很成功的騙術，並清楚辨認出這是錯誤訊息，是強迫症的症狀。

羅傑知道因為自己會有開車時撞到人的強迫意念和行為，所以不能相信自己的直覺，如果車上還有同車友人在，他會忍不住想要詢問他們，從他們那裡獲得證實。另外，如果這時後方有警車出現，他也會比較放心，因為他知道如果自己剛剛真的撞到了人，那警察不會開在他後方，而會上前攔住他的車；但若警車只是在後方跟著，他們就像公正的旁觀者一樣不介入。

如今，透過有意識地運用本書四步驟，他已經安全無虞地開了超過十五萬英里的車程，他還在車子前後各裝了兩台行車紀錄器，這就成了他個人的電子「公正的旁觀者」，他說：「這讓我得以『轉移注意力』，因為知道可以等晚一點再回頭檢查行車紀錄器裡的畫面，這當然不是一百分的做法，但就像小孩學騎腳踏車後輪兩邊加裝的輔助輪一樣，或是像受傷後重新練習走路的人的助行器。」羅傑的終極目標還是強化自己內心的「公正的旁觀者」，然後可以不再藉助行車紀錄器。

「轉移注意力」跟逃避不一樣，兩者差距極大，重點就在這裡。因為如果強迫症患者刻意迴避會導致他強迫症的地方、人物或是情境，那他的病症會更惡化。因為逃避本身就是一種強迫行為。不管患者做什麼都不可能把強迫症的症狀請走。但透過「轉移注意力」，患者可以用巧妙的方法來面對這個病：你轉而從事其他有益於自己、適合當前狀況的行為，同時不忘提醒自己：「這念頭只是強迫症」，這時你要借重內心的「公正的旁觀者」、或「理性分身」來導引你，讓你將注意力轉移到對自己有益的行為上去。

關鍵在於你要坦然接受強迫症念頭是一個你需要花點心思去加以克服的障礙。

醫學界在治療包括強迫症在內的腦部疾病時，一般的態度是：「反正就是腦部化學作用出現問題，那就用化學物質來治療。」這樣說是沒錯，藥物，尤其像是常用來治療強迫症的「血清素再回收阻斷劑」（serotonin uptake blockers）類藥物，的確是可以讓患者在採行自我引導行為治療步驟時較輕鬆，也可以減少強迫行為發作的次數和強度，但我們認為這樣的作法未免太過消極。只要患者在過程中加進主動性參與，也就是強化自己心中對於強迫症的認知程度，知道這些想法和念頭「都是來自強迫症」，有這個發自患者個人的主動性參與，就能夠逐漸幫助患者減少用藥劑量。這樣的作法把藥物治療看作像是學游泳時的助浮救生衣，隨著泳技提升，助浮物可以一一拿掉。強迫症患者也一樣，可以隨著進步而大量減少用藥劑量。使用四步驟自我治療的強迫症患者，會比較喜歡自己在治療過程中能有更多主動積極的角色，而不是被動接受藥物的協助。

一般人往往會認為強迫症就是像囤積物品、強迫洗手之類較為人知的症狀，但其實我們看過更多不為人知的強迫症症狀。有一名患者的症狀是，他一直覺得超市賣的水果都被下了毒，而他買水果的話指紋就會印上去，所以他永遠不敢買水果。他還有一個強迫意念，就是相信如果電話線旁有紙頭，紙頭就會著火，然後房子會因此陷入火海，讓屋內的十多人葬身火窟。

很多強迫症患者都說他們過去一直想隱藏自己的症狀，如今他們有時還是忍不住出現強迫症行為時，會感到很丟臉。其實，這個病症基本上已經不是什麼見不得人的事了。二十年前，強迫症為人所誤解，往往被誤診為思覺失調症（schizophrenia），如今，許多患者若得知診斷結果是強迫症，並瞭解到自己的病不過就是腦內化學作用不平衡，反而會如釋重負。

現在不論是醫學界或是普羅大眾，普遍對強迫症都有較多的認識了。好萊塢電影對於傳遞這種認知，可說是居功厥偉，例如李奧納多．狄卡皮歐在電影「神鬼玩家」中扮演飛航界大亨霍華休斯一角，片中演出休斯如何精心將盤中食物擺成他要的樣子，或是居家環境要乾淨到無菌狀態的強迫行為，就是一例。

強迫症現今已廣為人所接受，甚至有些沒強迫症的人還會說：「對啊，我也有這樣的症狀。」但其實，如果你會覺得自己有強迫症的話，那你應該是沒有強迫症。因為，一個深受強迫症所苦的人，是完全無法用這麼稀鬆平常的口氣講出自己的痛苦的。有些病患更是因為深受強迫症之苦，才會在一旦確診罹患強迫症、並學會如何與之相處的方法後，從中獲得心靈成長。

像上文提及的患者麥特就說：「強迫症其實反而讓我成長，看事情變得更全面。因為經歷了太多事情，讓人懂了要珍惜那些好的東西。」

安娜也說：「我從與強迫症相處的經驗學會了寶貴的經驗，變得更堅強，也對自己的思維過程有更深入的瞭解，我想，這種瞭解是大部份人不可能擁有的，也因此我比一般人更有同情心。要是可以選擇不要強迫症，我當然希望可以這樣，但做了這四步驟的練習，而且採用客觀與用心的態度檢視、衡量自己的思維，讓我的意志力更為強大。這些收獲對於日常生活都是非常有用的技巧。」

有強迫症病患問我：「罹患了強迫症會否讓我因此變成精神疾病？」答案是不會，只要你學會運用「理性分身」時時提醒自己：那些強迫症訊息不合理，全是大腦發出的錯誤訊息。雖然這樣做不能完全消除強迫症，但能讓患者學會與它相處、不受它影響。

「理性分身」可以時時在身邊提醒你：「我的自我價值與這個病症無關，我的大腦只是在惡整我。」

醫學博士 傑夫瑞・M・許瓦茲（Jeffrey M. Schwartz）

比佛莉・貝耶（Beverly Beyette）

加州洛杉磯，二〇一六年九月

介紹

強迫意念以及強迫行為的四階段自我治療方法

每個人或多或少有些自己不喜歡、希望可以改掉的怪癖、小毛病或怪動作。人人也都希望能夠增加自制力。可是有時候有些念頭就是愛作怪，非常強烈，趕也趕不走，原本無傷大雅的小習慣這時成了逼瘋人的念頭，怎樣都壓不下去，它要你一再重複特定強制行為，以求擺　內心強烈的恐懼感和憂慮。一旦發生這種情形，那表示背後有更嚴重的問題。

這就是強迫症！

為強迫症所苦的患者，之所以會從事這類怪異而自我毀滅的行為，是因為他們相信只要這樣做，他們腦海裡想像的壞事就不會發生了。但他們採取的「行為」和「想像的災難」兩者之間，卻沒有實質的關連。例如，他們會覺得要是自己一天不洗四十次澡，家人就會遭遇不幸。或者是他們會想盡辦法避開某些數字，以為這樣可以防止重大空難事件發生。強迫症和強迫型購物或強迫型賭博不同，患者並無法從中獲得任何樂趣，反而是做得苦不堪言。

現代的醫學研究已幾乎証實，強迫症是由大腦中不平衡的生化反應所引起，而研究也證明這樣的生化反應不需藉助藥物也可以有效治療。同時研究也證實，本書所介紹的強迫症自我治療四步驟，可以改變強迫症患者大腦中的化學狀態，使其重獲平衡。而且使用這方法，也可以幫助其他較輕微的強迫行為和習慣。（如果你懷疑自己可能有強迫症，本書第十章所附漢堡大學強迫症行為篩檢表可以助你釐清疑慮。若你確知自己並無強迫症，那麼本書所傳授的技巧，也可助你改掉煩人的壞毛病和舉止。）

強迫症簡單按字面來看，就是由強迫意念和強迫行為兩種症狀所組成，是一種終生揮之不去的心理疾病。過去強迫症被認為是罕見而不尋常的疾病，如今則發現，每四十人中有一人罹患強迫症，在美國則有超過五百萬人受此病所困擾。病患會在青春期或邁入成年初期（十八到卅歲）階段發病，這其實是比氣喘或糖尿病罹患率更高的疾病。強迫症對患者的影響極大，往往因此生活大亂，連帶連累到最愛他們的家人。因為不由自主地不斷從事重覆性的動作，像是洗手、清潔、清點數量等，造成患者工作上的困擾、感情生活不睦、日常應對也出現問題，家人會因此感到不耐、忿怒，責怪患者為什麼不

能克制自己。有些家人則是反過來縱容患者，幫著他們完成那些無意義的強迫行為，只求能換來片刻的平靜。（但這真的不是好法子）

什麼是強迫意念？

強迫意念是你腦海中趕不走、揮不去的討厭念頭和畫面。英文 obsession（強迫意念）這個字來自拉丁文，原義是攫住、緊抓不放。強迫意念正是如此，緊緊抓著你不放，煩死你。你巴不得它快走，但它偏不走，就算一時走了，很快就又出現，來去不由你控制。這類念頭往往讓患者深受其苦、焦慮難安。但跟一些引發不快的念頭不同的是，它不會隨著時間過去慢慢變淡，而是會一再地來打擾你，不由你要或不要。而且似乎偏偏跟你唱反調。

拿「看到美女」這念頭來比較好了，美女的模樣深印腦海、揮之不去，但這卻不算強迫性想法，而是你在腦海中反覆細細品味著那畫面，不失禮，也很愉快地回味。凱文克萊有款香水名為《Obsession》（痴迷），要是該公司行銷部當年為該款香水命名時清楚 obsession 英文字源的意思，應該就會改而將該香水取名為《Rumination》（回味）。

接收錯誤訊息

正因為強迫意念怎麼趕也趕不走，所以讓人特別難以忽視——真的很難，但不是不可能。研究已經發現，強迫症與大腦中化學物質出現問題有關，我們稱之為「大腦卡關」，因為這種問題肇因於腦中四個主要構造卡在一起，使大腦開始傳送錯誤訊息，但患者本身卻無法發現該訊息有誤。

大腦中有數個負責處理訊息的中心，其中一個重要的中心由尾狀核（caudet nucleus）和殼核（putamen）所組成，我們可以將它們想成是類似汽車構造中的變速排檔。尾狀核像是大腦前半部掌管思考的自動變速器，它和殼核共同運作，由殼核來負責控制身體的動作，再經由尾狀核的協調，讓我們在日常生活中的行動和想法得以不發生衝突。但在強迫症患者身上，尾狀核卻無法正常的進行排檔，大腦前半部發送的訊息卡在那邊傳不出去。也就是說大腦的自動排檔功能故障、排檔卡住了，一直卡在同一個念頭上過不去。

大腦一旦卡關，可能就會不斷傳遞「還要再洗一次手」的訊息，然後你就只好乖乖去不斷洗手，但實際上根本就沒必要洗這個手。有的大腦則會發送「最好再檢查一遍大門看有沒有鎖好」的訊息，所以你就聽話一遍又一遍去檢查大門，即使門已經上好鎖，你就是克制不住腦海中不斷浮現大門沒鎖好的念頭。有些人則是會毫無來由地要不斷清點物品，或是重覆講同一句話。

但透過本書所傳授的行為治療技巧，患者可以學會當大腦中出現這類念頭或衝動時，要如何處理。**這套行為治療技巧真的可以改變大腦的運作模式**。使用這套技巧可以讓大腦中的自動排檔變得順暢，慢慢的腦中不可自制的衝動也會逐漸減少。我們在加州大學洛杉磯分校收治了一名女性病患朵蒂，當她獲悉自己的症狀是因為大腦中生化反應不平衡所致，她的心情立刻豁然開朗，還想出了一個朗朗上口的佳句：「作怪的不是我，是我的強迫症。」對大部份受強迫症所苦的患者而言，光是理解到這一點，就足以讓他們如釋重負。

各種強迫性症狀像是洗手、檢查等行為每天都要佔用患者很長的時間，讓強迫症患者苦不堪言。強迫症患者甚至擔心自己會發瘋，因為他們知道自己的強迫行為不正常。也是啦，因為這些強迫行為往往不是他們的本性會做的事，也不是他們想像中的自己的樣子。但是，強迫症患者就是無法自我克制，會一再對大腦所施放的錯誤訊號有所反應——除非他們學到了本書的四步驟自我治療方法。

什麼是強迫行為？

強迫行為是強迫症患者在強迫意念的驅使下，為了趕走內心恐懼和焦慮而做出的無謂動作。雖然強迫症患者通常都知道自己不斷洗手、檢查、摸東西、重覆念數字等行為很荒謬、沒意義，但是他們想要做這些事的衝動卻強烈逼使他們去做。要是患者沒有經過訓練，這樣的念頭就會強烈到患者無法克制，只好屈服，被迫從事強迫行為。但是，一旦開始從事強迫行為，那就是開啟了惡性循環：儘管做了會暫時感到症狀緩解，但隨著強迫行為越來越常出現，強迫意念和其所伴隨而來的感覺卻會變得越來越強烈、越來越難滿足、越來越頑強難以驅趕。受強迫症所苦的患者最後不但無法消弭強迫症想法，往往還會因此發展出讓自己都感到不好意思的強迫性反覆行為。也因此，許多強迫症患者往往到後來會覺得自己這輩子鐵定沒希望了，在來尋求專業協助之前，也常會有自殺性的念頭。再加上這些患者在來尋求協助之前，常常都已經看了好多年的傳統心理治療，更讓他們對自己的病症感到徬徨無助。

常見強迫症症狀列表

強迫意念

對於泥土和污染的強迫意念：

- 無來由的害怕會被傳染可怕疾病。
- 對於泥土過度的擔憂：細菌（也包含害怕將病菌散播給他人）；以及環境污染源，像是家中打掃器具等。
- 對於排洩物和分泌物的厭惡感。
- 對於自己身體的強迫念頭。
- 對於黏稠物或是殘渣異常擔憂。

對於秩序及平衡的強迫意念：

- 異常地需要將物品「對齊」到「剛剛好的精確」。
- 異常地擔憂自己外表是否整潔，環境是否乾淨。

有囤積物品或儲蓄的強迫意念：

- 喜歡囤積像是報紙或是垃圾箱裡撿回的沒用物品。
- 什麼東西都不肯丟，因為怕哪天會用得到，生怕丟錯了東西。

對於性的強迫意念

- 會有不適當、一般人無法接受的色情念頭。

相同的動作不斷重覆

- 沒有理由地不斷重覆同樣的一連串行為。
- 不斷地提出相同問題。
- 一再重覆讀出或寫出相同的字句。

沒有根據的懷疑

- 擔心自己忘了做某些固定要做的事，像是付房貸或是開支票。

宗教方面的強迫意念（容不得小過）

- 令人困擾的褻瀆念頭或輕慢信仰的念頭。

・過度擔憂道德、對錯的問題。

暴力相關的強迫意念

・害怕釀成大火之類的重大慘劇。
・不斷出現難以控制的暴力想法。
・很擔心自己會將腦中的暴力念頭付諸行動，像是拿刀刺人或開槍打死人。
・毫無來由地害怕會傷害別人，像是生怕自己開車撞到人。

迷信式恐懼

・相信幸運色、幸運數字或是倒霉色或倒霉數字。

強迫行為

清潔與清洗的強迫行為

・按照一套固定模式的過度洗手、沖澡、沐浴或是刷牙。
・堅信某些居家用品像是杯盤都受到污染、再怎麼洗都洗不乾淨。

東西一定要到位的強迫行為

- 居家或生活週遭擺設或陳列一定要擺對稱或是按照特定次序來擺，例如食物儲藏室裡的罐頭一定要按照字母排列、衣櫃裡的衣物懸掛必須有固定位置、哪件衣服哪一天穿都一成不變。
- 一件事沒做到完全符合自己的要求，絕不罷手。

囤積物品或是收集癖

- 生怕不小心丟掉重要物品，所以要仔細檢查家中的垃圾。
- 囤積沒用的物品。

檢查的強迫行為

- 不斷檢查大門生怕沒鎖好，或是檢查家電用品怕沒關掉。
- 生怕傷了人要不斷檢查，比如說，會一直在同一區開車繞來繞去，因為怕自己剛剛撞到人。
- 一再檢查，生怕有錯誤沒注意到，像是在查銀行帳戶的開支時會不斷覺得有錯。
- 對於身體一再檢查的強迫想法，像是老是覺得自己會生大病，因此不斷在找病癥。

其他強迫行為

- 連做一些很簡單的小事都會出現病態的延遲和拖延。
- 眼睛不斷地眨，或是反覆性的奇怪瞪視。
- 不斷問別人，想獲得讓自己安心的答案。
- 迷信的行為，像是上床有一定的儀式行為，認為這樣才能驅走邪靈，或是走人行道一定要避免踩到裂縫。
- 要是沒做某些怪異動作，就會疑神疑鬼、心裡不安。
- 有一種克制不住的念頭想跟別人講事情或是問事情，或是吐露心聲。
- 有一種要一再觸摸、點按或是摩擦東西的衝動。
- 清點東西的強迫行為：像是數算窗戶上百葉窗的數目，或是算高速公路上看板的數目。
- 心裡面有一套重覆性的儀式在進行：像是不斷默念禱詞，以為可以驅走不好的念頭。
- 誇張的作清單。

自我治療四步驟

近年來治療強迫症的方法出現了大幅的進展。過去二十多年間行為治療的研究將所謂的「暴露與反應預防療法」施行的成果做了很詳細的紀錄。「暴露與反應預防療法」硬性要求患者去接觸那些會觸發強迫症的刺激源，例如要求害怕傳染病強迫想法的患者，硬是去摸馬桶座或其他他覺得髒的東西。治療師會要求患者將這個接觸的時間拉長，而且要忍住不要做出強迫行為。為了做這樣的接觸，患者必須忍受長達一個小時或更長的極度焦慮，因此這種療法必須在訓練有素的治療師大量協助下才有辦法進行。隨著治療次數越多，患者的焦慮程度會減輕，因此會對自己的強迫症狀越來越能控制。

在加州大學洛杉磯分校醫學院，我們研究強迫症已超過十年時間，我們自己開發了一套簡易的自我指導認知行為治療方式，以輔助、強化上述的治療方式。這就是本書要介紹的自我治療四步驟療法。患者使用這套技巧時，不需要有太多專業治療，也不需要藉用藥物。我們只是教導患者認識「強迫症狀是腦內生化反應不平衡所造成的」這件事，然後再依此開發出一套可以只靠行為治療就能有效幫助強迫症患者的方法。本書中，我會教你如何藉由練習這四個步驟而成為自己的行為治療師，書中會教你如何趕走強迫行為的衝動，將自己的心智導往更有建設性的行為上。

這套步驟是心理治療史上第一次有科學證據能證明：**單單透過認知行為治療，就能**

夠真的讓強迫症患者大腦的化學平衡改變。我們證明了只要行為改變，就能夠改變大腦的化學平衡，讓大腦不再卡關，從強迫症痛苦的症狀中獲得解放。最後的目的是要：增加患者的自我控制、強化大腦的控制力、提高患者的自信。

知識真的是力量！一個受過這四步驟訓練的強迫症患者，在面對強迫意念和衝動時所受到的衝擊，比起沒有受過訓練的患者而言，會非常不同。透過學習這四步驟所得到的知識，你不僅擁有了對抗那些惱人強迫想法和衝動的武器，也讓自己在其他很多方面的能力獲得強化。在追求自己的目標、提升自己日常生活品質的能力上，也會因此向前邁出一大步。你的心靈也會因此更強大、穩定、自省、平靜且有力。

如果連強迫症患者都能做到這樣，那麼一些情形沒這麼嚴重、情況不同的普通人肯定也能從中得益。本書可以幫助的其他問題還有：

- 無法自制的飲食和酗酒習慣
- 咬指甲
- 拔頭髮
- 強迫性消費和賭博
- 藥物成癮
- 強迫性的性行為

・對於人際關係、自我形象、自信心過慮

要是你有趕不走的惱人念頭和行為，透過這四步驟都可以獲得控制，只要你決心想改變。

這四個步驟教導的是如何針對內心思考過程，去組織自己的心智和行為，做出適當的回應；而不是像個傀儡一樣，每當腦中出現強迫意念或衝動，我只能聽它操縱，只能反射性地回應這些念頭和衝動，不用思考。這四個步驟教你訓練自己，採用目標導向的方式來回應上述衝動，拒絕被那些自我毀滅的想法和衝動，不讓它們轉移了自己的終極目標。

這四個步驟稱為四R：

步驟一：再確認 RELABLE
步驟二：再歸因 REATTRIBUTE
步驟三：轉移注意力 REFOCUS
步驟四：再評價 REVALUE

步驟一：再確認：出現了那些逼使你做出討厭的強迫行為的惱人想法和衝動時，你要認清它們的真面目——它們就是強迫意念或衝動。在這個步驟，要學會清楚分辨「現在狀況下什麼是真的」，不要被那些強迫症狀所帶來的不快感受所愚弄。亦即，要分清楚什麼是現實，什麼是強迫症。比如說，不要告訴自己：「雖然我知道再洗一次手很不合理，但我還是覺得有必要再洗一次手。」而要說：「這個是強迫的衝動，是強迫意念正在作怪，是強迫行為在找我麻煩。」

接下來的問題是：「為什麼這些事會困擾我？」

步驟二：再歸因：在這個步驟中，要回答上述這個問題。這時你的答案是：「我之所以受此困擾，是因為我患了強迫症，這是一種病。這是強迫症這種病的症狀。我這些強迫意念和強迫行為，都是因為我大腦中的生化反應不平衡所致。」只要知道了這真相，就可以開始問自己這個問題：「那我有什麼辦法對付它？」

步驟三：轉移注意力：在這個步驟中，要將注意力轉移到更有建設性的行為上。不要輕易聽從強迫意念和強迫行為的要求，要記得它們都是騙人的念頭，是大腦傳遞的錯誤訊息。我們要學會忽視這些念頭，學著讓自己「轉移注意力」在別的行為，做些有益和正面的事情，藉此用迂迴的手法處理掉強迫症症狀。我形容這種作法是「換檔」，因為你靠著進行別種更適合當下的有益行為，真的能實質上修復大腦中的「變速箱」。只要能學會經常持續性地「轉移注意力」，很快就能夠進入下一個步驟了。

步驟四：再評價：一旦強迫的想法和衝動出現時，就要將之「再評價」。本書接下來會教你，如果強迫意念、想法和衝動的行為闖入你的腦海時，如何將之「貶值」，將這些不速之客的視為沒用的垃圾，這就是它們的真面目。

這四個步驟是相輔相成的。首先要「再確認」：訓練自己辨別真實和虛假的想法，不要被那些不請自來、毀滅性的想法和衝動所誤導。其次則是「再歸因」：要認清這些強迫性想法和衝動都只是心靈的噪音，是大腦送出的錯誤訊息。第三要「轉移注意力」：要學會在腦中出現那些錯誤訊息時，轉而改採有建設性的新方式回應，盡力讓自己當下的注意力放在更具有建設性的行為上，不必正面硬碰硬去對抗強迫症的錯誤訊息。在四步驟中，就屬步驟三最辛苦，但也是由此才能改變大腦的化學反應——因為你將氣力花在「轉移注意力」上，大腦的運作方式才能以非常健康且正面的方式獲得改善。最後，四步驟真正的優點可以在「再評價」裡顯現出來，透過將四個步驟平順且有效率地進行到此時，你就已大幅克服內心的強迫意念和衝動，大幅減少要聽命於這些想法的欲望。這表示你學會了將這些惱人想法和衝動視為不重要或沒價值的念頭，從此強迫意念和強迫行為對你的影響將會大幅減少。你很快就能養成自發性回應：「這不過是沒有意義的強迫意念，是錯誤訊息，我要讓自己的注意力放在別的事情上。」一旦能這麼想，大腦的換檔機制就能夠再度重新正常運作了。

如果能夠經常運用這四步驟，就會經歷到兩個正面的變化。首先，能夠讓自己在強迫意念和感受出現時，以更好的控制力去控制自己的回應行為，這一來進一步會讓你的生活品質更好、更健康、更快樂。再者，因為你採用不同的行為去回應這些想法，大腦出錯的化學反應也將獲得改變，大腦不再出錯，也不會再衍生強迫症狀所導致的強烈不適。科學已經證實，透過這四步驟的練習，造成「強迫症」這個嚴重精神醫學病症的大腦化學得以獲得改變。由此我們也可以推斷，這四步驟將能應用在「如何回應大腦想要從事壞習慣和不良行為」這件事上，同樣能讓人改變大腦的化學反應。這樣一來，將可以讓這些壞習慣和行為出現的強度和干擾次數減少，最後就能夠更輕易地改掉惡習。

什麼是強迫症，哪些情況不是強迫症

強迫症（OCD）和強迫性人格疾患（obsessive-compulsive personality disorder, OCPD）因為名稱相似，常讓人混淆，但其實後者的強迫性人格疾患對於患者的困擾，遠小於前者。這兩種疾病有什麼差別呢？簡單來說，如果強迫意念和強迫行為已經嚴重到導致患者重大功能缺損，那就是強迫症。至於強迫性人格疾患，患者的強迫意念和強迫行為都只會讓人覺得像是性格上的怪癖或任性而已，只不過頗令人討厭。例如有強迫性人格疾患的人可能會覺得「以後還會用到」，所以始終不肯丟某個東西。但如果所患的強迫症是囤積癖的話，那會把整個家裡都堆滿沒用、不會用到的東西，而且患者自己都知道這些是沒用的東西，以後不會用到。強迫性人格疾患的病人有「見樹不見林」的問題，通常他們對於細節會緊抓不放，因此無法從大處著眼。他們講究完美，甚至到了會干擾做事進度的程度，以致始終沒辦法把事情做好。強迫性人格疾患的患者往往會把一件原本已經夠好的事情搞砸，只因為他們覺得還不夠到真正完美的地步。這類患者看事情的態度沒有彈性、不懂妥協。在他們眼中，所謂的「做到好」，就是要照他們自己腦海中想像的那樣，別的方式都不對。罹患強迫性人格疾患的男性人數是女性的兩倍，但是強迫症患者則是男女比例均等。

強迫症和強迫性人格疾患的另一個重要差別在於，雖然強迫性人格的人也同樣死板、不知變通，且生活受到這些強迫想法的支配，但是他們卻一點也不想要改變這樣的生活方式。這類患者要不是完全沒有意識到自己有這樣惱人的行為，不然就是完全不在意。但強迫症患者就不一樣了，強迫症患者是在自己感到很痛苦、毫無樂趣的心情之下，去做出那些強迫行為的。反觀強迫性人格疾患的患者，如果做出了同樣行為，他們自己倒是會樂在其中，還會覺得：「要是別人也都跟我一樣那世界就完美了。可惜我家人都不像我一樣優秀。」強迫性人格疾患的患者對於在下班回家後要把桌上鉛筆都擺整齊到像在閱兵一樣的事，非常的期待。但換作是強迫症的患者，則生怕回家，因為他知道，自己會屈服於大腦要他不斷打掃家裡的念頭，不停地打掃，不停地打掃，不停地打掃。強迫症患者很清楚自己的強迫行為不恰當，深以為恥，非常希望能夠徹底改掉這些習慣。

有位強迫症患者這麼說過：「我的大腦成了難以形容的煉獄，逃也逃不掉。」另一位則說：「還好醫院的窗戶全上了鎖，不然差點跳窗出去了。」

這本書主要在談強迫症患者。書中所述故事都是這些患者個人與強迫症搏鬥的過程。但不只如此，**社會上有很多人，病症不如強迫症般嚴重，也可以從他們的故事中得到激勵，學到自我治療的方式，用以改善許多擾人的壞習慣**。書中與大家分享故事的病患，都是已經成功戰勝病魔的人。他們所採用的這種治療方式大家也都一樣可以學會，也值得推廣給更多人。本書就是寫給那些有心改善自己行為、卻苦尋不得途徑的讀者們。

強迫症：煩死人的障礙症

「做也不是、不做也不是。」這句話正是患有強迫症的人在還沒學會本書這四步驟之前的寫照，因為他們還不懂得如何反擊那些讓人無助的症狀。受此病所苦的患者忍不住會去做強迫症要他們做的事，導致他們對於自己生活的掌控越來越少。而隨著自我掌控能力的喪失，他們也越來越無力去掌控「如何回應強迫意念」，因此讓身上的強迫症越來越強大、症狀越來越嚴重。如果他們照著強迫症想法去做，那真的是完了，因為這樣只會讓他們感到更加痛苦。同時，因為缺乏正確的心智訓練（本書的四步驟），這些患者也沒有合適的管道，無法以積極的行動去改變自己失調大腦的化學構成。更糟的是，因為不懂這四步驟，如果他們選擇反抗強迫意念，則那種不自在和焦慮的感受只會更讓他們痛苦。所以他們真的是進退維谷，「做也不是、不做也不是」。

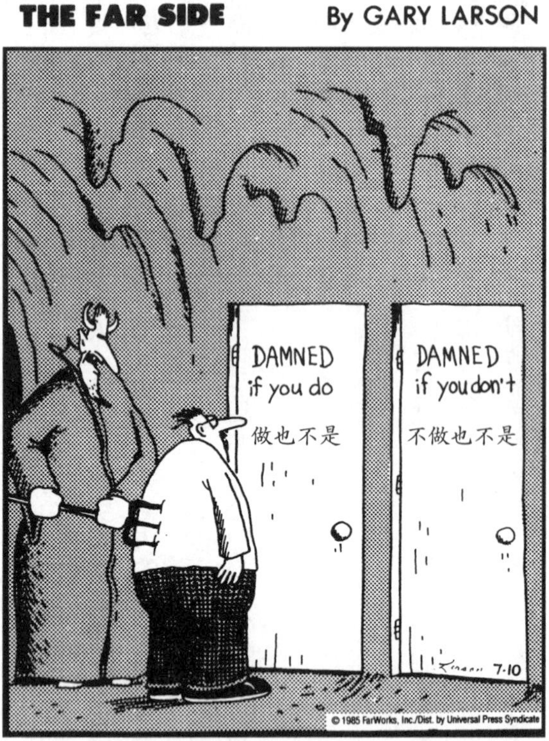
THE FAR SIDE
By GARY LARSON
DAMNED
if you do
做也不是
DAMNED
if you don't
不做也不是
7-10
© 1985 FarWorks, Inc./Dist. by Universal Press Syndicate

"C'mon, c'mon—it's either one or the other."

「快點啦！快選一個。」

強迫症就像是在強迫患者背後拿著長叉抵著他們的惡魔，惡魔很清楚自己佔了上風，要是患者順從它的意思，乖乖照著強迫症這個惡魔的命令做那些儀式性的行為，那患者們就慘了，因為長此以往，想要做這些行為的衝動只會越來越強，行為的次數也會越來越多，到頭來這些患者的日子可以說真的是生不如死。但，就算患者無視於強迫症這頭惡魔的驅使，暫時將強迫行為推開，魔鬼可是一點也不會放過他們，馬上就會用尖叉往他們背上猛刺，刺得他們痛苦不堪。

其實患者還有第三個選擇，還有一扇方便的大門，可是魔鬼死也不會讓他們知道，更會想盡辦法不讓他們發現。因為這第三道門可以幫助這些患者瞞過魔鬼，這道門背後就是自我指導行為治療的四步驟，只要穿過這道門、學會這些步驟，患者就可以改變自己的大腦結構，戰勝強迫症這頭惡魔，讓自己從強迫行為和想法中獲得解脫。

六位強迫症患者的故事

以下我們就來介紹走進這第三道門的患者的故事，他們在過去深為強迫症所苦，經我們診治之後已成功擊敗這頭魔鬼。他們的強迫症症狀本身並不罕見，相反的，是極為常見的強迫症症狀。

傑克

傑克是位四十三歲的保險業工作者，他每天至少要洗手多達五十次，症狀嚴重時甚至一天要洗超過百次。因為洗了太多次，他洗手根本不用肥皂，只要把手弄濕，就可以靠手上殘留的肥皂來洗手。他很清楚自己的手並不髒，也很清楚他的手不會把物品弄髒。他試著用理性說服自己：要是真的有大規模的感染，「那應該會死很多人啊。」但他就是怎樣也擺脫不了自己手很髒的想法，只好一遍又一遍地洗手，老是在擔心：「我剛有洗手嗎？我手有洗乾淨嗎？」他洗手次數過多，手掌已紅腫破皮，指縫裂出大縫，只要稍微碰到水，就像在傷口灑鹽一樣疼痛不已。但他還是洗個不停，怎樣都停不了。他洗手癖這個秘密深藏不為人知，所下的功夫之深和用心，足令秘密情報員都折服。

芭芭拉

三十三歲的芭芭拉出身長春藤名校，是位高材生，但她卻只能打零工，她也知道自己是大材小用。她很聰明，能言善道，偏偏深受強迫症念頭所苦，老是一遍又一遍地檢查東西：不用的電器有沒有拔插頭？出門後大門有上鎖嗎？她早上常常提前出門上班，因為她知道自己一定會在出門後又折返家門一、兩次，只為檢查家裡鑰匙有沒有鎖好。有一次她強迫症病情轉劇，連咖啡機和電熨斗都裝進背帶，把兩個電器揹到公司去。她自己覺得好丟臉。「你這樣做，」她告訴自己：「把僅存的一點自尊都毀掉了。」芭芭拉因此想出一套新的方法來對抗腦海裡那些讓她痛苦又毫無意義的念頭：每天上班前，她先把咖啡機擺到冰箱上方，遠離其他家裡的電器用品，再心虛地的大喊：「再見了，咖啡先生！」，她還自己想了一個幫助記誦的方法，以便能記得出門前有作「關電熨斗」這個動作。

布萊恩

布萊恩現年四十六歲，是汽車銷售員。他每晚都會在床上輾轉無法成眠，聽著窗外的警笛聲，要是同時出現消防車和警車的警笛，他就知道附近有交通事故。這時，不管多晚，他都會起床穿好衣服，四處開車尋找事故現場，然後在現場等候警車離開後，就從自己車上拿出一桶清水、一把刷子和洗潔劑，開始洗刷事故現場的柏油路面。他這樣做並不是他願意，而是他非做不可。因為他覺得，要是撞車時車中的電瓶酸液潑灑到路上，而他每天都會行車經過這裡，那就會被這些電瓶酸液污染。光是清洗現場還不夠，等他洗刷完成，即使再晚，他都要撐著睡意開車回家、洗澡、把剛穿到現場的運動鞋扔進塑膠袋，再將袋子丟進垃圾桶裡。這些鞋子都是他在特價時一口氣買個一打以上，因為他知道都只會穿一次就丟。

朵蒂

朵蒂現年五十二歲，從五歲起就和許多種不同的強迫意念奮戰，例如只要看見「5」或「6」這兩個數字，她就會很怕。要是開車載朋友，看到路上有車子的車牌號碼上有五或六這兩個數字，她就得停下來，等到別台有著幸運數字車牌號碼的車經過，才能再啟動上路。她還記得：「為了等一台有幸運數字的車經過，可能要等上好幾個小時。」她深信，要是不這麼做，那她媽媽就會發生不幸的事。後來朵蒂自己當了母親，這種強迫性想法轉移到自己兒子身上，而且越來越古怪。她說：「我堅決相信，只要按照腦裡的想法做，那我兒子的眼睛就會沒事，我的眼睛也會沒事。」其實朵蒂和她兒子眼睛都沒問題，但即使身邊出現有人眼睛有問題她都受不了。她說：「光想到眼科醫師，就會讓我非常不舒服。就連視力有問題的人走過的地方我都不能沾到，要是他們稍微走得距離我近一點，那我連當時穿的那雙鞋子都會丟掉。」我在訪談治療朵蒂的過程中，注意到她在一邊的掌心寫了四次「視」這個字。她說是因為當天下午在看電視時，她忽然產生了有關眼睛的不安念頭，所以寫了四遍這個字想要趕走這個念頭。

拉拉

拉拉說自己的強迫意念是這樣：「一個小小的念頭讓我心神不寧，強迫意念就像是火球一樣炸開來，失控的怪獸。」她的困擾是刀子。她說：「就算只是不鋒利的奶油抹刀，我都會不安，只要一拿起刀子，我就會有想要刺人的念頭，尤其是我親近的人。很恐怖，我這人不可能暴力傷人的。但我卻連我先生都會想要拿刀刺他，這是最可怕的地方。」

羅貝塔

羅貝塔只要開車駛過高低不平的路面，就會心生恐慌，以為是車子撞到了人。有次她開車離開購物商場，看到停車場上有個塑膠袋，她說：「腦海中忽然閃過一個念頭，認為裡頭有屍體。我停下車盯著塑膠袋不停張望，心裡清楚那不過是個塑膠袋，但心裡的恐懼和慌張卻油然而生，我兜了一圈再回來看一眼……」她的症狀還不只如此，她不管開車到哪裡，都會一再檢查後照鏡，緊張到胃整個糾在一起。路邊只是一張報紙嗎？還是是屍體？因為實在太害怕了，她根本無法開車，只好把自己成天關在家裡。

原地打轉的大腦

身為加州大學洛杉磯分校醫學院專事研究的精神病醫師，過去十年間我治療過超過一千位強迫症患者，有的是一對一的治療，有的則是參加我每週一次的強迫症治療聚會。這些患者在採用了四步驟自我治療法後，大多數人都可以重新享受更舒適、更正常運作的生活模式。有些人需要服用少量的藥物，幫他們更能夠自我施行四步驟療法。

加州大學負責強迫症研究的團隊屬於本校憂鬱症研究機構。我們注意到在憂鬱症患者的大腦結構中會出現特殊變化，再加上原本就知道很多強迫症患者往往也罹患憂鬱症，這些研究結果讓我們不禁懷疑，強迫症患者是否也和憂鬱症患者一樣，出現了大腦中結構性的改變。於是我們刊登了報紙廣告，上頭這麼寫：「腦中會重覆出現無法控制的念頭嗎？像儀式般不斷做出某些行為，無法控制？」我們邀請這類患者前來加州大學洛杉磯分校的神經精神病研究所，我們用正子斷層造影（PET）來掃描他們大腦的代謝活動。原本我們以為能找到十多人就很不錯了，沒想到報名極為踴躍。顯然，強迫症遠比我們想像的普遍。而在正子掃描這些報名者的大腦後，果然發現他們的大腦因為罹患強迫症而出現了改變。

這個研究讓我看到人們擁有無限的可能性。我看到大家無比的勇氣，強烈的求生意志，想要改善生活的決心，以及在面對強迫症、大腦不斷發出錯誤訊息時，控制自己不受到干擾改變自己回應方式的能力。

直到最近，醫學界對於強迫症的治療才有了真正長足的進步。長久以來，佛洛伊德學派的信徒都主張，強迫意念和強迫行為是因為內心長期對於事情多種不同處理方式有所衝突所引致。但我們的治療經驗卻發現，患者在來找我們之前，已經被許多精神治療師誤診多年，而這些治療師全都是出自好意，只是觀念錯誤而已。上文中提到過的布萊恩就說，有位精神治療師就主張他對於汽車電瓶酸液的恐懼是來自於他在性生活的問題，還語帶暗示地說他可能曾被父親性騷擾。就是這句話讓布萊恩轉而尋求加州大學洛杉磯分校的協助。

為了擔心而擔心

從我身為醫師的觀點來看，最讓強迫症患者感到困擾的地方在於，他們最大的擔憂就是「為什麼我會這麼焦慮」。也就是說，他們自己也知道，那些他們所擔心的事情，根本就不值得擔心，但又看到自己為這些小事這麼過不去，真的讓他們很擔心。也就是因為瞭解到強迫症患者內心的焦慮是這麼的強烈，才讓我們瞭解到，原來人的「大腦」和「自己」之間的關連，竟然這麼巧妙。

這層關係的一個面相就出現在強迫症的外在表現和其內涵之間的差異。

所謂的外在表現是，醫師面對強迫症患者時，通常會問：「你的問題是什麼？」患者的答案通常類似：「我一直在擔心自己的手很髒。」但有經驗的醫師會知道，這往往並非真正的問題所在。強迫症患者真正的問題在於，不管他們做什麼事去處理自己擔心的事，那份擔心就是揮之不去，不管再檢查一百遍或再洗一百次手，他們還是在擔心門沒鎖好、手不乾淨。這就是強迫症的外在表現型式：那些不合理的念頭不斷干擾著患者，像是猛烈的砲火襲擊一般一刻也不停歇。加州大學洛杉磯分校的科學家和許多全世界各地的醫學家一樣，都深信強迫症是一種大腦的疾患，根本原因是腦內神經系統出現了問題。這些強迫意念之所以盤繞腦中不去，是因為大腦運作不正常。所以強迫症的問題在於它是一種生理上的問題，是大腦的神經化學連結出現錯誤。強迫症的外在表現型式（例如同一個想法不斷出現，怎麼趕也趕不走，非常干擾）都是源自於大腦中生物化學不平衡所致，而這樣的不平衡情形則很可能與基因遺傳有關。

但是強迫症本身的內涵：即，為什麼有些人擔心的是髒污，有些人擔心的是門沒鎖好，則可能是和患者本身的背景和家庭狀況所導致的情緒因素有關（這點正是傳統佛洛伊德心理分析學派所主張的）。暫且不管是否真是這樣，關於強迫症的內涵，目前還找不到生物學上的原因。唯一確定的是，強迫症真的是神經精神病學方面的疾病。此病的典型癥狀：無法克制的擔心和強迫的想法，目前幾乎可以確定是大腦出現問題所導致。沒錯，大腦出現這樣的問題，理所當然會讓患者心情嚴重受到影響，感到強烈的不安全感。而這些情緒性的反應又會形成心理壓力，讓原本就已經有問題的大腦病症加劇。本書就是要教大家，如何面對並處理這兩方面的問題。

主動出擊

確診強迫症之後，病患本身和主治醫師可以做什麼，讓強迫行為和擾人的念頭遠離患者？

治療強迫症最該切記的一點就是：千萬不要以為呆呆的坐在那裡等，強迫意念和想法就會自動消失。光是透過精神分析去瞭解自己的強迫意念背後的原因，完全不會幫助你趕走那些念頭。更千萬不要相信別人告訴你說，患者無法趕走那些強迫的意念，只能被動地等。你相信的話，這絕對只會讓你病情更嚴重。舉個例子，你正在專心看小說或雜誌，窗外別人家汽車的警報器突然響了，這時不管你有多惱火，都沒有辦法賭氣說：「我一定要把那警報器關掉，如果關不掉我就不看小說。」你反而會轉個念，既然關不掉，最好的辦法就是別理它，把心思擺回到自己原本要做的事情上，儘量集中精神在看小說這件事情上。等到你真的被小說情節吸引後，你就能完全無視警報器的聲音了。這個做法將自己的注意力放在別的事情上，透過轉念，讓原本會惹怒你或困擾你的事物被你忽視掉。

因為強迫症是一種疾患，雖然病本身就醫學觀點來看是很讓人大開眼界，但論及其機轉，主要還是因為大腦內部的運作，患者若想要改善症狀，就只有透過改變大腦本身，要不，最少要能改變大腦中的化學平衡，才能獲得長遠的改善。想要有這樣的改善，可以光只靠行為治療就能做到，某些人則除了行為治療外，再加點藥物輔助也同樣可以辦到。不過藥物輔助只是像在學游泳時的游泳圈或浮力救生衣等輔助物，主要的還是要靠行為治療本身，藥物在這裡像是救生衣一樣，是幫你增加浮力，好讓你熟悉水性，強迫症就像是水，游泳就是行為治療，而藥物則是救生衣。筆者和加州大學洛杉磯分校的研究醫療團隊，只會利用藥物作為輔助，主要治療任務還是在患者自身。整個治療行為最重要的是：做越多的行為治療、運用四步驟的次數越多，就越不需要靠藥物幫助。就長遠的效果來看，這一點更是重要。（行為治療的施行細節請見本書第八章，藥物輔助的部份則詳述於第九章。）

我們在構思強迫症治療新途徑的過程中，想到了，如果能讓患者瞭解強迫症的生化病因，讓患者知道是因為大腦中的生化不平衡造成這種不請自來的強迫性想法，那患者應該就能重新認識，自己是否要聽憑這些想法的教唆，進而也才能凝聚意志力來對抗這些念頭。從這個角度出發，或許能讓我們找到一套新的行為治療之道。

也就是這樣，我們想了一個辦法，就是讓患者看大腦運作的掃描畫面。在一項強迫症患者腦部能量活動的實驗中，我們用正子斷層造影為患者腦部拍了掃描照片，掃描之前，我們先在患者體內注射極微量的親葡萄糖（血糖）物質，這種物質會為血液中的葡萄糖標上標籤，當我們拍攝正子斷層掃描時，會讓葡萄糖動向在掃描畫面中顯影，藉此

圖一：正子斷層掃描畫面顯示強迫症患者位於大腦前側下方的眼眶額葉皮質有增加的能量消耗。手繪圖則顯示眼眶額葉皮質在頭部的位置。箭頭所指處即眼眶額葉皮質。

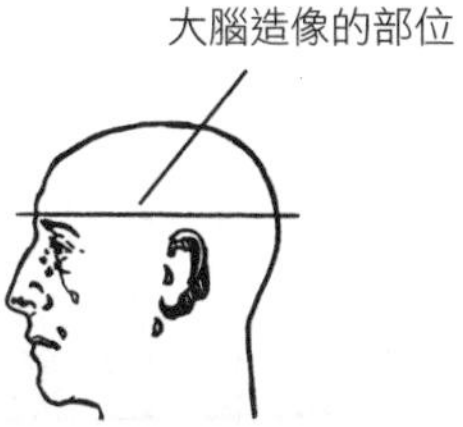

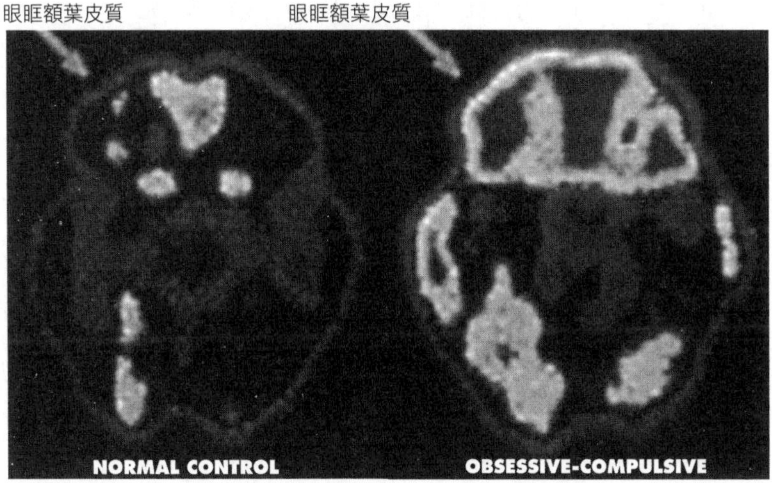

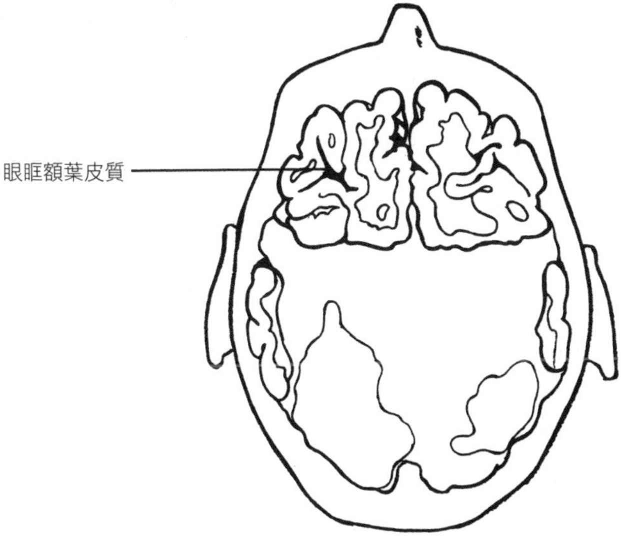

即可看到腦中葡萄糖的流向。透過這樣的掃描，我們可以看到，比起一般人的大腦來，強迫症患者大腦前側下方的眼眶額葉皮質（orbital cortex）動用到的能量持續較高，這基本上就表示，強迫症患者的眼眶額葉皮質一直在超時加班，因此有溫度升高的情形。從圖一可以看見強迫症患者大腦的正子斷層掃描影像，請注意畫面中眼眶額葉皮質的能量使用情形，與一般未罹患強迫症的患者比起來，是偏高的。

先前說過，行為治療可以讓強迫症患者的症狀大幅改善，我們據此推斷，或許可以用上述的正子斷層掃描影片來鼓勵患者，讓他們對自己的問題有不同的理解和態度。因為既然是大腦出現問題，使得他們常會有突然出現的衝動，所以若能強化這些患者的意志力來抗拒這些衝動念頭要他們做的事，或許不僅能改善他們的臨床症狀，還能有助於他們改變腦中化學平衡狀態。

班傑明任職於學校，現年四十一歲，本書稍後的圖三可以看到他的腦部掃描照片。班傑明的症狀是要求週遭環境每樣東西都要一絲不苟地排列好，因此浪費了他很多時間。他記得自己當初看到掃描影像，證明原來是自己腦子超時工作過熱，讓他恍然大悟。「那可真是一記當頭棒喝！知道原來自己腦部有問題，實在讓人高興不起來，原來自己並不完美。一開始真的很難接受這個事實。」等他看到這張掃描影像，讓他徹底瞭解自己患有強迫症這個事情，用他的說法就是：「這是一份完全不容爭論的證據，證明我大腦生病了。」班傑明在加州大學洛杉磯分校學會了自我治療四步驟，如今六年過去了，他的症狀大致已經在控制之中，不論是工作或私人生活都步上了正軌。

想要瞭解「因為大腦出錯，所以出現了強迫意念」的第一步，是要先瞭解強迫症的表現型式和內涵之間的差異。記得先前提到一直擔心自己沒關咖啡機的芭芭拉嗎？她因為不斷出現這個強迫意念，連上班都沒辦法。她強迫意念的內涵是「擔心咖啡機沒關」，表現上看來這好像是她的問題所在，但在治療過程中，她自己和我們慢慢發現，原來她真正的問題是始終無法擺脫「咖啡機還在運作」的那份感覺。擔心的念頭一天要出現上百次、甚至上千次，這件事讓我們對破解強迫症的謎團有了重要的線索：即使咖啡機的電線已經拔下來、握在她的手中，她那份焦慮依然無法擺脫！

布萊恩也一樣，明明知道新買的電瓶是不可能漏出電池酸液的，但是要是有人把汽車電瓶放在他辦公桌上他就會失控抓狂：「我公司一個人說他在越南服役時目睹有人深陷火海無法脫身的場景，但火中掙扎受難者的表情，都比不上我看到電瓶時那麼恐懼。」

朵蒂也很清楚，即使她不照著強迫症的要求作那些動作，她兒子絕對不可能失明的，可是要是她剛好看到一部電視劇，裡頭有個人是失明的，那她強迫症就會犯，所有洗澡、換衣服的動作全都要一做再做。

芭芭拉、布萊恩、朵蒂三名患者真正擔心的其實是：為什麼自己會因為這麼無稽、荒謬的事擔憂不已。

每個人擔心的不一樣，這原因我們可能永遠無法探知。佛洛伊德的理論或許可以讓我們有些頭緒，但是，其實就連佛洛伊德本人都認為，這些不同的擔憂是源自生理上的因素。多數現代佛洛伊德精神學派的精神病醫師則承認，去探究強迫症症狀的心理內涵：那些讓某人擔心引起火災、讓另一人擔心會傷害人的背後心理成因，對於減緩或是解除症狀本身不太有幫助。為什麼會沒幫助呢？因為強迫症真正的問題是在其表現的型式，也就是不斷突然出現在腦海且盤繞不去的那種憂慮感，而追根究柢，這是因為大腦神經傳導的不平衡所致。

只要患者瞭解到強迫症的本質，他們就較能夠成功進行真正能帶領他們走上康復之路的行為治療。光是瞭解到「不是我想這麼做，而是我的強迫症逼我的」這點，就足以讓患者減輕心裡的壓力，轉而專注在更有效率的康復工作上。擔任治療師的我們，偶爾會提醒這些患者，他們所做的行為治療，並不是日復一日地把一塊大石推上山頂、然後再看著它滾到山底。他們的工作，是真的在改變這座山丘，也就是他們的大腦。

拿出行動最重要

大腦是一部非常複雜的機器，這部機器的功能是要產生感受和情緒，以幫助我們和世界溝通。當大腦運作正常時，當事人可以很輕易就知道「這是我自己的感受」。但是，一旦大腦開始發送錯誤的訊息，讓你無法辨別究竟這樣的訊息是真是偽，這時行為就會出現亂子。

而這正是正念可以提供助力的地方。正念，指的是辨別大腦訊號真偽的能力。從強迫症患者身上我們瞭解到，大腦發出錯誤訊息時，每個人都有能力透過觀察來辨別真偽，並進一步導正自己的行為。這就像是在聽有很多雜訊的電台播音一樣，要是不認真聽，可能就會聽錯，要不然就是聽成別的，但如果認真點聽，就會聽到別人沒聽到的東西，尤其是如果受過訓練的話，就可以聽得更清楚。只要受過適當的訓練，懂得如何在大腦出現錯誤訊息時辨別真偽，那就可以在一片混亂、錯誤的訊息中找到正確的訊息。

我常跟患者說：「不要管感受，重點在要拿出行動。」只要方法對了，那你的感受也會自然而然跟著改善。不要浪費時間在煩惱那些讓你不舒服的感覺，那會永遠沒法擺脫現狀，沒辦法用正確的方式來改善你病情。你該做的是，把專注力放在能夠改善自己生活的活動上，包含心智上的活動和實際上的活動，這也是本書所要強調的、也是戰勝「大腦如果卡住了」的唯一方法。

這四步驟也不是什麼靈丹妙藥，一服即見效，光光只是為強迫症想法正名（亦即四步驟中的「再確認」），還不足以讓強迫症立刻就消失。過度樂觀地以為施行這四步驟就能立刻康復，反而會適得其反，成為失敗的最大原因，尤其是當你剛開始進行治療的初期。這個治療的目標並不在讓強迫意念消失，因為這是短期內不可能辦到的，治療的目標是在控制自己對這些想法的反應。在進行這四步驟時所學會的行為治療準則，將能幫你記得「不是要讓強迫意念消失，是要控制你對這些想法的反應」這個關鍵原則。學會對自己說：「這不是我，而是我的強迫症在作祟。」漸漸的，你就能夠控制自己的大腦，並且改變它。

一定要記在心上：改變行為，讓大腦不再卡關！

本章重點

- 強迫症是一種與「大腦中的生物化學不平衡」有關的疾患。
- 強迫意念和衝動會毫無來由的出現，不請自來又揮之不去。
- 強迫行為是強迫症患者為了擺脫強迫意念帶來的不適感，而進行的反覆行為。
- 若不好好控制，反而放任自己進行強迫行為，只會讓強迫意念更惡化，長此以往會更嚴重。
- 本書四步驟教導病患在面對強迫意念和衝動時，如何重組自己的思考，這有助於讓患者的行為變得有建設性且有用。
- 行為改變，大腦也會跟著改變。當患者讓自己的行為變得有建設性，大腦原本因為強迫症而散發的那些不適感受也會慢慢變弱，這讓患者在面對強迫意念想法時較容易控制自己的反應。
- 不要管感覺，重點在做了什麼。

PART I
四步驟

送給讀者的四步驟學習至理明言

（依時代先後排列）

- 不輕易發怒的勝過勇士，制伏己心的強如取城。

——所羅門王，聖經箴言第十六章第三十二節

- 汝當自努力！如來唯說者。

——佛陀，法句經二七六

- 不要自欺，神是輕慢不得的。人種的是什麼，收的也是什麼。

——使徒保羅，聖經加拉太書第六章第七節

- 天助自助者。

——班傑明·富蘭克林，窮理查年鑑，一七三六年

第一章
步驟一：再確認

不是我，是我的強迫症在作祟。

步驟一：再確認 RELABLE
步驟二：再歸因 REATTRIBUTE
步驟三：轉移注意力 REFOCUS
步驟四：再評價 REVALUE

步驟一：再確認這個步驟是要回答「這個惱人、無來由出現的念頭是什麼？」這個問題。這一步驟的重點在一定要記得，這些壞念頭、衝動和行為一定要加以**再確認**。要認清這些念頭的真面目：他們就是強迫意念和強迫行為。一定要努力讓自己站在真實的想法之上，避免被這些強迫意念（例如要再檢查一遍或是再洗一次手）騙了，誤以為它們是真的、或是有必要的。它們絕對不是真的。

你這些念頭和衝動純粹只是強迫症的症狀而已，你生病了。

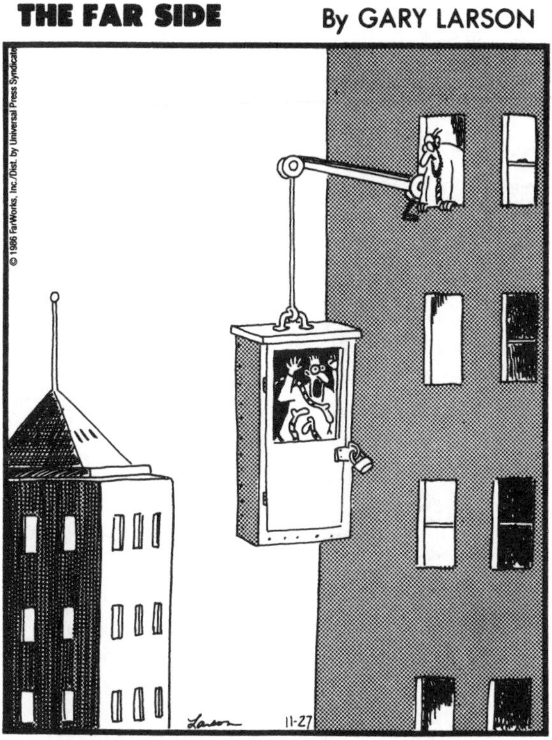
THE FAR SIDE
By GARY LARSON
© 1986 FarWorks, Inc./Dist. by Universal Press Syndicate
Larson
11-27

Professor Gallagher and his controversial technique of simultaneously confronting the fear of heights, snakes and the dark.

蓋勒格教授在實驗他新構思的心理治療方法，非常有爭議：讓自己同時面對懼高症、蛇和黑暗等恐懼。

上面這則漫畫中的這個治療方式，其實就是傳統行為治療被稱為「衝擊療法」（flooding）的作法，予以卡通式的誇大化而已。當然，漫畫中這名可憐的患者，最後被逼瘋的可能性大於治癒。

在治療強迫症方面，我們在加州大學洛杉磯分校的團隊使用行為治療的方式，已經獲得了非常出色的成果，藥物則只是偶一為之。我們採用的不是上面漫畫中蓋勒格教授那種玩命式逼上絕路的治療方法，而是長期、自我施行的療法：認知生物行為自我療法（cognitive-biobehavioral self-treatment）。

前來就診的病患在與我們初次會診時，常常一邊解釋，一邊則流露出極度的尷尬：「醫師，我知道這不太正常，可是……」

但接下來病患所描述的病症，其實都蠻符合典型強迫症的症狀：強迫性的洗手或檢查、非理性的暴力行為、褻瀆的念頭、老覺得世界末日快到了或天快塌下來了，非得要從事一些古怪、毫無意義的儀式行為才能夠解救世界。

這些患者自己往往很清楚正常人不該出現這樣怪異的念頭，所以他們會特別感到丟臉，也因此喪失自信心。另外，強迫症狀可能早已影響到他們在職場上的表現，社交生活可能也早就無法運作——因為他們不想讓家人或朋友看到自己這些怪異的行為。

你不是瘋子，你只是大腦卡了關

我們的治療會先讓病患安心，告訴他們你這病不過就是強迫症。強迫症就只是大腦發送了錯誤訊息所致，沒什麼大不了。接著我們會讓病患看強迫症患者腦部的掃描，讓他們從科學的角度瞭解到，科學已經證明，強迫症與大腦的生物化學出錯有關，原因來自大腦前側下方過熱所致。

這樣的情形，其實就是大腦「卡關」了。大腦的運作就像是開車時的排檔，可是強迫症患者卻一直卡在不對的檔位上。而要讓大腦停止卡關，靠的就是行為治療，這樣的行為治療則要從第一步**再確認**做起。

所謂的「再確認」其實很簡單，就只是把強迫的意念和衝動辨識出來，然後知道它就是強迫症。所謂的辨識出來，不單單只是一些像是「或許這東西很髒」這類的不舒服感覺，而是所有與強迫意念相關、一直在啃咬你的心一刻也不放鬆的那些想法，不單是要再檢查第四、第五次那個惱人衝動，而是那些非常無情、強迫的衝動。

這就是一場戰爭，而你的敵人就是強迫症。為了要打勝仗，就一定要認清敵人是誰。強迫症的患者手上握有一把強而有力的武器，那就是認識到「那不是我，是強迫症在作祟。」一定要時時留意，不要把自己真實的感受和強迫症的感受混淆在一起。

說來容易，做起來可不簡單。強迫症可沒這麼好對付，它就是會一直想辦法騙倒你。

不過我要告訴各位讀者：「你不會一直被騙，你可以認清它的真面目。」靠祈禱、許願要強迫症消失，是不可能馬上奏效的，什麼事都不做或是成天只會咒罵，也是無助於事。

如果你真的想向上蒼許願或祈禱，那應該希望自己能夠幫助自己。天助自助者，要想老天幫忙，也要你做的事是值得幫的。就我們強迫症的治療來說，要老天爺幫忙，患者自己要做的事就是把注意力放在做對的事上，並讓自己不要再過度為感受或是舒適程度擔憂，這樣才是正向的做法。

首先要瞭解到，「再確認」之後還無法立即擺脫強迫症，但只要你能夠認清強迫症的真面目，你就削弱了它的力量，而你自己則會因此變得更強。

漸漸地，強迫症的干擾和不快沒有完全消失這件事，就不再困擾你了。更何況，只要你越貶低強迫症的重要性，你就越能控制自己，強迫症也會越容易離你遠去。但是，要是你不這樣做，反而把越來越多的焦點放在強迫症上，想要只靠著宗教或心靈的力量，祈禱強迫症會離開，強迫症的感受只會變得越來越強烈。

不輕易向強迫症屈服

強迫症是個搞怪難纏的對手，很會騙人，會幻化成很多不同的樣貌來保護它自己，它會一直否認它的真實身份，告訴你它絕對不是大腦中發送的錯誤訊息。你可能想安慰自己：「就算我不洗手，也不會害飛機墜機。」但強迫症會騙你說：「會喔，真的會墜機喔，還會害死很多人喔。」這時候你一定要對自己有信心，撐住，因為你是確知真相的人。

絕對不能聽信強迫症說的任何話。要是強迫症發作時，你什麼都不做，只是窮擔心，怕它會搞亂你的生活，那保證你只會更痛苦、更恐慌。你要振作起來，積極面對，跟強迫症說：「有種放馬過來，有本事你就弄到我非去再去洗一次手不可。」

但想要做到這樣，就要有心理準備，將要無時無刻面臨自我懷疑：「我怎麼判斷這想法並不是真正我自己的想法，而是強迫症假裝的？」飛機墜機和洗不洗手之間，究竟有沒有超自然關連？這我不敢說有或沒有，但我敢說，只要你聽信強迫症的話又去洗一次手，那情形只會越演越烈，你的強迫症會越來越嚴重。而如果你這時能夠練習四步驟，轉而讓自己「轉移注意力」個幾分鐘，把注意力放在別的事情上，不要對強迫症念頭有任何回應，你腦海中那個覺得不然會有壞事發生的擔憂就會慢慢消散，慢慢的你就會逐漸看清楚，原來強迫症的強迫行為不過就只是沒有意義的笑話。

這是全無或全有的決定：要不你就照著強迫症念頭去做，讓生活一團糟，到頭來完全崩裂；要不你就加以反擊，抱持信心，告訴自己，只要忍過這幾分鐘，之後那原本擔心如果不洗手或是檢查門鎖的話，就會害飛機墜機或是發生車禍的想法就會慢慢散去。

這是善惡之戰，不費點力氣是無法打敗邪惡的。

這不過是化學反應作祟

在加州大學洛杉磯分校，我們的強迫症患者靠自己想出許多別出心裁的方式來運用我們所傳授的四步驟：再確認、再歸因、轉移注意力、再評價。

柴特現在已經成功用行為治療控制住自己的強迫症了，目前正在念牙醫系的他，曾飽受強迫症暴力想法之苦。只要看到火，他就會覺得一定是自己放的。要是城裡有人遭受槍擊，他就會覺得一定是自己開的槍，當時的他心裡常會覺得：「我真的沒救了，我這人真的壞透了。」那時他的工作升遷無望，自己也不喜歡那份工作，還債務纏身。這些因素讓他的壓力值升高，強迫症狀也因此惡化（壓力通常會讓強迫症患者更為焦慮）。

柴特剛練習「再確認」時，每當他想說服自己說，那些暴力想法只是強迫症在作祟時，強迫症總會另有一番說詞來推翻他：「你為這事困擾不已喔？怎麼會？可能是因為你真的會去做。」但隨著他瞭解到強迫症不過是腦中生物化學不平衡所致，他終於能用這句話來面對自己的強迫症：「不要跟強迫症過不去，這只是化學反應。」

在「再確認」這個步驟底下，還有一個重要的概念，就是要**先有心理準備**，應付強迫症快發作的情況。柴特對此就相當有心得。每當他看電影時，一旦片中快出現暴力片段，他就會先提醒自己說：「來了，我的強迫想法要發作了。」只要他先有心理準備，那就不會那麼不好受。

柴特對抗強迫症的方法既實際又很有智慧。他會跟自己說，自己總是希望能再長高十五公分，但他也瞭解，光是這樣想，是不可能再讓自己長高的，矮矮的他也過得去。而面對強迫症他也用同樣的心態：光靠希望是不可能讓強迫症消失，他可以做的是學會怎麼應付強迫症。

柴特找到戰勝強迫症的方法：每次只要腦海浮現強迫症想法，他就會為未婚妻做些甜蜜的事：買玫瑰送她、或者幫她做飯。只要強迫症想要折磨他，他就做些會讓未婚妻高興的事，這樣他自己也會高興起來。

柴特是很虔誠的基督徒，在對抗強迫症的過程中，他也從聖經中尋找靈感和啟示，在經文中尋求慰藉和開導：耶和華鑒察萬人的心，知道人的一切心思意念。（歷代志上二十八章九節）。柴特很瞭解這段話放在他身上的涵意：「上帝瞭解我的心，也知道我的腦子有問題，我要好好地對待自己，別再為此自責。」

其實遠在在柴特之前好幾百年前，就有人跟柴特一樣，懂得用聖經來對抗強迫症。十七世紀寫下《天路歷程》一書的知名作者本仁．約翰（John Bunyan），就是強迫症的受害者，只是當年還不知道這是一種病而已。身為虔誠基督徒的他（他是巡迴布道的牧師，但因為沒有布道的執照而被補入獄），他的強迫症讓他腦中總是會浮現褻瀆神明的字句，他也因此痛苦萬分，他想出來對抗強迫症的方法，剛好跟柴特一樣，是靠著信仰，他深信上帝知道他這些褻瀆神明的想法是沒有意義且不是有心的，所以他如果因此怪罪自己，上帝一定會不高興。他能夠靠著自己想出這麼出色的點子，不得不讓我稱他為強迫症認知行為治療的始祖。

公正的旁觀者

要學會「再確認」，不能光光只是聳聳肩，像機器人一樣隨口說：「這不是我，是強迫症在作祟」就可以。正念很重要，正念和一般的浮面自覺不一樣的地方在，它要求你有自覺地指認出那個不愉快的感受，並在心裡特別將之標示出來，然後再將它「再確認」為由大腦發出錯誤訊息所造成的強迫症狀。當這個感受襲捲你全身時，你一定要跟自己說：「我並不認為我的手髒，是我的強迫性念頭強迫我覺得手髒。」或者說：「我一點也不覺得有必要去檢查大門，只是強迫行為逼我去檢查大門。」這樣想雖然不會讓你的強迫症衝動消失，但是會讓你有那個心理準備，開始採取主動，抗拒強迫症的想法和衝動。

十八世紀蘇格蘭哲學家亞當．斯密（Adam Smith）提出了一個概念：「公正且知情的旁觀者」，這個概念其實就是「內心的第三人」。每個人內心都有這麼一個人，他對我們的感受和所處情境完全瞭解，卻是以冷眼旁觀、不偏不倚的旁觀者身份出現。這是另一種認識正念的方法：這樣可以強化我們「在內心做一個註記」的能力，例如「這不過是強迫症」。

在進行「再確認」這步驟時，要讓「公正的旁觀者」上場，這是亞當斯密當年在著作《道德情操論》（*The Theory of Moral Sentiments*）一書中的重要概念，書中亞當斯密給「公正的旁觀者」下的定義是，要能夠跳脫自己當下的情緒、冷靜地觀察自己的行動，這基本上其實就跟古代佛教教義中所教導的正念是同一種心靈活動的概念。強迫症患者在強迫症發作時，必須要學會暫時站到一旁，跟自己說：「現在是大腦對我發布錯誤的訊息。但我現在可以改變自己的作法，這樣也等於是在改變自己大腦的運作方式。」在我們的治療經驗中，每每看到患者對自己的病症從原本粗淺、浮面的瞭解，逐漸進展到深刻的正覺正念，讓他們因此得以克服內心的恐懼和焦慮，真的用心智去控制自己對病症的反應。就像是原本卡住的汽車排檔一樣，現在終於能夠順利換檔前進了，也得以改變自己的行為。這過程真的讓人受到鼓舞和激勵，而這正是要戰勝強迫症的基礎。

強迫症患者一旦能夠學會行為治療，並下定決心在強迫症念頭闖入腦海之際，要以不同於以往的反應予以回應，不去做那些病態的行為，那他們就真的能夠啟動有效的良性循環：「我現在不要去洗手，我要轉而去練習小提琴。」不過，一開始要這麼做可能並不容易，患者可能會出現非常不安的恐懼和焦慮，覺得天快要塌下來一樣，像是：「要是我去拉小提琴，小提琴可能會被弄髒、污染到病菌。」之類的想法。

想出「公正的旁觀者」這一概念的亞當斯密就很清楚，如果情況很困難時，要維持公正旁觀者那種超脫的心境是非常不容易的事，照他所說的，當事人必須要「盡最大的力氣、還會搞得精疲力盡。」為什麼要這麼費力？那是因為當大腦不斷用各種讓你分散注意的念頭和讓你錯亂的方式來干擾你時，要讓自己專注在真正有意義的行為上，是需要非常多力氣去加以對抗，才能真正讓大腦運作如常。

當然，不斷重覆著同一個強迫行為到讓人作嘔的程度，也是同樣讓人精疲力盡。但這樣的精疲力盡卻是白忙一場，完全換不到任何正面回報。反之，如果你啟動「公正的旁觀者」前來協助，並在正念的操持下去進行某一個行為，則能夠大幅影響大腦的運作方式，這會成為幫助你征服卡關大腦的關鍵。我們在加州大學洛杉磯分校的相關科學研究已經證明這點了。

由誰當家作主？

前面說過，有時候，為了讓自己轉移注意力，患者會遭遇到極大的痛苦，耗費極大的心力，因此導致心力交瘁，乃至終不敵強迫症的威逼利誘而還是進行了強迫的行為。這時你要把它想成是自己稍稍退步了一點點。告訴自己，輸了這一回合不打緊，下次我要再贏回來。一位強迫症患者傑若米就說：「過程中即使小輸一、兩次，也應該當做是成功，只要你繼續挺住，不放棄跟強迫症這個敵人作戰，用正念去征服它，就是成功。」

安娜是哲學系的學生，她的強迫症是總是懷疑自己的男友（現在已經成為她老公）對她不忠，她是這樣運用「再確認」來戰勝強迫症想法的：儘管她知道自己對男友的懷疑並沒有事實根據，但她還是會不斷拿男友過去的情史來轟炸他，連他有沒有偷看過色情書刊、喝了什麼酒、喝了多少，吃過哪些東西，今天整天去了哪裡，巨細靡遺全部都要他交待清楚。她這樣沒日沒夜地逼問男友，差點就讓兩人的感情走不下去。安娜回想當初：「克服強迫症的第一步是學會『再確認』自己的想法和衝動。第二步則是將這些想法『再歸因』為強迫症，我的治療過程中，這兩步驟是不可分的，雖然我清楚強迫症是腦內化學物質的問題，因為這個問題所產生的那些感受，或多或少都肇因於這個化學問題的副作用，沒有什麼意義。可是知道是一回事，真的要在強迫症發作時能夠分得清楚、說得明白，清清楚楚地知道這些感受一點都不值得擔心，那可就又是另一回事了。強迫症讓人討厭的地方就在於，一旦患上這個病，那它所帶來的擔憂和衝動、那些強迫意念，都會讓你覺得那是全世界最重要的事。因此真的要跳脫自身感受，讓自己維持夠長時間的清醒來分辨這些感受是否為強迫症所造成的，可不是輕鬆的事。」

剛開始學習「再確認」這個步驟時，安娜要靠男友蓋伊不時提醒她，告訴她這些強迫意念只是強迫症。但即使有他在一旁提醒，也無法每次都成功點醒她。過了一段時間後，經過一再的練習，她才變成「善於區分『強迫症想法』和『實際擔憂和焦慮』」。最後我終於能夠經常成功辨明強迫症的想法，不再上它的當。之後當強迫意念出現在腦海時，我也不再為此心情不好。現在我常能夠無視於強迫意念，反而鼓勵自己說：『其實，你這樣為了強迫意念自責一點用也沒有，以前我深受其害，我很清楚，讓自己掉進強迫症的花言巧語中，一點幫助也沒有。』透過這樣的自我激勵，讓我得到些許平靜，也得以適度抽離。」安娜也發現，只要這樣做，通常這些強迫意念以及伴隨而至的強烈焦慮感，都會在十五到三十分鐘內消失。

對朵蒂而言，她的強迫症是一直會擔心兒子失明。她有一句至理明言：「不是我的問題，是強迫症在作祟。」學會「再確認」這個步驟是對抗她的強迫行為的最大功臣。她說：「重點就是不要陷在那個想法中，要辨識出它的真面目，並對自己說：『沒關係，不過是個念頭，不管它再怎樣擾人，頂多也不過如此。』一般而言，這對我就很管用了。但有時候，就沒這麼簡單。」等您讀完本書，看到許多患者分享的成功故事後，就會知道，為了對抗強迫症而獲得的強大內心力量，卻不是靠著靈丹妙藥所能賜予的。

有洗手強迫症的傑克，也一直在找尋靈丹妙藥：「社會就是這樣啊，以為只要吃顆藥丸，一切就變得完美了，整個人煥然一新，更堅強、更有禮、更瘦，想要什麼吃顆藥就能如願。」但是，藥物並無法讓他的強迫症狀獲得改善，反而因為藥物的副作用讓他更加痛苦，這讓他最後轉而尋求認知生物行為的協助。對他的情形而言，「再確認」的第一步就是要瞭解自己洗手的情形有多荒謬，並讓自己相信一直洗手不合邏輯。他只要在家，幾乎就不停地在洗手，可是出到外面，洗手卻變得不那麼要緊。「接受行為治療後，我跟自己說：『慢著，你到外頭速食店用餐，就可以不洗手，但事實上在外頭付錢、找錢都要碰到鈔票、銅板，你也沒怎樣，就算你真的到他們洗手間洗手，進去出來也難免要開門、關門，會碰到門把。你也沒嫌髒啊，也沒事啊。』」傑克的問題不在他手髒：而在他的強迫症，他現在已經開始懂得用理智來克服這個病了。

前面提到一位患者芭芭拉，她的強迫意念是咖啡機沒關好。她分享了運用正念來幫助她進行「再確認」這個步驟：「我會在檢查咖啡機開關的時候，刻意讓自己有警覺，特別去注意自己的動作，這樣我就能夠很清楚的知道自己確實進行過檢查開關這個動作。即使稍後強迫症一直逼使我懷疑自己沒有關掉咖啡機電源，但這步驟讓我可以在離開咖啡機後，保留自己曾做過確認的印象。我也學會另一個步驟，當自己出現不確定的恐慌，開始又擔心起爐子沒關好時，我就跟自己說：『這不是我在問，是我的強迫症在問。是強迫症這個病讓我感到不確定，雖然我好像感覺到爐子沒關好，但我剛剛確實很注意地檢查過了，所以我現在應該離開。然後過一會兒這種焦慮感就會慢慢淡去，等過個十五分鐘我就會越來越能確定自己的確有把爐子關好。』」要是你也跟芭芭拉一樣有檢查的強迫行為，請特別留意上面芭芭拉的自述，她這番話是很好的建議，你可以一步步照她的方法做，讓你知道在強迫症念頭出現時，該怎麼進行自己的檢查動作，才能成功對抗這個念頭。

拉拉對刀子有恐懼強迫意念，她就學會跟自己說：「拉拉，這只是強迫意念在作祟，不是真的。你之所以會害怕，就是因為它讓你覺得很恐怖、太不真實，這是生病，跟其他的病一樣。」瞭解自己的強迫症是生病，強迫症是錯誤的訊息，它不會對你怎樣，也沒有真的作用。「這會讓強迫症對你的影響較少、衝擊較輕。」這是拉拉從這過程中瞭解到的。強迫意念並未取代你的意志，所以主控權還是在你，就算無法完全做到對抗強迫症想法，至少也能稍微減輕自己對強迫症的回應。

珍妮曾在蘇聯工作，在那裡她開始出現揮之不去的強迫意念，老覺得自己會受到放射線污染。但後來她接觸到我們的課程，瞭解到這原來是她的腦袋化學平衡出問題所致，她說：「讓我如釋重負許多。我以前常氣自己，『你這麼堅強、成功的女性，那麼多領域都表現得那麼出色，怎麼會被這個問題所困擾？』以前我常怪自己很多事，怪自己沒去接受精神分析、沒去把病因查清楚、沒學會什麼咒語或沒找到好的精神科醫師。」但現在每當強迫症發作，她會跟自己對話，告訴自己：「我知道是怎麼一回事。」藉此她就可以控制住病情，讓自己往前走。

羅貝塔的強迫症是總覺得自己剛開車撞到了人，在接受我們治療後，她說自己現在「還是會出現強迫意念，但是我已經能夠控制，每當我開車經過凹凸不平的路面，我就會安撫自己說那不過是路面不平，我覺得自己開車撞到人的想法不過是錯誤的大腦訊息，是強迫症，不是我！我會忍住，不要開車回頭沿路找。我會逼自己繼續往前開，這讓我不再害怕開車。我知道要是強迫症想法又出現，我有辦法對付它。要是我為此心情沮喪，我會大聲說：『這不是我的想法，是強迫症的想法。』接著我會鼓勵自己：沒事的，羅貝塔，儘管往前開就對了。」

傑若米是位才華洋溢、前途光明的年輕劇作家，他在接受我們八個月的行為療法後，已經差不多完全擺脫強迫症了。他說：「我現在還是會對自由感到焦慮，這很難過，但這是讓我掙脫束縛的代價。」

傑若米打從小時候就深受強迫症所苦，他有檢查和觸摸兩種強迫症，他覺得要是他不做這兩件事，家裡就會有人過世，「然後上帝就會把我打入十八層地獄。」家變成了他執行儀式性強迫行為的酷刑間。青少年時期他開始藉助酒精和藥物來逃避強迫症的折磨，後來在「戒酒無名會」的協助下，他改掉了酗酒的惡習，但卻開始出現強迫意念，老覺得自己吃的東西裡面含有酒精成份。就連米飯食品都被他懷疑加有酒精，再怎麼用理性邏輯分析都沒法說服他。

傑若米如果去健身房要使用器材時，總會覺得前一個人使用器材的人一定有吸食了毒品或是喝酒，要是他也跟著用同一件器材，那他器材上的毒品或酒精就會被他吸收。在公廁裡他腦海中也會出現前一個使用者肯定是酒鬼，然後在他之前剛來這裡嘔吐過，而他相信這些吐出來的酒精會神奇的進入他的身體裡。這些強迫症的想法讓傑若米真的身心俱疲，疲於應付。他剛到加州大學洛杉磯分校來尋求協助時就這麼說：「我好像剛從越南叢林打了游擊戰回來一樣累。」

傑若米在治療期間隨身帶著一本活頁簿作筆記，上頭他用大寫英文字母寫著「尾狀核」（CAUDATE NUCLEAUS），尾狀核是強迫症患者大腦中無法正常過濾掉錯誤訊息的部位。他以此自我提醒；他的強迫症問題是出在大腦連結上。這有助於他提高警覺，要用自己的心力要過濾掉強迫症的想法。他說：「一旦知道自己的痛苦有個名字，那痛苦就沒有那麼嚴重了。」透過在腦海中特別標註這個些想法，讓大腦中的過濾系統終於可以開始以更好的方式運作。

在本章稍前段落我有提到「再確認」底下的一個小步驟：「心理準備」。可是「再確認」還另一個小步驟，就是**接受**。傑若米後來就熟練地操作這兩者來幫助他控制強迫症症狀。他在前來接受治療前，在擔任夜間警衛工作上總是戰戰兢兢，因為他總是幻想自己有一天會因為膽小不敢執行某項任務而被開除。但透過我們的行為治療後，他現在能夠鼓起勇氣來對自己說：「有什麼大不了，誰不犯錯？就讓他們開除啊，我再去找別的工作就好了。最差能差到哪裡？大不了去失業救濟，當年大文豪喬治歐威爾（George Orwell）不也到失業救濟處領過飯吃，人家還不是一樣寫出文壇名作。」而就算他吃的東西裡頭真的有他極力迴避的酒精攙在裡頭，他也會說：「我是不小心的，又不是故意的。」不用有罪惡感、也無須自責。

傑若米後來真的就擺脫強迫症的症狀，這時他反而有了一個還滿常見於強迫症患者的反應：「多年來我一直被強迫症主宰著人生，活在強迫症的日子裡，別的事幾乎都變得不再重要，如今強迫症不再，我反而想念起它來。」但這懷念強迫症的時期並不長，他很快就以其他正面、有益的活動填補了原本強迫症所佔據的生活缺口。

處方：行動

學習戰勝強迫症的過程就跟學習騎腳踏車一樣。一旦學會了，就永遠不會忘記，但要學到精，那就要多花時間練習。過程中當然也會跌倒，但一定要重新回到腳踏車上再往前騎。要是半途而廢，那就永遠也學不會了。多數的強迫症患者會覺得一開始有個像是學騎腳踏車時的輔助輪，會有些幫助，這就是藥物可以派上用場的時候。藥物結合行為治療，可以讓強迫症治癒率高達八成。

用這個療法治療失敗的強迫症患者，失敗原因多半出在一再的喪氣、半途而廢，終至舉白布投降。要記得，千萬不能因為自己忍不住做了強迫行為，就跟自己說：「我沒辦法了，強迫症比我更強。」覺得強迫症太強大並沒有不好，要是真的沒辦法去做了，也沒關係，只要不斷提醒自己：「這都是強迫症逼我的，下一次，我一定要跟它對抗。」就好了。

對抗強迫症過程中，真正的敵人是被動的態度。積極主動才是你的盟友。對抗強迫症的戰場上，最大的魔王是無聊。一定要先找到一樣你覺得非做不可的事情，讓這件事成為誘因，可以取代強迫症要你做的那些沒意義的儀式行為。若沒有這件非做不可的事，就無法讓你有足夠的心理動力和韌性，去推動大腦中的排檔，推進到正向的行為。比如說，如果你是上班族，那在強迫症發作，一直逼著你非得回家檢查爐火或大門時，就面臨了翹班回家會害你沒頭路的權衡問題，這會讓你有一個動機去對抗強迫症，努力不受到它的影響，只要你能夠一次抵擋住強迫症的影響，那就是啟動了自己的強迫症治療。沒事可做就等於是開了間店專養強迫症這頭魔鬼。要是你不適合當上班族，那可以去當志工，也是可以，最要緊的是一定要讓自己有事可忙，讓自己有用、有事情做，這樣能讓你對自己更有自信，也能激勵你想要好起來，因為你被需要。在「再確認」這個步驟中，這能夠提供很大的幫助。

有些強迫症患者同時也罹患了憂鬱症，所以無法工作，其實，強迫症和憂鬱症經常是攜手同時出現在患者身上的，雖然也有例外，但患者同時深受兩種心理疾病之苦的情形並不少見。要是發現自己睡眠模式出現大幅的改變，經常夜間醒來，用餐情形也不正常，體重下降，精神變差，還出現強烈的自殺念頭，那就很可能已經患了嚴重的憂鬱症。要是您符合以上情形，請務必尋求醫生的協助。

強迫症患者一定知道，做出那些強迫行為，只會得到片刻的舒解，緊接而來的卻是益發嚴重、難以克制的強迫意念和衝動，可以說就是一個惡性循環。

筆者個人在治療過上千位強迫症患者後，感到最不可思議的地方在於，原來強迫症患者不管一天內會出現幾百次強迫意念（管他是要關爐子或關門），每一次有強迫意念冒出來，那種事情不對勁的感覺一出現，他們還是都會被嚇一跳。也就是說，強迫症所帶來的恐慌和不安念頭，他們是永遠不會感到習慣的。就是因為這樣，才會非常需要使用正念，在心裡頭用心紀錄來協助治療。第一個步驟「再確認」中，患者要學會加強觀照內心的能力，當強迫意念出現時，你要能夠辨認出它來，強迫行為出現時，你要能知道它就是強迫行為。

要撐過去！

懂得運用「再確認」後，很多患者會抱怨：「為什麼強迫症想法一直來煩我？」會有這情形是因為大腦的神經系統出錯的緣故。所以我們要處理的並不是強迫症所造成的感受，並不是要讓這感覺消失；我們要把重點放在「不要向這個感受投降，不要聽從它指使。」單憑瞭解自己為什麼會有這感受，還不足以讓強迫症的症狀消失，但是透過本書介紹的認知生物行為治療，卻能夠幫助患者懂得如何掌控自己的恐懼。只要撐過自我治療的頭幾週，那就能學到掌控恐懼的必要技能，這時你就會比你的強迫症更強大。學會掌握這些治療技巧，就像是腦子裡自備了運動健身器材一樣，會讓你的腦子越來越強壯。強迫症是種慢性疾病，一旦患了強迫症，不可能靠著逃避遠離它，也不可能用金錢換得平靜，但是你可以起身和它對抗。

強迫症患者常對我說：「要是能請到人來幫我洗衣服，在我洗衣服的強迫症發作時，就交給他們來洗就好了……」這樣可以對付的了強迫症？這樣想真是大錯特錯。記得本書一開始提到的大亨霍華休斯嗎？他不就是這樣做了嗎？結果呢？看看他落得什麼下場。強迫症是頭貪得無厭的怪獸。你給得再多、再怎麼照它要求滿足它，即使是花錢請人代勞，都不可能換來它一聲「夠了」。你給的越多，做的越多，強迫症只會越嚴重。衣服是你自己洗的還是請人洗，對它而言完全沒差。你只要屈服了，就是屈服了，聽從了強迫症的命令，那就是上鉤了，這只會讓症狀更嚴重。

在《霍華休斯：大亨秘辛》（*Howard Hughes: The Untold Story*）這本書中，作者彼得・布朗（Peter H. Brown）和派特・布洛斯克（Pat Broeske）透露了更多關於休斯對於細菌和污染的強迫意念。因為這個問題，讓他出現很多怪異的行為。現在的醫學已經知道，他所做的那些事，其實只會讓他的症狀更為嚴重而已。像休斯有一段時期固定會請黑道重量級好友「幸運魯奇亞諾」（Lucky Luciano）和巴細・西格（Bugsy Siegel）來他家用餐，但休斯一直有個強迫意念，認為黑道身上有細菌，為此他特別在廚櫃裡準備一整套的瓷盤餐具供兩人使用，且只能用一次。當時有段時間他和好萊塢女星凱瑟琳・赫本（Katherine Hepburn）還有男星卡萊・葛倫（Cary Grant）住在同一幢房子裡，有一晚就正巧被赫本看到管家在砸碎那些黑道用過的盤子，赫本看了忍不住唸休斯說：「這真是荒謬透了！人怎麼可能這樣就散布細菌！」休斯回嘴說：「你一天洗十八次澡，有什麼資格說我！」

凱瑟琳赫本很可能自己也有強迫症，因為我們研究發現很多強迫症患者會對彼此有好感。原因很簡單，首先是同病相憐，看到別人能夠對自己的痛苦感同身受，那肯定是非常安慰的事，看到別人跟自己一樣，內心深處也在呼喊著：「為什麼我要做這些怪事？」是一種慰藉。強迫症患者很清楚自己做那些事不太正常。所以能夠認識到同樣也在做這種事的人，會讓他們比較安心。在加州大學洛杉磯分校，我們創了全美第一個強迫症行為治療的分享團體，多年後的今天，這個團體還是每週會在加州大學洛杉磯分校聚會分享心得。團體中的成員可以盡情在聚會中跟大家分享自己內心各種奇怪的想法，也把自己發明的治療心得分享給大家（本書所傳授的四步驟其實有很多地方是可以依患者自行添加創意去微調運用的）。一開始，我們也有些擔心，這樣的聚會會不會帶來反效果，到後來發展出一種病態的競爭心態，變成患者在比誰比較苦、比較慘、比較可憐。而且也有些患者私下跟我透露，他們其實很擔心，分享過程會帶給自己心理暗示，害他們學到別人的強迫症，變成更多強迫症上身。別怕！這十年來，我們發現，這些擔憂都是多餘的。

我們強迫症治療團體中有許多成功治癒的成員，其中一人叫做杜敏戈，他本來是水電工，後來靠自學轉型成為畫商。他是在家鄉墨西哥被診斷出罹患強迫症，在他症狀最嚴重的時候，前來加州大學洛杉磯分校尋求治療。在這之前，他已有十五年的時間飽受各種不同強迫症之苦，他一天要洗五個小時的澡，卻很害怕沖澡，也有檢查強迫症，吃東西必須固定一套儀式。最古怪的一項是，他一直有個強迫意念，覺得自己的手指甲上黏了刮鬍刀片，這項強迫意念讓他不敢穿某些衣服，像是他特別鍾愛的一件復古重機夾克，因為他深怕自己指尖的刀片會把夾克割破。他說：「我不敢碰小嬰兒，因為他們太嬌嫩了，我也不敢碰自己家的狗，我會跟牠玩，但是不敢碰牠的臉或眼睛，怕會割到牠。」有時他跟老婆作愛時，會在撫摸她時忽然收手，尤其是摸到她的胸部時。當時他曾告訴我們：「我怕自己會刮傷她，我腦子不斷有個念頭，告訴我自己指尖綁著刀片，我的手開始會抖，肌肉變得很緊繃，所以只好把手縮回來。我眼睛看得到明明指尖沒有刀鋒，但是心裡卻不相信，必須要從她口中得到確認：『你還好嗎？我有沒有傷到你？』」

透過我們的治療，讓他學會了一件事：「你一定要變得比強迫症更強才行，不管是心理上或身體上都要更強。要是不夠強，你就會被強迫症生吞活剝。它會把你困在家裡，你只能在家裡等著爛掉。」現在，只要被強迫洗手或檢查的念頭所困擾，他已經學會跟自己說：「這念頭不是真的，你要住手。你有別的事情要做。」

杜敏戈懂得逼自己做選擇：「是要乖乖聽強迫症的話，還是逼自己去洗衣服？我會跟自己說：『不聽話會很痛苦，但我一定要撐下去。』我會把眼睛閉上，深呼吸，讓自己撐過去，盡可能地挺住。」

他現在有辦法看得清楚正常行為和強迫症行為之間的差異，這讓他可以儘量活在真實的生活中，而不是強迫症所編織的虛幻世界裡。他會提醒自己：「看看你自己的成就。你要牢牢抓住這個真實點，立刻終止強迫症的念頭。一定要停止。要是不喊停，就會被它爬到頭上去。」他知道自己如果向強迫行為或強迫想法屈服，那這些想法就會在他腦海盤旋不去，消耗他的精力、浪費他的時間。他稱這種情形為「大腦打死結」。

他也瞭解到，雖然他的強迫症始終沒有治癒，但他現在已經佔了上風。「以前強迫行為多到數也數不清，上一個才走、下一個又來。但現在我可以清楚知道自己在對抗的強迫症一共有幾個。以前強迫症念頭左右夾擊，搞得我暈頭轉向，但現在我很清楚它會在哪裡偷襲我，我有萬全的準備，我不會去聽強迫症說的話，因為我知道那全是謊話。我把它當耳邊風，一閃而過。」

對錄音機傾訴

有一位常來的病患叫克里斯多夫，他是虔誠的天主教徒，他的強迫症是他腦中不斷出現褻瀆上主的念頭。克里斯多夫的病在他一次前往歐洲的朝聖之旅時，來到了最崩潰的地步，當時他前往一座有名的教堂，過去有很多人在這裡看過聖母瑪利亞顯靈，他此行原是為尋求性靈上的豐足而來，卻萬萬沒想到竟然在這神聖的教堂中，腦海裡出現了這樣的念頭：「聖母瑪利亞是婊子。」這讓他深受打擊，羞愧不已，他整個人大崩潰爆哭起來。回到美國後，他腦海中褻瀆上主的念頭就一個接一個不斷出現：聖水是「糞水」，聖經是「糞書」，教堂是「糞屋」等等。在望彌撒時，掛在聖堂上的聖像變成全裸。他那被強迫症所侵擾的大腦中，神父全成了惡棍。一想到教堂的樣子，他就痛苦不已。

無助絕望之極，克里斯多夫只好住進精神病院，醫院給他的診斷是妄想思覺失調症（paranoid psychotic），還懷疑他可能是「被魔鬼附身」。他就這樣被誤診了兩年才終於被正確診斷出是患了強迫症。

克里斯多夫和許多病患一樣，都覺得用錄音機循環播放對於「再確認」步驟的運用，很有幫助。這項技巧很簡單但很有效，是由保羅．薩可夫斯基斯博士（Dr. Paul Salkovskis）和艾薩克．馬克斯博士（Dr. Isaac Marks）在英國發展出來的。每個人誰都可以在家中自行運用。只要在手機裡錄音後再播放：把自己的強迫意念錄下來，一遍又一遍反覆錄下來，然後再反覆播放這段錄音，一次就聽個差不多四十五分鐘左右。讓錄音設成循環播放。

克里斯多夫還有個方法建議給大家，他說錄音前可以把比較複雜的強迫意念先寫下來，寫成短篇故事，然後再把故事發展成一個特定情節，這些情節中要讓你所擔憂的那些事真的實現。比如說，「如果你有宗教道德強迫症，那就把故事寫成你被上帝降下天雷劈死，死後還被丟進煉獄中。要是你的強迫意念是做違法的事，那就把故事寫成你被警察逮捕，被判無期徒刑關一輩子。要是你的強迫症是關於泥巴和細菌，那就寫成你掉進爛泥巴坑裡，染上了一種細菌散布的病而死。重點是一定要把你的強迫症想法寫到極為誇張荒謬。」假如這段錄音的長度是四十五分中，那麼剛開始播放時，強迫症患者承受的焦慮，以滿分十分而言，差不多會造成內心焦慮程度五到六分。

克里斯多夫還有一個小撇步：放得越大聲越好，不要用耳機，反正就是逼你不管到哪裡，都會聽到（除非有擾鄰的考量）。用這種方法來聆聽強迫意念的目的是，要讓患者的焦慮達到最嚴重的程度，然後慢慢退去。一開始可以一天聽個兩次、連續聽好多天，時間維期一週。克里斯多夫跟大家保證：「到後來你會聽到受不了、沒法再聽下去，倒不是因為聽這實在太讓人焦慮，而是因為實在太無聊了。但正是因為這樣，這方法才奏效。」他覺得還有個方法也頗有幫助，那就是給自己的焦慮程度做個計分表格，以十或十五分鐘為一個單位。連聽個幾天後，等到你的焦慮程度掉到零，那就要重新再錄新的錄音，這一次錄音中講的內容要比之前的更讓你容易焦慮，就這樣一段時間重錄一份，內容要越來越能引發你強迫症所帶來的焦慮感。

但克里斯多夫也提醒：「別指望只要聽完這些錄音，強迫症的念頭就再也不會找上你了。這只是讓你可以更輕易無視於它對於你思想的干擾，慢慢的達到讓它出現次數減少的地步。」

在接受行為治療之前，克里斯多夫的強迫意念多達十幾種，有的是暴力的念頭，有的則是丟飛刀傷人。他說：「我的強迫症曾經嚴重到我會拿枕頭用力砸自己的臉，然後大叫，然後用拳頭猛揮枕頭或沙發。當時的強迫症真的超嚴重，非常慘。」他剛開始採用手機循環播放來面對強迫症焦慮時，那可真的不是普通的痛苦：「有時候焦慮發作時，痛到我全身就像孕婦生產一樣那麼痛，痛到我飆汗，整條胳臂都在刺痛。但現在這些情形都沒再發生了。」

「親愛的日記」

我同時建議強迫症患者應該用日記紀錄自己的治療過程，成為認知生物行為自我治療過程的一部份。克里斯多夫就是非常認真的治療日誌執行者，他說：「我發現到，一旦我從一種強迫症症狀中解脫康復後，我很自然的就會把那個症狀拋諸腦後，淡忘掉。當然，這本來就是我們這個治療的終極目標，但是，隨著你忘掉每一個過去的症狀，你也就忘了自己一路走來的過程。」他覺得，少了這些親手寫下的紀錄，整個治療康復的過程就像是「在漫漫沙漠中旅行，卻只是一路倒著走，還一邊親手抹掉自己走過的足跡，然後舉目四望，似乎始終是在原地踏步一樣。」記日記的目的是要紀錄過程中的每一步，把自己使用行為治療的艱辛努力轉化為文字紀錄。不用使用多華麗的詞藻或寫得多巨細靡遺，只要短短的、很簡單就好。

克里斯多夫在「再確認」步驟中也會加進「公正的旁觀者」這個人物。但他給這人物的名稱是「我的理性分身」。在強迫症發作時，他會跟自己說：「我的理性分身告訴我這不是真的。我要聽我的理性分身的建議。」克里斯多夫這個詞用得非常好，把它的功能形容得很到位。創造這個角色的重點在於有所動作，要在強迫症發作當下能夠在心裡面有所警覺，至於這個自我內心洞察的過程叫什麼，不是重點所在。

要把「公正的旁觀者」當成工具，用這個工具分辨出強迫症和自己真正的意志。也就是說，藉此讓你在內心的真實自我、和你不要的強迫衝動之間，創造出一個安全緩衝區。遇到強迫症發作時，你不要不假思索、機械性地就回應它，你要有好幾個不同的替代方案來轉移它。稍後我們還會提到，這類替代方案最好多準備幾個，這樣一旦強迫症很嚴重時，你才有萬全之策來回應它。杜敏戈分享他過來人的心得：「強迫症這傢伙超聰明的，遇到它時你一定要保持冷靜、臨危不亂，才能夠打敗它。」

通常強迫症患者在康復過程中會遭遇到一個現象，那就是前一個症狀看似消失了，卻出現另一個症狀取代它。可是，新的症狀通常會比已經根深蒂固的老症狀好控制，要是不接受治療，強迫症會一直不斷來打擊你，直到你完全被它制伏為止。要先做好心理準備，打從一開始就準備好要對它有所抗拒，那之後的復健之路就會不那麼辛苦。

強迫症大亨：不只是怪而已

強迫症這個病給了「怪」這個詞新的涵意。再回想一下書中稍早提到的航空業大亨霍華休斯，他幻想出一種叫做「細菌回流」的說法。有一次他極好的朋友因為肝炎併發症過世，休斯嚇到不敢送花到葬禮上，因為他的強迫症讓他深深覺得，要是他送花去，那肝炎病毒會順著送花的過程回流到他身上。他也發展出強迫性蹲廁的習慣，最長的一次他曾經蹲廁所長達四十二小時沒離開——他再怎樣都沒把握確定說自己已經拉乾淨了，所以就不敢出來。這種症狀在強迫症患者身上也很常見，我自己就治療過好幾位患者有這情形。但一等他們的症狀減緩，他們就會硬逼著跟自己說：「雖然我覺得還沒拉乾淨，但我寧可拉在褲子上，而不要再多待這裡頭一分鐘。」但這些患者沒有一位事後真的大在褲子上過，那不過是強迫症作祟罷了。

霍華休斯還常做出完全沒有意義的、重覆性的行為。休斯常自己開飛機從美東飛到美西，在當時是壯舉，為了飛行，他要助理在他起飛前為他取得堪薩斯州的天氣變化圖，但其實他一開始就已經獲得飛行所需要的相關訊息了，之後卻偏偏連要了三十三次之多，每次都不斷重覆地詢問他想問的問題。但問完後，卻又否認自己有問過。

為休斯作傳的作家彼得布朗撰寫該書時曾經為此採訪我，他問我說：「為什麼像霍華休斯這樣聰明的人，沒辦法克制自己呢？」因為這和聰明才智無關。霍華休斯一定是覺得，要是他不問那個問題三十三遍，那就會有非常糟的事情會發生，例如墜機。很可能他強迫症引發了焦慮，於是想問一下好平撫焦慮，但出自外人不知的荒謬原因，所以他在強迫症驅使下，變成要連問三十三遍。要是他問到第三十三遍都還沒照自己意思問對的話，他可能到最後要連問三百三十三遍才會罷休。這種症狀在嚴重的強迫症患者身上是相當常見的情形。而且，他事後還否認自己有一再發問的情形，更顯示他對自己做了強迫行為的事，也深感難為情。

另一次休斯在測試水陸兩用機降落水上的性能時，連續降落在波濤洶湧的海上多達五千一百一十六次，但明明這種機型的海上降落性能早就已經被測試通過了，休斯就是堅持要一再起飛再降落，沒人能勸住他。早期出版的霍華休斯傳中都記載過他這一事蹟，但當時都以為是休斯想要掌握一切——因為當時休斯的生活中很多部份都在失控，包括他的財富也在消失，所以一般人都會以為他試圖掌控一切。但我認為這和他情緒因素的關連性不大，真正的原因在於他患有強迫症，否則他不會有這樣的表現。

飛走的迴紋針

喬許這位患者也一樣出現多種強迫症症狀，其中一種是他一直會擔心自己在辦公室時，走過同事桌旁，不小心撥到桌上的迴紋針，結果迴紋針正巧不巧就掉進同事桌上的咖啡杯裡。喬許想得很悲觀，他覺得這同事一定會倒霉的喝下那杯咖啡，然後就被杯中的迴紋針噎到。雖然理智上喬許知道迴紋針掉進別人的咖啡杯裡的機會大概不到百萬分之一，但他就是無法說服自己的大腦，擺脫這個念頭。

喬許之後又出現別的強迫意念，老覺得自己開車時不小心撞到路邊停著的車輛，結果把人家車頭標誌還是防撞貼條撞鬆了，結果對方「開車上高速公路，被撞壞的那一塊脫落掉在高速公路上，害死了六個人命。」喬許因為實在太擔心自己的幻想成真，所以還特別將所有會固定停在自家附近的車子車牌號碼記下來，然後每天前往查看這些車子有沒有安全回來、有沒有被擦撞的痕跡，是不是一切正常。但這樣還不夠，因為他也擔心，還有其他車子是他白天在別處經過時刮到的，這類車他就不可能知道車牌號碼也無處追查。有一次他光是為了追查一輛他以為被他擦撞的車子下落，就花了兩個小時。

還有一次喬許因公出差前往聖路易市，返途要飛回所住洛杉磯時，卻又在降落後再次搭機飛回聖路易市，因為他覺得他在聖路易市開車時有撞到一輛車，導致對方的車頭標誌不牢，所以他要回去找那輛車。

喬許知道自己做這些事都毫無道理可言，可是他也提到，這一點顯示了強迫症的特質，就是他在工作上有特別讓他操心的事時，他反而會覺得雖然強迫症很讓人不舒服，但卻能夠讓他暫時忘卻工作，這讓他在工作壓力很大時，會寧可讓自己去做強迫行為，好讓他逃避該做的事。同樣的，霍華休斯很可能也是把強迫行為當成是一種宣洩壓力的管道，一開始他可能只是覺得開水陸兩用飛機降落帶給他興奮快感，但很快這種快感就與強迫症產生了連結，在沒有接受行為治療的情況下，患者不知道如何抗拒這種衝動，這種衝動就會發展成強迫症那種讓人無法克制的惡性循環。這件事告訴我們：要是讓情緒和強迫症行為發生連結，那這個行為就很容易不再受你掌控。

也正是因為這樣，喬許在治療過程中，一再有強迫症復發的情形，原因在於他承認自己一旦覺得強迫症狀好轉差不多八成，他就會鬆懈心防。這造成他被迫連續好幾年都要應付同一症狀，始終無法真的置強迫症這頭惡魔於死地，而是一直只是運用四步驟幫助他，讓他生活可以達到舒適的程度就不再進逼，這造成一旦他生活壓力稍大，他的強迫症就會死灰復燃，變本加厲地復發。喬許自己明明知道，其實他的腦子一直沒放棄想要作亂，只是靠他暫時壓制住。所以他其實是有意識地放任強迫症潛伏著蓄勢待發，沒有真正全力發動攻擊予以殲滅，剷除殆盡。

其實喬許最該做的是讓自己明白，放任自己去做強迫行為，那就是縱容另一個強迫行為，等待它來日浮現，造成他能夠發揮正常功能的能力降低，然後他的壓力只會越來越大。喬許真正該做的是，鼓起勇氣挑戰自己的強迫症，將之除之而後快。好死不如賴活著，與其被強迫症折騰得不成人形，不如痛快一刀，一了百了！

霍華休斯所相信的細菌回流說法，在我們另一位強迫症患者珍妮身上也出現類似情形，珍妮是位學有專精的職業婦女，三十出頭的她，常年投身環境生態保護的工作。她在外派莫斯科的期間，出現了對於放射線散布的強迫症，她覺得幅射線會附在東西上散布。當時離車諾比（Chernobyl）核電廠事件發生沒多久，所以就跟很多強迫症一樣，都有一些看似說得過去的合理原因。但是珍妮的推論實在太不合邏輯了，她說：「只要有人從別的城市過來，我就擔心他們身上沾到幅射線，會污染我的東西，我再怎麼訴諸物理理論去推翻自己的擔憂都沒用，就是一種很發自內心對污染的恐懼。」

但其實她最擔心的是會污染到別人，所以她開始把家裡衣櫃的衣服分類，一部份是她覺得可以在朋友身邊穿、不會污染到朋友的。另外，有些書和紙也都要丟棄：「我把一些相當新的東西丟了，只因為我覺得這些東西都遭到幅射污染，而且為防被人看中把它們撿回家，丟掉前我還會刻意把它們撕爛。」最後她連打電話回家都會擔心，怕幅射線會透過電話線散布。

有人囤積，有人洗刷

關於強迫症的型式和強迫症的內涵，很可能是和個人經驗有關，尤其是在某些不合理的恐懼方面的強迫症內涵上，可能是與個人經驗有關。我很多患者都對此深信不移。像上面提到過的珍妮，就覺得自己是因為在十二歲時在電視上看到廣島原爆的影片後，潛意識裡受到了影響，她至今都還對這部影片記憶猶新：「我怕到睡不著，一直覺得有很多被炸到焦黑的手從枕頭後面伸出來要摸我，覺得有很多張被燒到面目全非的臉盯著我看。」

珍妮生平第一個強迫意念，是她會忍不住，老找人聊些不恰當的事，這從她孩提時代起就已經有了。到了青少年時代，她根本就是被強迫症掐著脖子過活，完全喘不過氣來，下面是她十八歲時寫下來的日記片段，讓人看了非常不忍：

你很糟、糟透了。太過份了，完全沒有意義、不能鼓舞人，只有痛苦。別的好東西都相形失色，你最無聊，壞透了，怪我什麼？怪我放任你這樣對我嗎？才不是，這不是我能控制的，你主宰了我，恐懼抓住我，別用你那惡劣的手指碰我的心靈，你很糟，你在天堂被詛咒、最好是在地獄，我痛恨它、我痛恨它、我痛恨它。我想要自由。

後來珍妮在我們這裡學會運用四步驟自我療法，再配合服用百憂解，如今她已經可以控制自己的強迫症了。她不再有寄信會害別人受到幅射線感染這種荒謬的念頭，所以就不怕寄信了。她也學會要強迫自己衣櫃裡所有衣服都要穿。驅車經過核電廠或是在核能反應爐附近工作，對她也不成問題。最近她在一家醫療院所清理自己辦公室時，找到一只盒子，裡頭裝了一些實驗室抽屜要用的厚紙板蓋子，她說：「這讓我瞬間有種想法，覺得裡頭藏有許多疾病，但我不管，我把它們搬到自己桌上，然後一個一個摸。她現在已經能夠把荒謬的念頭隔離開、不加理會了。

我們在加州大學洛杉磯分校的研究也找到科學證據，證明強迫症是與大腦中的化學不平衡有關，從實驗中可以看出來，強迫症患者腦中相關部位都因為大腦迴路出錯，而使用了太多的能量。這些科學證據不管在哪一類強迫症患者大腦中都一樣。不過強迫症患者表現出來的外在症狀則都不同，有的人的症狀很誇張離譜，有的人則是很好笑。在我的行為治療團體，有些患者在分享時還會忍不住對自己的強迫症感到好笑，但強迫症其實是很痛苦的疾病，所以我很久以來就知道，對待任何強迫症的症狀都不該覺得沒什麼或加以嘲笑。

下面我們在分享一些在加州大學洛杉磯分校的患友的病史：

奧莉維亞

奧莉維亞是位中年的家庭主婦，她在一九九四年洛杉磯大地震後就出現強迫症，總是幻想自家洗衣機中水遭到污染，甚至還幻想廁所的水會灌進洗衣機裡。

莉莎

莉莎是位X光操作技師，她對鉛製品有莫明的恐懼。但她的工作都要穿鉛衣、離不開鉛製品，所以這個恐懼變成很大的困擾。她一開始是幻想自己的手被鉛污染，之後連鞋子也被污染，後來包括自己走過的地方都被污染。她於是在家裡指定幾個區域是「無污染區」，她還會警告旁人說自己的工作和鉛有關，要別人別靠近她。她花了很多時間清洗（這變成強迫行為）。

琳恩

琳恩是位漂亮的大學生，她的強迫症是會一直摳臉，老覺得臉上有什麼不對勁，她還患有所謂的身體畸型恐懼症（body dysmorphic disorder），這其實可能也跟強迫症有關。後來她把家裡所有燈的高度都調低，再用紙把所有鏡子都封住。（與此類似的一種病是拔毛症 trichotillomania，這是一種強迫性的扯髮行為，也跟強迫症有關）

凱倫

凱倫的強迫症就常見的多，凱倫是位家庭主婦，之前在五十歲出頭時曾擔任牙醫助理。她有囤積強迫症，一開始只是剛結婚時無傷大雅的小消遣，那時她和先生會到處去一些二手拍賣會，買些便宜的收藏品回來擴充新家。但很快的，她開始連一些路邊人家丟出來不要的東西都撿回家，慢慢的，家中每個房間都被堆滿了垃圾，東西多到連門都打不開。就連浴缸也成了堆積垃圾雜物的地方，還因為東西堆到爐子上，所以最後家裡只剩一個瓦斯爐可以用，客廳擠到只剩窄小的通道可以通過，通道兩旁則都是塞爆的垃圾袋和箱子。然後他們家還養了十六隻貓和四隻狗，這些動物還會在她囤積的雜物垃圾後方排遺，弄到家裡臭氣薰天，連呼吸都感到困難。

凱倫記得：「我們自己都覺得難為情，不敢邀朋友來家裡作客。冬天也沒有暖氣，因為害怕用地上暖爐會引燃一旁堆放的雜物垃圾。」家電用品故障需要維修的時候，凱倫也不敢叫維修工人來修理，因為怕被人看到家中狀況會通報環保局。他們把百葉窗下方全都固定住，再放任窗外的灌木長高，好遮住路人視線，讓人沒法往屋裡看。她丈夫因為住在這堆髒污中太久習慣了，也不覺得這有什麼奇怪。凱倫說：「我們的家變成不再是提供慰藉、保護的地方，而是一座監獄，我們就像是等不到風揚帆起程的船，逐漸要翻覆。」

凱倫的前同事有天不經意登門造訪，讓凱倫感到丟臉極了，於是一口氣戒掉了買二手拍賣品的習慣，但卻換成開始大量買拍賣書。為了她大肆購買回家的書，她老公只好在家裡為她打造很多的書櫥，但即使到這程度，凱倫還是沒去尋找專業協助，因為她深怕會被送進精神病院去。最後是在她已經到了絕望之際，去找了心理治療，精神醫師建議她在家裡車道上擺個大型垃圾箱，清空家中一切。但凱倫不聽，她說：「因為我知道要是我這樣做，我事後還是會瘋了似地跳進去那個垃圾箱找東西，最後被人強制拖出垃圾箱，送進精神病院，搞到連鄰居都出來看。」

在這樣囤積了十年後，凱倫參加了強迫症無名會（Obsessive-Compulsives Anonymous），這是由戒酒無名會所發展出來的十二步驟治療課程。她在這裡遇到人給她建議，讓她開始了漫長而艱辛的清空過程，這一清清了她好多年才清完。

她說：「我最大的失算在於我以為靠自己就可以解決問題，這實在是太自以為是了，只因為我不想被人知道自己丟臉的事。」

後來凱倫來到加州大學洛杉磯分校，我們教會了她四步驟療法，她把這四個步驟貼在家中浴室鏡子上，這之後她只要在二手拍賣看到誘人的東西，或是在人家垃圾箱看到什麼迷人物品冒出頭來，她就會運用四步驟方法來轉移注意。她會用「再確認」步驟來確認強迫意念，然後跟自己說：「放手吧！」她口中的放手，指的既是強迫意念，也是指那個她想要把垃圾收藏回家堆放的念頭。她說：「我如果做了正確的選擇，我就會覺得很好，就能離那個家中沒有垃圾、不用再忙著搬來搬去的環境更近一點。

我可以變得更健康，可以開始交朋友，開始過正常的日子！」凱倫有一個小技巧來克服自己的強迫症，那就是她會對自己囤積的東西生氣，氣它們搞砸自己的生活。她說：「我不單單只是把東西丟進垃圾桶而已，我丟東西時還會帶著一股復仇成功的心態，就像是殺死仇人一樣，就像是殺了這個仇人我們就沉冤得雪，大仇得報，從此可以擺脫那種感覺，而且老實說，也真的是這樣。」

都怪基因惹的禍？

凱倫在跟我們分享她個人的強迫症經驗時，提到自己成長在一個極度完美主義的家庭，父親個性非常古怪，對於廢棄物非常執著，常會為此發脾氣罵人。她就懷疑是不是因為成長經驗影響了她的強迫症表現內涵，這點是很有可能的，因為至今我們還無法從生物上的研究去解釋，為什麼有些人的強迫症是洗滌，有些人的卻是囤積物品。

其他病患同時也回顧了自己的童年生活，和家中成員的習性，試圖從中找到自己強迫症內涵的解釋。沒錯，基因的確在強迫症表現上扮演了相當的份量。我們經常遇到患者告訴我們，說他們的母親或姐妹、或是祖父母早在強迫症還沒有被定名為疾病之前，就已經出現強迫症傾向。正式的研究也證實了這看法屬實：強迫症的確會透過基因遺傳。通常，強迫症患者的父母都是比較一板一眼、不知變通的那種人，一旦事情沒照他們意思辦好，就會渾身不自在。例如霍華休斯的祖父母就是這樣，他們是每天早上一到五點整，就一定要在他們夏季別墅的陽台上就定位。霍華休斯小時候就被逼著每天早上五點一定要出現在這陽台上，不然就有得他受的。這種嚴厲不知變通的作法幾乎就是較輕微的強迫症表現。當然，如果本身工作是軍醫或是會計師，有這種特質當然很佔優勢，但是要是這樣的行為被強化，那就成了一種病態。因此其實不難從這些較不影響日常生活的習慣中看出來，這其實是強迫症受到大腦生物化學不平衡影響的前兆。

數種童年就發作的疾病也和強迫症有關。美國國家衛生研究院（National Institutes of Health）蘇珊・史維多博士（Dr. Susan Swedo）所帶領的研究團隊就證實了強迫症和辛登南氏舞蹈症（Sydenham's Chorea）有關聯，辛登南氏舞蹈症是一種風濕熱，發作時自體免疫系統會攻擊大腦。史威多博士的研究顯示辛登南氏舞蹈症會誘發強迫症，並會導致強迫症惡化。還有強迫症和妥瑞氏症（Tourette's syndrome）之間強烈的關聯也讓人想不透，妥瑞氏症是一種運動抽搐疾病。另外，童年心理上的遭遇、尤其是造成心理創傷的經驗，與典型強迫症之間的關聯較不明朗，可是我有些病患認為兩者是有關聯的。

麥可是位速記員，他就深深覺得自己的強迫症和他家庭背景有關，他說他爸爸會為了瑣碎細節好幾天不高興，媽媽則是凡事「吹毛求疵」到惹人厭地步的家政婦。他記得：「我媽媽是佔有慾非常強的人，可是她的佔有卻是那種不讓我成長，讓我窒息的那種，就是不許我這、不許我那，什麼都不許。我的強迫症也是這樣。明明自己就有很多天份、潛能，可是都被壓抑而沒有獲得發揮的機會。其他小朋友都可以學鋼琴，但她就是這也不許、那也不許，就只是不讓我有機會發展潛能。強迫症也是一樣，你可以有很多潛力，但是卻被強迫症壓抑住，不許你去開發、探索它。」

麥可形容自己大腦會變身，有時善有時惡，惡的是強迫症的想法。他的強迫行為是表現在點數量和摸東西上，以及將數字區分成好的數字和壞的數字，另外也有句子要在腦子裡一再重覆的強迫行為。但他有一個最怪異的強迫行為，從小學五年級就跟著他：他在上課時會忽然覺得自己的褲子好緊。他上學總是不開心，部份原因就是因為他的強迫症讓他很難專心，他現在有點懷疑，褲子變緊這個毛病是一種他潛意識想要逃避現實的方法。

麥可現在雖然克服了大部份的強迫意念，但是他覺得自己的強迫症「似乎有意不論如何都要跟定他，而且打算徹底擊垮他。」而方法就是褲子太緊這個強迫意念。麥可形容褲子太緊這個強迫症帶來的恐懼：「我怕我的內褲鑽進我的屁股裡，然後游到我的嘴邊，縮成好小一件。」麥可在接受行為治療之前，為了擺脫這個奇怪的感覺，有時會脫光全身的衣物。但現在他已經知道被荒謬的想法擺布，只會讓事情更糟。

麥可也克服了自己對於殺蟲劑感染的強迫意念，他這個想法嚴重到「連在超級市場看到一瓶殺蟲劑」都會讓他受到精神創傷。他說：「要是結帳時，看到前面的人買了瓶殺蟲劑，我原本都已經搬上收銀台要結帳的東西就全部都要歸回原來架上，然後我再從頭一樣一樣拿下來擺進購物籃。因為我覺得那瓶殺蟲劑會污染我所有買的東西，而且，再回來結帳時我也不能在剛才站過的那個收銀台，因為不知道輸送帶是否有被殺蟲劑污染。有時候因為整個程序拖太久，逼得我只好放棄採買食品。」另外，如果在路上看到有除蟲公司卡車，那他也得馬上返家，把全身衣物洗一遍，自己也要沖澡。他說：「我會覺得那卡車上的殺蟲劑像一團霧一樣整個把我籠罩。」

轉捩點是在他所住的公寓被賣掉，大樓要搭圍幕噴殺蟲劑除白蟻，這讓麥可真的慌了，他想，該不該去市政府抗議？請心理醫師為他寫診斷書，當成他陳情的訴求，以他有精神方面疾病為由，要求除蟲公司不得進入該大樓？但他冷靜下來後想：「等等，就讓除蟲公司除蟲吧，搞不好我會因此好轉。我下定決心要讓除蟲工作順利完成，並且自己也不會因此沒命。這事對我悠關重大。」在患了強迫症二十年後，終於換得一刻的清醒。麥可運用正念，辨明強迫意念的真相，讓他大有收獲。接著他再往前推進，當除蟲公司來時，麥可跟他要了名片，他把這張名片放在身上，片刻不離，以提醒自己不會因為殺蟲劑沒命的事實。他刻意讓自己與所懼怕的東西接觸，他知道這樣會讓病情好轉。

麥可在學會了四步驟後，他開始會把強迫症想成是「我腦中的壞蛋，以前會騙我，但現在我不會再上當了，我不會再覺得自己死於殺蟲劑了，我也知道就算我只摸了桌子兩次，不摸第三次也不會怎樣」，天不會塌下來。

不過褲子會從屁股鑽進身體裡，再爬到嘴裡的念頭卻還是緊緊跟著他，「這想法已經根深蒂固了，變成我身體的一部份，始終都沒離開過，我應該是沒辦法避開。」麥可的強迫症現在還是有部份殘餘作怪，但他很清楚自己這樣一路走來有多大的進步和改善，生活機能也因此恢復了許多。

在對抗強迫症的戰鬥中，麥可學會了：「要盡一切努力來和自己作對。這需要非常大的動力、全心投入才能夠對抗強迫症。因為這痛苦太強烈了，就跟身體上的疼痛一樣的難受。」麥可也學到，光是很機械化地執行四步驟，沒有用上正念的深刻用心，並無法成功對抗強迫症。我們可以讀一下麥可怎麼描述他自己在使用自我施行接觸治療來對抗強迫症的過程：「我會想，要是我碰了這東西，我爸就會死，但是我不管如何就是要去碰。所以我就去碰了，碰完後還是有那種我爸會死的感覺，這時我一定會跟自己說：『好，不管怎樣，都比像現在這樣過日子好。』就是執行這四步驟，保持信心。」這段話真的意義深遠！麥可說現在的他「決定跟強迫症耗上了，不戰勝絕不罷休。」如果要賭麥可和強迫症最後誰贏，聰明人一定會賭像麥可鬥志這麼堅強的人贏。

在加州大學洛杉磯分校，我們有很多強迫症患者案例病史，其中很多人的症狀表現是和污染有關。像傑克這個個案，他是位臨時工，他的強迫症表現是洗手，不斷洗手造成他身體疼痛，終於使他不得不尋求專業協助，想改掉不斷洗手的強迫問題。因為他的手已經因為不斷洗手，到了冬天會龜裂、紅腫、流血，因為不斷用肥皂洗手，肥皂味怎麼洗都洗不掉。接受我們治療後，傑克學到，「就算我不洗手，也不會導致世界末日。」但在接受治療之前，他老是覺得「世界末日就快到了，要是我不做強迫行為，我最安全的棲身之所：我的汽車和我家，都會被侵入。」

其實，像傑克這類的強迫症病患要知道的是，當強迫症發作時，不是每次都非要做「再確認」這個步驟不可，這並不是最重要的地方。重要的是，要是他們沒能抗拒，而去做了強迫行為，那也要很清楚地知道，自己只是在執行強迫行為。接著告訴自己：這次的抵抗沒有成功。這要遠比只是機械性、不假思索地去執行「再確認」還有用。要是你只是反射性地在見到有強迫行為就執行「再確認」，那這個反射性「再確認」動作本身就會變成儀式性的行為，失去了意義。光光只是靠跟自己說：「喔，這是我的強迫性想法。」是完全起不了作用的。機械性地遵循醫生的命令，對自己的舉動完全不多加以思索，無助於強迫症病情。要用上正念才有效。萬一你真的因為「這次強迫意念帶來的感覺實在太強烈，沒有足夠的力氣來對抗它，所以只好屈服，再去檢查一次大門有沒有鎖好。」沒關係，重點是，你去檢查大門時，要確實地用心檢查，用上正念，這樣當下次強迫症念頭又發作，要你去檢查時，你就有萬全的準備來擊退它。你不能草率地覺得反正只是再檢查一次大門有沒有鎖好而已，不能用這種心態。要是用這心態，那接下來你就會一次又一次地輪迴在反覆檢查的強迫行為中。

用魄力執行再確認

在加州大學洛杉磯分校我們都會要求病患作文描述自己的症狀，並詳述自己如何回應這些症狀，這也是自我療法中的一種。透過他們的文章，我們也對強迫症有更廣泛深入的瞭解。而且，因為強迫症病患通常都很聰明、具創意，所以他們表達自己與強迫症搏鬥過程的文字，也往往格外引人入勝。

像瓊安是位多年深受強迫症所苦的患者，她一直覺得腦子裡有個聲音像是跳針的黑膠唱片一樣，不斷向她傳送負面的思想，她的文章提到自己為了治療強迫症還去看過心靈成長類的書籍，書中教讀者可以在手腕上綁上橡皮筋，只要強迫症發作就用橡皮筋彈自己，好讓自己轉移注意力，瓊安說：「一天下來，只換來酸痛的手腕。」她後來症狀得以好轉是靠四步驟療法而非橡皮筋自助法。接受治療後，她開始感到對自己的生活有辦法掌控，只要強迫症發作，她就跟自己說：「要是不想被火車撞死（她腦中的強迫意念所傳達的負面情緒），就不要走上鐵軌，讓火車自然通過就好。」她用的這個技巧我們稱為「繞過」強迫症。如今，在行為治療和藥物的幫助下，瓊安已經能夠大聲說出「太陽照亮我的靈魂」這樣正面的話了。

馬克是位年輕的藝術家，他文章中描述真實生活中的強迫症經驗，讓人讀來像是恐怖片。他從小就有強迫症，症狀是會進行儀式性的禱告行為，到了他二十出頭時，這個症狀轉為打掃。他會先把住家打掃十二次（十二對他而言是好數字），然後再「找個女生作愛，好讓他把精力轉到看似正常的事上，他做這些事都是因為擔憂不做的話，家裡會有人過世。但這有點在利用女性，讓他覺得很內咎，所以事後他就必須再強迫進行一次打掃家裡的行為。有一天，他作完第十三次打掃住家的動作後，在街上忽然有「隻鴿子從天空掉下來，就死在我腳邊，鮮血從鴿嘴中流出來。」這在他眼裡是再清楚不過的惡兆，而且十三又是個不祥的數字，所以他就得再多清理家中幾次。清完後他去一家咖啡廳用餐，但是偏偏這時坐在隔壁隔間的一位男士在看報紙，報紙的頭條就寫著「鴿子死掉的地方」，這下他又得多清潔家裡幾次了。於是這天他前後一共打掃家裡二十一次，才有辦法真的安心休息。

馬克本來以為可以智取強迫症，讓他不再受到強迫症的轄制。他會跟自己說，如果他執行強迫症行為，那會害死家人。「我心想，好你這狡猾的傢伙，被我識破了，看我的。」可惜這招不管用。舊的強迫症消失後，新的強迫行為取而代之，「這經驗告訴我的是，不能想抄捷徑到終點。這招沒用的，還會有後遺症。」一直到多年後，他才有辦法戒掉自己打掃的強迫行為。「一度我的強迫症嚴重到讓我連續打掃家裡一百四十四次，花了我好幾個月才打掃完。」

馬克強迫症的轉捩點出現在一次他找到一棟自己喜歡的公寓，可是內心的強迫症卻警告他說：「不行，不能搬到這裡來住。」原因是房子的門牌號碼數字不祥，這次馬克守住自己的立場，他跟自己說：「管他的，我不能讓強迫症主宰我生活中這麼重大的選擇。」這是魄力來執行「再確認」步驟。結果是，等馬克搬進去住後，他對於不祥數字的強迫意念竟然不藥而除。他跟自己說：「我不用理會它，不用理會強迫症的要求。」這方法他現在也還常用。

強迫症就像風滾草

拉拉同時患有妥瑞氏症和典型的強迫症，她有一長串的強迫症狀，包括刀子的暴力念頭乃至強迫瘋狂購物。她還曾到購物狂無名會（Shoppers Anonymous）去尋求協助，但很快就瞭解到身為強迫症和購物狂最基本的差異所在：無名會中那些強迫購物狂總是會提到自己衝動購物時會很快樂，拉拉卻無法從自己反覆來回購物中心的舉動中得到同樣的快樂。她說：「我的強迫意念只帶來痛苦，一點也不舒服。我會買些自己用不著的東西，然後又拿去退貨。為了要退貨，所付的成本反而還比買的費用高。」拉拉這番陳述正好就點出了強迫症和衝動控制障礙（impulse control）問題之間最大的不同點。強迫症的行為，本身是一點也不會讓患者感到享受的。

拉拉同時也被自己許多的強迫意念逼到快瘋掉：她常恐懼傷到他人或自己，也恐懼會做出糗事，還很害怕飛機墜落在她家，或是高速公路高架橋坍塌壓在她身上。她說：

「強迫意念一個接著一個來襲，要是你看過老鼠跑滾輪的樣子，就差不多像那樣，或者像是迪士尼樂園裡人坐在茶杯裡轉來轉去的遊戲，但速度快到不行。」

拉拉腦子裡那些暴力念頭其實從來沒有付諸實行過，強迫症患者都是這樣。後來她接受了行為治療，學會了用「再確認」來認清自己那些想法的不合理之處，她學會跟自己說：「這不是真的，你會害怕是因為那些想法太荒謬、太恐怖。」她現在知道這些想法和衝動可以被控制，不管那些想法有多強烈、多讓人不安都可以控制住。她還是在和強迫意念搏鬥，她稱這些想法是自己「多出來的包伏」，會始終跟著她到處去，甩不掉。

卡拉經營美容院，她的強迫意念是會親手傷害她剛出生的女兒，因為實在太擔心，她還曾考慮過要把女兒送養，但明明這女兒是她盼了好久才盼到的（她結婚十四年後才在四十歲時生下這個女兒）。一開始卡拉的症狀被誤診為嚴重的產後憂鬱症，還伴隨有恐慌症，會出現殺死自己女兒的念頭，這症狀嚴重到她連剪刀或刀子都不敢看一眼。她說：「那感覺好像是看電影時你太投入劇情，開始想：『天啊，我真的會鑄下這樣的大錯嗎？』這樣的掙扎是我每天都要經歷的，整天不斷出現。」她是靠著要好好照顧女兒這個決心才撐過來的，但是光是為女兒換尿布這件事，她都得強迫自己完成。

如今卡拉的女兒六歲了，她沒有一天不感謝上帝，能親眼看著女兒長大。有很長一段時日，她的強迫症嚴重到她都起了自殺的念頭，強迫症嚴重到她覺得只有自己去死才能保護女兒平安。卡拉覺得強迫症就像是「風滾草」，沿路被風一直吹一直滾，一路沾上越來越多莫明其妙的怪念頭。但透過我們的治療，她學會了將自己和強迫意念分開，一旦強迫意念闖進她的腦海，她就會跟自己說：「首先，我的名字叫卡拉，其次，我有強迫症。但我的人生不是強迫症。」她說，現在執行起這個步驟來已經全自動了，跟簽自己名字和喝水一樣簡單。這是因為她的防禦機制已經建立好隨時待命。運用靠著正念和「再確認」兩個方法，讓她隨時待命的大腦可以即刻馳援，打擊強迫症。

雖然許多強迫症患者不喜歡跟人家講自己的強迫症，有人是因為怕丟臉，有人怕丟掉工作，也有人是因為經驗告訴他們，大部份人不喜歡聽，但卡拉卻覺得能夠跟別人分享自己的秘密，讓她心情得到紓解。所以她做了很多義工工作，有一些是幫助肢體有障礙的人，她說：「能夠開口說出：『您好，我有強迫症，有什麼可以為您服務的嗎？』這句話，感覺就像是在出櫃一樣。」訓練自己的大腦想著：「有什麼可以為您服務的嗎？」這個想法，本身就是最好的行為治療喔。

卡拉也說：「當然，我最希望的還是如果能夠發明一種超級療法，那我就可以到醫院去，接受手術，然後康復出院。但沒有這回事嘛。」行為治療是目前除了那以外最好的療法，而且，從某些角度來看，行為治療可能還比那更好，因為透過行為治療，患者可以鍛鍊出超強的正念。

現在大家對第一階段的「再確認」有了瞭解：也就是要指認出強迫症。下一章，我要接著跟大家介紹第二階段的「再歸因」，再歸因其實簡單說就是冤有頭債有主，把強迫症惹出來的大腦卡關問題歸咎到強迫症頭上。

「再歸因」步驟要回答的是最多人問的問題：「為什麼這東西這麼煩人？為什麼怎麼趕都趕不走？」

本章重點

- 第一階段是「再確認」步驟。
- 「再確認」是將冒出來的強迫意念和強迫行為辨認出來。
- 「再確認」不會立刻就趕走強迫意念和衝動，但會讓你能夠慢慢改變回應這些想法的方式。
- 一旦回應方式改變了，大腦就會跟著改變。
- 成功的關鍵在於要強化自己的「公正的旁觀者」，也就是要能跳脫當下情緒感受，從旁以正念觀察自己行動的能力。

第二章
步驟二：再歸因

讓大腦不再卡關。

步驟一：再確認 RELABLE
步驟二：再歸因 REATTRIBUTE
步驟三：轉移注意力 REFOCUS
步驟四：再評價 REVALUE

步驟二：再歸因所要回答的問題是：為什麼這些惱人的念頭、衝動和行為趕都趕不走？為什麼這些想法一直來煩我？這到底是哪裡出問題？

上面這三個問題的答案就是，因為它們是強迫症所表現出來的症狀。強迫症已經被科學證明為與大腦中生物化學不平衡有關的疾病，造成大腦故障出錯。我們有很有力的科學證據證明，強迫症患者的大腦運作，就像是汽車的變速器排檔卡住一樣，無法正常運作，所以大腦就一直無法順利換檔。這造成強迫症患者無法自由改變行為模式。而在「再歸因」這個步驟中，要幫助大家瞭解，這個卡住的念頭和衝動，是因為大腦不順暢所造成的。（請見本書〈介紹〉的圖一）

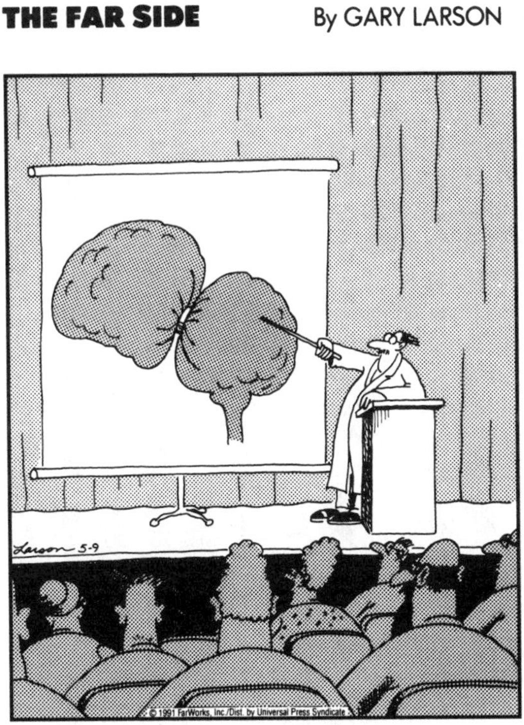

Professor Lundquist, in a seminar on compulsive thinkers, illustrates his brain-stapling technique.

朗奎斯特教授在強迫症研討會上解說自己開發的大腦釘合技術。

本章一開始先向上面那幅漫畫中的朗奎斯特教授致意，接著我要向大家講解我們開發出來戰勝強迫症狀的技巧，借上面漫畫的說法，其實也可以稱之為「大腦釘合技術」。

我們這套方法，可不是像漫畫那樣把大腦釘在一起。在加州大學洛杉磯分校，我們把大腦「釘合」在一起的方法是**自我施行行為治療法**。也就是說，我們要用患者自己大腦的力量，來確實改變腦中的化學變化。只要能用這套技巧，就能夠繞過那些卡在大腦中、沒來由、又趕不走的強迫意念，成功治療自己。我們使用的工具，叫做四步驟療法：「再確認」、「再歸因」、「轉移注意力」、「再評價」。患者只要堅持下去，這套技巧就能夠幫助患者將過動的眼眶額葉皮質分開來，不用動任何腦神經手術，只要讓自己的腦袋運動運動就可以了。

上文所提的自我施行行為治療，指的是要針對強迫症症狀，將之辨認出來，視為入侵者，然後使用我們的四步驟，讓患者主動回應，進而讓原本卡卡的大腦可以順利排檔。

在步驟一：「再確認」中，患者學會了重要的是辨認出強迫意念和強迫行為。但是單靠「再確認」並無法趕走痛苦的強迫意念和衝動。患者會覺得：「為什麼這念頭一直來煩我？」之所以會一直來煩你，是因為你大腦有個小故障，本來的自動排檔卡住了，就像序言中說過的那樣。

所以現在就該第二步驟上場了：「再歸因」，現在患者已經有辦法把自己的惱人念頭辨認出來是強迫症所致，在「再歸因」步驟中，要學會把問題歸咎給大腦：這訊息是大腦傳給我的錯誤訊息，因為我生病了，讓我的大腦沒有充份把我的想法和經驗作篩選，所以我會對不合理的想法作出不適當的回應。但如果我改變我對這類錯誤訊息的反應方式，我就可以讓大腦運作正常一點，這會讓不恰當的念頭和感受有所好轉。

問題不在我，是我的大腦在作祟

因為這些強迫意念和衝動會讓生活很難過，所以患者要想出一些主動、正面的策略來對付這些想法，不要與之正面衝撞。要學會不斷告訴自己：「問題不在我，是我的大腦在作祟。」

對患有巴金森氏症的患者，我絕不會告訴他：「別再抖了！忍著不抖直到再也不會抖為止。」巴金森氏症的患者的抖動是不可能消失的，就跟強迫症患者大腦不斷發送錯誤訊息轟炸他一樣，都改變不了。兩者都是因為生病，所以患者只能因應疾病去適應（值得注意的是，巴金森氏症和強迫症剛好都是因為大腦中紋狀體出錯所造成）。如果巴金森氏症的患者一味地責怪自己：「我真沒用，沒辦法跟別人一樣行動敏捷」，那麼不但無助於病情，反而只會帶來負面效果。同樣的，強迫症患者如果只會怨天尤人、自我放棄，說什麼：「強迫症像惡魔一樣強大，我對付不了它，只能聽它擺布。」那也是一樣的只會帶來負面效果。

早先本書介紹過「公正的旁觀者」這個概念，也可以說是運用正念，藉由「公正的旁觀者」這個角色，患者可以跳脫自身強迫症的狀況，靠自己的心智（也就是內在的心靈），創造一個緩衝區，隔開那些不屬於你的、不好的強迫症衝動。這個緩衝區讓你可以免於對強迫症的衝動不假思索、機械性地加以回應，改用其他替代方案來回應。**所以在剛開始採用本書所介紹的治療方式初期，就應該好好想幾套不同的替代行為作為腹案**，一旦強迫症的痛苦降臨，就可以用這些替代方案來對付。只要是快樂的、有建設性的活動，都可以拿來作為替代方案。個人的興趣和嗜好是最好的選項。

「再歸因」這個步驟會讓正念這個能力獲得強化。一旦知道問題核心是強迫症，下一步就是要對其擾人的原因有更深入的瞭解，知道為什麼它這麼揮之不去。科學界現在已經確知，強迫症想法之所以這麼教人不堪其擾，是因為這是一種疾病，這個病造成腦中生物化學不平衡。**藉由「再歸因」這個步驟將痛苦歸咎到這個疾病身上，患者得以強化自己的信心，確知病是病、你是你，這個病無法佔領、控制你的心智**，你的心智還是清明無損，面對強迫症之苦依然可比靠意志做出明智的判斷。

假警報！

我們在加州大學的強迫症治療小組有位女性成員說的很好：「行為療法戳破了內心

焦慮時所說的謊話。」也就是說，那些讓人焦慮的念頭和衝動，雖然那麼強烈又揮之不去，並不是因為你無力對抗，或者你的心智有問題，這些想法只是大腦迴路短路造成的錯誤的警報。這裡有個比喻可以讓大家更知道怎麼面對強迫衝動：半夜外頭一輛汽車的警報器響了，你被吵醒，心煩氣燥，再也睡不著。你雖然希望警報器的聲音可以消失，但也知道光是用想的，是沒辦法關掉警報器的。汽車警報器會響，是因為它的電子迴路短路了，所以才開始出錯亂響。頭腦清楚的人就知道這時別把它當一回事，想點別的事情，然後躺下去睡回頭覺。同樣的，當強迫症對大腦發出錯誤訊息時，你不可能讓它消失，只能要求自己別理它。這時要做的就是，先「再確認」，然後「再歸因」。跟自己說：「我才不會隨之起舞，我不想被它影響，這不是我的問題，是強迫症在作祟。」

對抗強迫行為時，我們為患者介紹了**等十五分鐘**這個原則，頗有成效：如果你覺得有個強迫行為逼得你非做不可，那你先不要做，放著等十五分鐘。這十五分鐘過程中，你不能只是空等時間過去，你要採取主動，不斷跟自己說：「這不是真的想法，全都是我的大腦出錯發送的錯誤訊息。」要是十五分鐘內，這個衝動慢慢淡掉（通常都會如此），那你就已經逐漸知道怎麼控制強迫症了，這時的你，再也不會只是無助地聽憑強迫症蹂躪的受害者。

千萬不要只是坐在那裡，聽憑憂慮襲捲你，妄自想著要是自己真的去做了那些恐怖、暴力的強迫意念，後果會多糟。你不可能會去做的。為什麼？因為真正的你不想做。想像一下老煙槍因為健康考量要戒煙：一開始可能無法擺脫想要抽煙的癮頭，但只要癮頭上來，他們用別的行為來回應那個癮頭，還是可以做到不拿起煙來抽。然後，這空檔之間，想抽煙的癮頭就會淡掉了。

所以要記得：強迫症不是許願盒，會滿足你許的願望。強迫症是故障的機器。**強迫症會模仿真實的感受，但真實感受卻不會模仿強迫症的感受**。瞭解這點，可以幫助你學到對抗強迫症的一個重要原則：如果你懷疑這是強迫症，那它肯定就是強迫症！要是這是真實的想法，那你一點也不會懷疑它是不是強迫症。

這是在打仗

「再確認」和「再歸因」兩個步驟通常會一同執行，因為這兩個步驟能彼此強化，也就是說，對於大腦發出的錯誤訊息這件事，要既用正念（「公正的旁觀者」）去看待，也同時要有意識地去瞭解，兩者缺一不可。這兩個技巧是在面對強迫症這個敵人時，建立有力防禦系統的必要基礎。可以把兩者想成是要打造一個平台，讓你一方面可以站在上面去觀察強迫症多可笑，一方面又可以在這裡構思你要如何回擊。這時，不管你內在感覺多不舒服，只要一站上這個平台，那就是你說了算，你不會被矇騙。

前面提過的患者芭芭拉，她的強迫症是同時要檢查和鎖門（咖啡機記得吧？），有一度她症狀嚴重，每天都在忙強迫症擔心的事：我剛剛開車有撞到人嗎？在辦公室時和客戶簽的合約有沒有放錯信封？剛放進郵筒的信有確實投進去嗎？因為這樣，讓她每天一到家，已累到想倒頭就睡，但是她還不能睡，「因為如果就這麼睡了，隔天強迫症會更早發作。所以我會躺在床上，像是康復中的病人一樣讓自己減壓。所以我整天的生活就是，白天想辦法撐過來，然後晚上回家想辦法讓自己修復，然後明天再繼續擔心受怕。」

發病十年後，她開始接受自我行為療法的治療後，芭芭拉現在已經能夠大聲宣告：我只剩下一點點強迫行為了！而這些行為對她而言「就只是一點點小小的干擾，不便程度就像是每天要用牙線清潔牙齒一樣。」

她好起來的關鍵是在她發病第四年後，她開始有一種打了敗仗的感覺。這種打敗仗的感覺是很多東西加起來的。有一次她週末出遊，可是心裡卻莫明的擔心，總覺得自己沒把家鎖好就出門了，可是其實她是有鎖的，一直無法安心的她只好打電話給房東，跟房東說自己門忘了鎖，請房東跑一趟幫她鎖上。可是她不敢跟房東說自己只是不確定有沒有鎖好，「因為我不想房東覺得我怪怪的或是精神狀態不穩定」，結果果然就一如所料，房東來後，原本鎖好的門鎖反而被打開，因為房東誤以為門沒上鎖，所以把門鎖給鎖上了（其實是打開）。等芭芭拉渡完假回到家，發現門鎖竟然是開的，她這下才明白「請人幫忙，還要把事情說的那麼清楚，不然變成在自找麻煩。」她第一次覺得自己被澈底打敗了。

這次事件之後，她原本用來幫助自己確認步驟、減輕焦慮的方法開始失效。以前，芭芭拉還可以靠這方法獲得安心「好，今天是星期二，我穿了藍色上衣，我現在把門上了鎖。」這樣做了之後，到辦公室一旦強迫症犯了，她就可以跟自己複述一遍：「沒事的，我穿了藍色上衣、今天星期二，門確定上了鎖。」可是，這方法也開始不管用了。她的腦子變成會跟她說：「哈哈！你會不會禮拜一也同樣穿藍色上衣啊。」

這讓她對自己澈底喪失了信心，於是有一天，她竟然把家裡的咖啡機和熨斗放進公事包裡，帶去上班，以求心安。此舉真的讓她又羞又惱。她說：「因為強迫症，我嚴重喪失了自信，連帶的也影響到我在職場上的表現（她的職場表現始終遠低於她的實力），萬一要是又被發現我帶了電熨斗去上班，那對工作影響就更大了。」

等她知道自己的問題原來出自大腦中生物化學不正常，而透過治療可以對自己有所幫助，她的狀況立刻獲得改善。芭芭拉現在回想當初病況嚴重時，她說：「人的大腦真的可以出錯的很嚴重，它會讓你老覺得爐子沒關好，然後你一直擔心下去，結果是竟然連怎樣才是關好都搞不清楚了，即使我確知自己把爐子開關往關閉爐火的位置轉，我怎麼知道爐子真的就關好了？」

她強迫症症狀最嚴重時，即使渡假也沒能喘息。連別人家的爐子都逃不過她的檢查。要是不讓她檢查，那她的腦子就會不斷告訴她，大禍要降臨了。

之後她開始運用正念來幫助自己檢查。芭芭拉現在可以無視強迫症的衝動了，因為她能夠確知自己的確關了火爐、也知道自己的確鎖上了大門。她會跟自己說：「我之所以沒有把握，那是因為我生病了。才會讓我一直覺得爐子沒有關好。但我剛剛確實很小心地檢查過了，所以我現在應該安心地走開。」她的強迫症現在已經無法對她構成嚴重的干擾了，而是變成「她生活中的一樣東西，像是個哭鬧的嬰兒一樣，確實存在著，且頑固、自我。」家裡的小嬰兒哭鬧時她知道該怎麼應付，強迫症鬧脾氣時，她也知道要怎麼對付。

在開始接受我們治療強迫症後，芭芭拉剛好也懷了孕，她覺得因為懷孕，讓她的強迫症復原速度加快。的確，壓力會讓強迫症狀更嚴重，但芭芭拉懷孕後，她生活中事情的輕重緩急次序變了：「對於工作上的事我變得不那麼在乎，我變得比較在乎孕婦懷孕時應該保持好心情這件事。所以我就跟自己說：『管他的，就算這信打錯了，了不起喔？』孩子生完後我就不回去復職了。這讓我強迫症的症狀大幅減輕。」而且，她在工作上也沒有因為這樣而出錯次數增加。

患有強迫症的人都會說，要抗拒強迫症的衝動和行為有多困難，我最常聽到他們使用來形容的詞是「痛苦不堪」。

上面提過那位老是擔心兒子眼睛會失明的患者朵蒂，形容自己抗拒強迫行為的感受像是「失去了好朋友一樣，我總是說強迫症就像是友善的敵人，你雖然很想擺脫它，但它又很像是你身體裡的一部份，你會捨不得。」強迫症患者會覺得去做那些儀式行為會比對抗強迫症感覺容易多了，而且，有時候，如果遇到不喜歡的人或事，還可以拿強迫行為當幌子逃避掉。但現在研究已經證明，這樣的做法會讓你陷入終生的痛苦之中。

一名強迫症患者就形容得很好，他說選擇不抗拒強迫症的人下場會是：「不良的習慣會在你的大腦形成一道凹槽。」那些惡劣又惱人的強迫意念，全都卡在那個凹槽之中。

問題都在腦子裡

人類的大腦重量不到兩公斤，大小就差不多是兩隻手握拳併在一起那樣，但卻是人類所有器官中最複雜也最值得探究的一個。在人類的大腦中，有大約一百億個神經細胞（學術上稱為神經元），互相連接。

我們在加州大學洛杉磯分校的強迫症研究團隊發現了，強迫症絕對是因為大腦迴路運作出錯，而造成神經精神上的疾病所致。所以，在這裡容我們稍稍叉開主題，先來看看大腦的組織，瞭解一些大腦裡頭那些名字古怪的部位，以及它們個別的功能，還有是哪裡出了錯，才會容許強迫症在腦子裡亂竄。

以下這個小型的辭彙表可以幫助大家進一步瞭解（下一頁中的圖二繪出大腦中的主要結構。）

圖二：大腦中影響到強迫症的主要部位

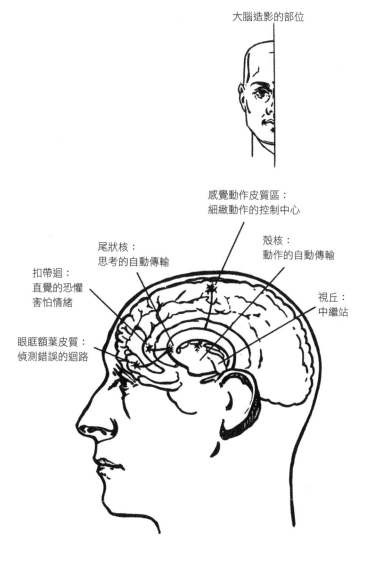

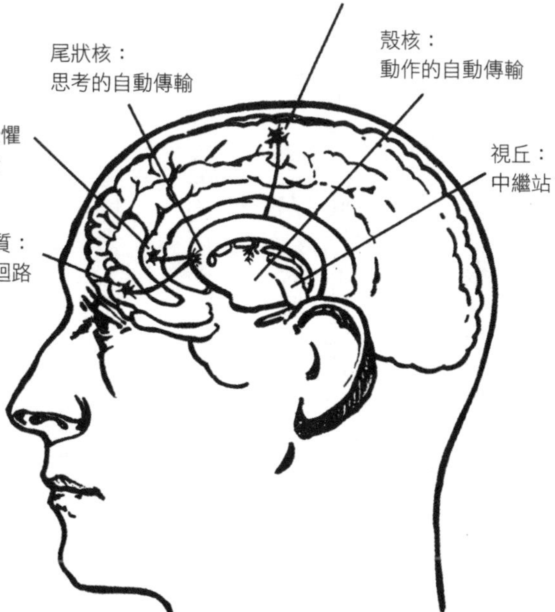

- **紋狀體（STRIATUM）**：紋狀體由兩個部份組成：殼核（putamen）和尾狀核（caudate nucleus）所組成，殼核和尾狀核位於整個大腦的正中央，彼此相鄰。殼核的功能，是為大腦中運動或身體動作的部份擔任自動排檔，尾狀核則是為大腦前部掌管思考的部份擔任自動傳輸和篩選功能。
- **眼眶額葉皮質（ORBITAL CORTEX）**：眼眶額葉皮質位於大腦前端下方，就是強迫症出問題的地方。眼眶額葉皮質是大腦中負責偵測錯誤的迴路，位置就座落於我們眼眶正上方。我們的思考和情感在這裡匯聚，眼眶額葉皮質會讓你知道這東西是不是不對勁，是該接近還是該避免。
- **皮質層（CORTEX）**：皮質層位於大腦外緣的表面區域。眼眶額葉皮質則是負責人類最深刻思考和計劃的部位。
- **基底核（BASAL GANGLIA）**：基底核大致上和紋狀體是一樣的意思；兩者差不多可以互換。尾狀核也是基底核的一部份，尾狀核的功能在讓一個行為轉換到下一個行為，負責換檔。
- **扣帶迴（CINGULATE GYRUS）**：扣帶迴位於大腦正中央，是皮質最深埋在大腦的部份。扣帶迴和控制直覺情緒、感受的中樞有很強的關聯，它會讓你一直覺得如果你不照著強迫行為要求去洗手、檢查等等，那就會有不好的事情發生。
- **視丘（THALAMUS）**：視丘是負責處理身體感受訊息的中繼站。

本書稍後的「圖三」是強迫症患者班傑明的掃描，顯示的是他在接受認知生物行為治療前後的對比。班傑明和其他病患在接受掃描前，會先注射微量的類血糖溶液，這些溶液會進入他們的大腦，並在那裡停留數小時，以便我們測量並拍攝這些大腦部位的代謝活動。大部份病患在掃描過程中都相當放鬆，或許是因為掃描設備會嗡嗡作響所致。我們在注射溶液前會跟病患交待：「接下來半個多鐘頭會為您的腦部活動進行拍照，要是您現在正好強迫意念發作，那正是我們想要紀錄的，但不管有沒有，都順其自然。」基本上病患在掃描過程中就是休息，不用費什麼精神力氣。在治療流程全部結束後，我們會再針對後續追蹤掃描，我們會拜託患者，如果在掃描過程中剛好強迫意念或行為出現了，請他們要照我們教導的那樣使用四步驟。後來我們發現，若把這些照片給其他病患看，能讓他們更具體地瞭解自己的疾病：「這不是我，而是我的大腦在作祟。」還能夠讓他們知道自己那些強迫衝動是怎麼來的，讓他們受到鼓勵，更願意將原本的病態行為改掉，換成健康的行為，而一旦這樣做了，才真的能改變他們大腦中的化學構成。

這些正子掃描照片證實了，強迫症患者的眼眶額葉皮質，也就是大腦前方下側的確是過度代謝，因此有過熱的情形（請見〈介紹〉的圖一）。掃描畫面可以看到，不同的顏色區塊代表大腦中血糖，也就是使用能量的不同代謝速率，紅色區塊是溫度最高的，藍色區塊則是溫度最低。這些正子掃描照片讓我們知道一件事：當一個行為越自動，那麼眼眶額葉皮質在執行這個動作時所需要的能量就越少。講到這裡，要請大家記得一個重要的發現：在大腦最深處的尾狀核，也就是強迫症主要出現問題的部位，會在藥物治療、藥物治療和併行為治療、以及單只接受行為治療等三種情形下獲得降溫。這種降溫的情況尤其以右側腦最為明顯。到這裡，我們已經可以確定的說，我們已經以科學方式證明了，只要改變行為，就可以改變大腦。只要改變自己對強迫症所放錯誤訊息的反應行為，就能夠改變造成強迫症的大腦迴路，最終即可以讓強迫症症狀獲得改善。

這個劃時代的發現，是我和加州大學洛杉磯分校的同事花了十年才完成的，在這十年內，我們做了許多的實驗，大大增加了我們對於人類心智和大腦關聯的認識。

約翰．馬齊歐塔醫師（Dr. John Mazziotta）是加州大學洛杉磯分校神經精神研究所大腦區塊圖譜分部的主任，他設計了一個實驗，讓受試者學習簡單的手指交換動作，這個動作有點像是寫字，但是受試者必須依特定的一套順序來動手指，所以受試者必須用心才能夠達成要求。結果正如研究團隊所預期，大腦中眼眶額葉皮質負責控制手和手指運動的區塊，在代謝上就變得格外活躍，也就是說，這個區域的能量使用量增加，所以溫度就升高。接著研究團隊再請受試者反覆簽下自己的姓名。通常，人在反覆簽名時，大概在連簽第四或第五次之後，簽名動作就會變得不假思索。這時我們就發現，一旦做的工作是人熟悉的，紋狀體就會取代額葉皮質的功能。在正子掃描中可以觀察到，這時額葉皮質會將能量使用減到最低，而紋狀體的能量使用則顯著增加。因為這時動作又交由紋狀體的流暢、自動排檔來掌控了。

以職業鋼琴家為例：剛開始學彈琴時，每動一根手指都要先想一下，這讓掌管手指運動的額葉皮質區塊耗費相當多的能量，可是一旦鋼琴家的演奏水準達到了職業級的程度，他們的手指運用就是自動化的了，這時的他們把心思都用在處理音樂的感情上。大腦額葉皮質這時就不用為了要動手指，而再耗費太多的能量來思考，這些工作轉交由紋狀體去負責。藉此可以讓額葉皮質中較高等的部份減輕負擔，轉而負責構思音樂中最主要的部份。這項針對書寫的實驗，讓我們對於整個大腦在運動執行的職責分擔上，有了深入的瞭解。

馬齊歐塔醫師之後又找一群亨丁頓氏舞蹈症（Huntington's desease）的患者，進行同樣的簽名實驗，亨丁頓氏舞蹈症是一種遺傳性疾病，中年以後才發病，病症是自主、不隨意運動的控制喪失，而實驗的結果則與一般未患病的人不同。一般人在做不熟悉事務時、因為要思考而被激活的部位，換作在亨丁頓氏舞蹈症患者大腦中，這些部位卻會在做熟悉的簽名工作時被活化。這是因為亨丁頓氏舞蹈症會讓患者的大腦退化，他們的尾狀核和殼核已經功能失常，部份已經萎縮或是消失，受試者的額葉皮質因此被迫使用大量能量，以想辦法來提供簽名的動作需求，這是因為亨丁頓氏舞蹈症患者大腦中的自動排檔和過濾裝置都已經損壞的緣故。這些受試者都說，光要進行簽名這個動作，就讓他們費盡心思，非常辛苦，在發病前，簽名對他們而言簡直是易如反掌，想都不用多想的動作。現在要簽個名，他們還要想辦法去控制手部的肌肉運作，要動用到心智和肢體努力。他們現在要讓額葉皮質去取代原本由紋狀體所擔任的工作。亨丁頓氏舞蹈症患者大腦中的紋狀體到後來會完全消失，是真的找不到了，相隨而來的，一些怪異的動作，像是肢體扭動、扭曲那些大家熟知的亨丁頓氏舞蹈症動作，都會跟著增加。

亨丁頓氏舞蹈症患者大腦中的自動排檔和過濾功能故障，導致的是無法控制的肢體動作，而強迫症患者大腦中同樣的故障情形，卻導致了無法控制的想法和衝動出現，也就是強迫意念和強迫行為衝動。同樣的，亨丁頓氏舞蹈症患者在做簽名這麼簡單的動作時，竟然要費盡心力才能完成，以取代原本由紋狀體負責的自動排檔和過濾功能障礙的問題，強迫症患者在迴避強迫症擾人的症狀、進行行為治療時，也要格外付出一番心力才能夠辦到。因為紋狀體的過濾功能已經不再正常運作，要想在強迫意念和衝動沒有移除時，改變行為模式，就要特別費功夫。（這個過程會在下一章詳述）。所幸，強迫症和亨丁頓氏舞蹈症有一個很大的不同處，那就是強迫症大體上是可以修正的問題，然而在目前的醫學進展下，亨丁頓氏舞蹈症卻很可惜是沒有辦法獲得幫助的，儘管目前醫界都在朝治療亨丁頓氏舞蹈症積極作研究，而且也有了大幅的進展。

上述以亨丁頓氏舞蹈症患者所作的實驗，讓我們瞭解許多關於強迫症患者大腦的情形。像是，當紋狀體運作正常時，它會負責對送進來的知覺訊息進行過濾、把關，這是紋狀體在正常大腦行為迴路中所擔負的職責。而我們推測，很有可能強迫症患者的大腦中，演化過程上相對較古老的額葉皮質迴路裡，負責關洗手和檢查的部份，沒有被紋狀體及時把關攔住，而闖了過去。而會造成問題，可能是因為尾狀核出了狀況。在紋狀體不能有效把關的情況下，患者就會不斷接收到無意義的衝動訊息，從而以非常不正常的方式將之表現出來。這樣的行為表現，專業上稱為「行為病態執續」（behavioral perseveration），其實講白一點就是強迫行為。說具體一點，強迫行為就是患者明知這是不正常的行為，真心不想去做，但是卻又無奈地被迫要一再重覆的執續行為，過程就像這樣：強迫意念抵達了把關的關卡，但關卡卻卡住沒法關閉，所以這個想法一而再、再而三地不斷穿越關卡，患者因此就被迫不斷地想洗手或是檢查爐子，儘管他明知這是毫無意義的動作。而當他們在做這些執續動作時，可能會短暫獲得症狀舒緩，但是因為原本把關的關卡被卡住無法關上，同樣那個想洗手或是檢查的衝動，會一次又一次的闖過關卡來。而糟糕的是，我們推測，很可能隨著患者做越多這樣的強迫行為，那個把關的關卡就卡的越緊、越關不上。

當強迫症患者的大腦已經到了這個地步時，紋狀體就無法發揮完整的功能運作，所以它原本的工作就交到額葉皮質的手上，但額葉皮質又面對許多強迫意念和衝動念頭的干擾，所以它要想成功過濾想法，就得要動用額外力氣、有意識的操作。我們的行為治療，就是要使用這種有意識的操作，來幫助患者掌控自己對於強迫意念和衝動的回應。

我們有相當充足的科學證據相信，強迫症患者之所以無法甩掉不請自來的想法和衝動，是因為他們眼眶額葉皮質的迴路錯誤的發送訊息，喪失了它作為大腦中負責偵測初期警訊系統功能。而罪魁禍首就可能在於尾狀核失去了正常過濾訊息的能力。演化可能是造成典型強迫症症狀的主要原因所在，大家可以想像一下，人類祖先可能有一些不假思索就會自動操作的行為，這些行為都是固定設好在大腦迴路之中的，極可能，我們的祖先仰賴這些自動行為來避免遭到環境污染，以及重覆檢查好確保安全無虞，比如說，剛進到一個洞穴時，就要反覆的避免、檢查以確保不會遭受污染和傷害等等。

排檔卡住了

進行行為治療時，我們會試著讓病患瞭解他們大腦之中出了什麼問題，這樣他們才會懂得運用額葉皮質來停止不正常的行為。因為他們大腦中自動排檔的功能故障了，所以要學會利用額葉皮質來換檔到比較正常的行為去。我會告訴患者：「你比較倒霉，遺傳到不好的手動排檔，而且你的手排功能也不是那麼完善，卡卡的，害你不好換檔，但是如果你努力點，你可以靠自己成功換檔。」要做到這一步並不容易，很費心力，因為排檔卡住了。但是，一旦患者能夠開始一再地自行有意識地換檔，有意識地轉換行為，他們會開始修復自己的排檔器，因為這時紋狀體的代謝功能也會獲得改善。透過使用額葉皮質，患者會繞過紋狀體的故障處不予理會。這個技巧最棒的地方就在於，可以讓排檔慢慢地又重新自動正常運作起來。只要你願意持續這麼做，就會發現越來越容易換檔，越容易轉換行為。近來我同事路・巴克斯特醫師（Dr. Lew Baxter）的實驗研究就找到這個良性循環背後的原因。他研究一條訊息通路，這條通路是當由眼眶額葉皮質在傳送到基底核時運用的，而眼眶額葉皮質通常是大腦在做較高深思考時會運作的部位，像四步驟就是屬於這類的思考。這條通路似乎有能力幫助排檔更為有效。

而且，透過行為治療，扣帶迴的功能也出現了變化，扣帶迴是皮質中負責掌管「要是不做出強迫行為，就會有大禍臨頭的感受」的那個部份。在接受治療前，強迫症患者的扣帶迴和眼眶額葉皮質緊緊卡在一起，這可能就是強迫意念和衝動之所以經常伴隨著嚴重憂慮和擔心的原因。但在患者接受四步驟治療後，眼眶額葉皮質和扣帶迴不再牽絆卡住，而會重新開始各自運作，原本的擔心和憂慮也就會跟著大幅減少了。

許多神經研究都發現，只要基底核或紋狀體不能正常運作，身體的自動運動控制失衡，額葉皮質就只好跳下來幫忙，這時想要從一個行為轉換到另一個行為時，就必須要刻意用心想才能夠讓排檔順利。帕金森氏症患者因為紋狀體的自動排檔故障，導致他們的身體運動變得很僵硬、還有通電和斷電（on-off）現象的問題。因為排檔卡住，患者每一個小動作和踏步，都要透過思考來加以控制才能進行。

而在妥瑞氏症這種遺傳上往往和強迫症相關的疾病上，患者會長期出現多重怪異舉動，或者是突然的動作和說話聲，這些動作是突然冒出來的，患者自己通常不能控制。我們相信強迫症也是這樣，就在於紋狀體無法正常的調控皮質。科學家現在已經知道，腦中基底核受損或是腦部前端受過傷的人，會一再重覆相同的行為，即使已經不再需要做那個行為、甚至是會對他們自身產生傷害時，患者也無法加以抑制。而同樣的，強迫症患者也會因為強迫性思考而進行儀式性的行為，儘管他們自己知道這樣的行為毫無意義。我們相信，這些症狀，都是因為基底核或是紋狀體這兩個負責自動排檔和過濾的大腦系統，在調控額葉皮質時故障所導致。

強迫症在一般人口中發生的機率是四十分之一，在患有妥瑞氏症的人家中，強迫症的罹患率則高達五分之一，而本身是妥瑞氏症的患者同時又得到強迫症的情形則高達二分之一到四分之三，這讓我們更加相信妥瑞氏症和強迫症之間應該有是很高的基因關聯性。妥瑞氏症的患者往往患有關節炎和關節肌腱炎，這是因為運動抽搐所導致的強烈扭曲動作所造成。其實，妥瑞氏症患者必須這樣動的原因，是因為他們感受到「非來自他們主動意願的強烈衝動」，刺激他們非這樣動不可，為了讓這種衝動造成的痛苦獲得緩解，所以他們只好這樣抽搐。如果不是身體的抽搐，則會換成是習慣性怪聲，一開始感受到衝動時，會一直想要清喉嚨，之後這股衝動則會發展成各種叫聲，或動物的吠叫聲。有些妥瑞氏症患者則會開始非自主性地大罵髒話，說出種族歧視的字眼等等。這些行為讓他們備感壓力，這種壓力又會讓衝動更嚴重，這點跟強迫症是一樣的。我們在加州大學洛杉磯分校的正子掃描所獲得的初步影像資料顯示，紋狀體中鄰近尾狀核的殼核原是負責調控正常人的身體動作，在妥瑞氏症患者身上，殼核改變了患者身上的代謝功能。

很多強迫症患者同樣也有身體上的運動抽搐，而很多妥瑞氏症患者則有強迫行為的症狀。我們現在相信，兩者的共通點在於這兩類疾病患者的皮質有部份——妥瑞氏症的是運動皮質、強迫行為和想法則是眼眶額葉皮質——這兩個部位的皮質沒有得到紋狀體正確部位的調控（殼核如果出現問題和運動抽搐有關、而尾狀核出現問題則和強迫症症狀有關）。因此，在這兩個關連性很大、負責掌控和過濾動作或思想的大腦部位，似乎是妥瑞氏症突然不自主動作（抽搐）、或強迫症強迫性思考這兩個遺傳相關疾病之所以出現問題的原因所在。

實事求是的靈長類

人類大腦前側負責複雜訊息處理和解決問題的思考行為。大腦會將訊號送往大腦前側底端，也就是額葉皮質的部位，因為這個特性，讓我們推測：人類解決與情緒相關問題的部位，可能就在這裡。英國牛津大學的行為生理學家羅斯（E. T. Rolls）做了一系列的研究，他的研究結果有助於我們瞭解大腦是如何造成強迫症患者常見症狀的。

羅斯博士的研究想知道，我們出現行為執續（behavioral perseverations）、也就是重覆進行不恰當行為時，腦內是什麼狀況。他以恆河猴為研究對象，先訓練這些猴子做些簡單的視覺任務，像是只要螢幕上亮起藍色訊號時，去舔小管子，就可以舔到黑醋栗汁，因為猴子喜歡果汁，所以學起這個任務來可以說是相當用心，很快就學會了這件事：只要出現藍色，快點！管子裡就有果汁。猴子輕鬆愉快地就學會在正確的時間點去舔管子。羅斯博士在實驗時是給猴子的大腦放上電極棒導體去感應大腦活動，所以可以透過電極棒查知猴子腦內神經元活動的情形，像是顏色訊號亮了、果汁來了，猴子眼眶額葉皮質的神經元立刻就跟著發送訊號。眼眶額葉皮質很顯然有辦法讓自己全神貫注地在注意那個會告訴它「果汁來囉」的訊號。

羅斯博士也知道，猴子不只喜歡果汁，牠們還討厭鹽水的味道。所以他也準備了一管針筒，裡頭擺了鹽水，餵給猴子喝，猴子於是產生了聯結：針筒會出鹽水，很快的，猴子只要眼睛一看到鹽水，牠們腦內眼眶額葉皮質週遭的神經元就都發送訊息，告訴猴子不要舔、是鹽水。這樣我們就知道，大腦中眼眶額葉皮質有一些神經元，是負責在自己想要和不想要的東西出現時，會發送訊息。這清楚告訴我們，眼眶額葉皮質是猴子之所以能夠快速掌握環境中的刺激，並且據以做出反應的一個關鍵，它像是在對猴子說：「快點快點，這是你想要（或不想要）的東西。」

接著羅斯博士想要測試猴子在被騙時，大腦會出現什麼樣的反應。這次他讓果汁是在螢幕變綠色、而不是藍色時才會出現。當他第一次把訊號換成綠色時，猴子還是跟以前一樣，是在藍色訊號時舔管子，沒想到管子裡跑出來的是鹽水，而不是果汁。結果眼眶額葉皮質中那些告訴猴子「這是果汁」的神經元沒發送訊息，反而是其他神經元發送訊息，而且強度遠勝於上述這些神經元，時間也更長。

現在我們要注意，如果不是在實驗狀態下，猴子在舔到鹽水時，上述這些神經元並不會長時期的發送訊號。這表示，這樣的反應其實是在告訴猴子：這不對。而且，如果猴子去舔管子時，管子裡什麼都沒有跑出來，那這些眼眶額葉皮質的神經元還會發送更強烈、更長的訊號。不過，等到猴子第二次或第三次看到藍色訊號再去舔管子、卻沒舔到預期的果汁時，牠們很快就學乖了，知道藍色訊號不再代表有果汁喝，要舔到果汁要看綠色訊號。一旦猴子學會是綠色訊號才有果汁喝後，這時，牠們腦內的眼眶額葉皮質原本告訴牠們「這是你要的東西」的神經元（跟最早藍色訊號亮起時的情形是同一群神經元），又開始發送訊號。這表示，當猴子發現自己被騙了，所以要改變行為，才能喝到想要的果汁時，是靠眼眶額葉皮質的改變，才讓牠們能夠迅速瞭解到，現在綠色才是對的這件事。眼眶額葉皮質能夠察覺什麼是對的、什麼是錯的。也就是說，它是一個「錯誤偵測系統」，而且遇到如果是錯的時候，它的發送強度和時間都會更強、更長。

羅斯博士近來對他的研究所做的推測是，眼眶額葉皮質這些「錯誤偵測」的反應可能和「當某個情境造成挫折時，我們的情緒反應」有關。也就是說，我們可以合理推斷，眼眶額葉皮質的活動，可能和造成「哪裡不太對勁」、需要做某些事予以修正這樣的心中感受有關。就是這樣的感覺，讓猴子據以調整自己的行為。在強迫症患者身上，可能就是這些錯誤偵測迴路長期被錯誤地開啟，或者說是未被適度地關閉，所造成的，而這可能肇因於基底核過濾效果的運作失誤。這樣的情形造成了強迫症患者持續不斷接收到突發的想法和感受，讓他們覺得：有東西出錯了，要加以修正。扣帶迴本來就是會和眼眶額葉皮質與基底核密切地互動，因為這個原因，它讓強迫症患者這個不對勁的感受更加獲得強化，所以才會把事情想得很糟，覺得有很恐怖的事情要發生。

上述的猴子實驗讓我們瞭解為什麼眼眶額葉皮質受損的病人，會有持續重覆行為的問題。要是錯誤偵測系統故障了，那就會讓人無法察覺錯誤，而會一再重覆相同的舊習慣。不過，羅斯博士的猴子的實驗，同時也讓我們瞭解強迫症是哪裡不對勁。記得上面提到當猴子看到牠們不想要的東西時，眼眶額葉皮質會發送訊號：「不對，有東西出差錯。」但是，還有一種情況，會讓猴子的眼眶額葉皮質發送訊息更為強烈，那就是當猴子在誤以為藍色訊號有果汁，但裡面卻不是果汁的時候。眼眶額葉皮質強烈發送訊息會給當事人一種「有東西出錯」的感覺。要是這個錯誤偵測系統不斷地發送訊號，那就會造成長期有一種「什麼事不對勁」的感覺，讓當事人一再疲於奔命地重覆同樣的行為，目的卻只是想要讓自己覺得把不對的事情「修正」過來。這是什麼造成的呢？腦神經研究知道人腦中位於眼眶額葉皮質的錯誤偵測系統和尾狀核有強烈的連結，尾狀核會調控眼眶額葉皮質，然後還能靠著換檔，關閉眼眶額葉皮質，藉此轉換成不同的行為。多種不同腦神經研究都證實了，如果基底核受損（尾狀核位於基底核中）有可能導致強迫症，這時「有東西出差錯」的不安感受就會一直縈繞腦海不去。

尾狀核出錯所可能導致的後果，就是錯誤偵測系統卡在「開啟」的位置上，造成腦海中一直有一種感覺，覺得什麼東西不太對勁。我們的推論是，因為眼眶額葉皮質受尾狀核所調控，一旦尾狀核的調控能力故障，那眼眶額葉皮質中的錯誤偵測系統，就會過度活躍，當事人就有了「哪裡不太對勁」的感覺，且出現很不好的念頭。因此當事人只好去做強迫行為，以求能夠平息這些感受，但他做的這些行為，卻又讓「有事情不對勁」的感覺更強烈。想要打破這個惡性循環的唯一方法，就是要改變這些強迫行為。稍後本書會提到，這時藥物或許可以派上用場，幫助打破這個惡性循環。

近來，越來越多的研究證實，眼眶額葉皮質是強迫症那些不安的衝動和強迫行為的幕後重要黑手。麻州綜合醫院（Massachusetts General Hospital）最近有一項研究，利用正子掃描來測量強迫症患者大腦中的血流改變。研究人員讓患者躺在掃描儀器上，裡頭還擺了一隻髒手套或是這類會讓患者不舒服的東西，患者不得不一直和這髒手套相處，忍受不斷出現、擔心會受到污染的想法。過程的掃描可以看到，患者的眼眶額葉皮質活動明顯的增加，尤其是皮質左側，會在患者強迫症變嚴重時更活躍。

現在因為已經累積了研究數據，找到眼眶額葉皮質左側的代謝變化和強迫症患者接受治療後反應之間有關連，因此上述這項發現就具有特別的意義。我們在加州大學洛杉磯分校的實驗中，請不服藥的強迫症病患接受正子掃描，之後他們再接受為期十週的認知行為治療，療程完成後再接受一次掃描。治療後的掃描可以發現，左側眼眶額葉皮質的代謝活動減少的同時，強迫症的症狀也跟著減少，顯示兩者有極高的相關性。改善幅度最大的患者，在左側眼眶額葉也出現大幅的代謝減少。這樣的改變光光只靠行為治療就可以達成，完全無需藉助藥物，而促成這樣改善的方法，就是本書中我要傳授給大家的。

讓大腦不再環環相卡

我們在加州大學洛杉磯分校的研究也發現，強迫症患者的右側腦，出現了「腦內環環相卡」的情形。當一位強迫症患者出現症狀時，不僅在眼眶額葉皮質的代謝活動率會增高，連帶的在尾狀核、視丘和扣帶迴的代謝活動也被牽連著增高，形成環環相卡的現象。也正因為這些大腦部位的代謝活動互相牽引，連帶的，只要眼眶額葉皮質能夠獲得改變，也能帶動其他三個區塊的代謝活動跟著改變。而要解開這三個區塊互卡的代謝情形，**關鍵就在行為治療**，透過行為治療，能讓三個區塊再次正常獨立活動。只要好好練習本書四步驟的行為治療，就能讓大腦不再互卡。如果再加上「游泳圈」（藥物），那治療有效反應可以增至八成。

我們證明了，行為治療可以讓大腦形成新的皺褶，強迫症患者只要採行行為治療，放棄既有的執續性行為，當出現強迫症想法和衝動時，改以正面、非病態的行為去回應，很多患者大腦的眼眶額葉皮質和紋狀體都出現變化，大腦卡關情形也都減輕：腦中的迴路出現改變。

下一步則是要讓這個新迴路更具功能性、更能自動執行。只要這條新的迴路能夠開始自動執行，紋狀體就可以開始換檔，讓它所掌管的迴路得以正常，因為這正是紋狀體所負責的工作。改變行為，就能創造新的腦中皺褶；行為會獲得改善，假以時日，就能夠改變自己的大腦，讓強迫症的症狀得以減輕。

我們研究了十八名強迫症病患後，發現只要短短十週的時間，其中十二名就出現了明顯臨床症狀上的改善。這些人全都是接受門診治療，沒有一個是服用輔助藥物。從這次研究中我們有以下三點發現：

- 治療有成效的病患，兩側大腦的尾狀核代謝都明顯減少，但是右側大腦的尾狀核減少較為明顯（見圖三）。
- 治療前右側大腦的眼眶額葉皮質、尾狀核、扣帶迴和視丘四者之間的大腦活動出現強烈的關聯，這就是所謂的大腦互卡情形，這樣的關聯性在治療後大幅減少，這顯示大腦互卡的情形已經減輕。
- 左腦的眼眶額葉皮質代表變化程度，和病患的強迫症症狀嚴重程度分數高低之間有著強烈的關聯性。也就是說，強迫症症狀改善越多，眼眶額葉皮質就越獲得「冷卻」。

圖三：從正子掃描畫面中可以看到，強迫症患者在採用四步驟治療成功後，右側尾狀核的能量使用減少（在正子掃描成像是出現在左側）。PRE 字樣下方的是接受行為治療前的大腦掃描，POST 下方的則是接受行為治療、不服用藥物十週後的掃描。請注意箭頭所指的白色部位，即尾狀核部位，右圖中明顯縮得很小，這顯示能量使用大幅減少，這是使用四步驟的結果。手繪的頭部圖像則是尾狀核在人類腦部所在位置。

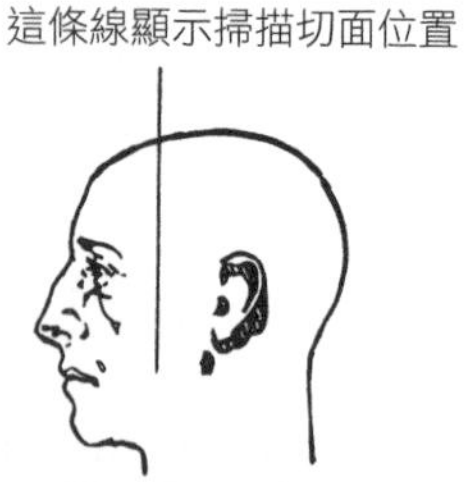

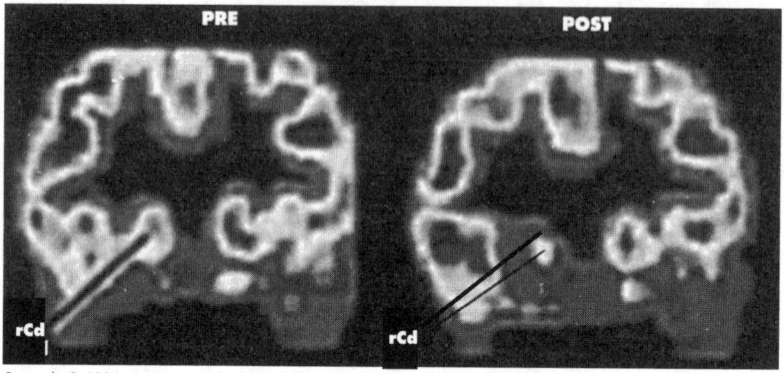

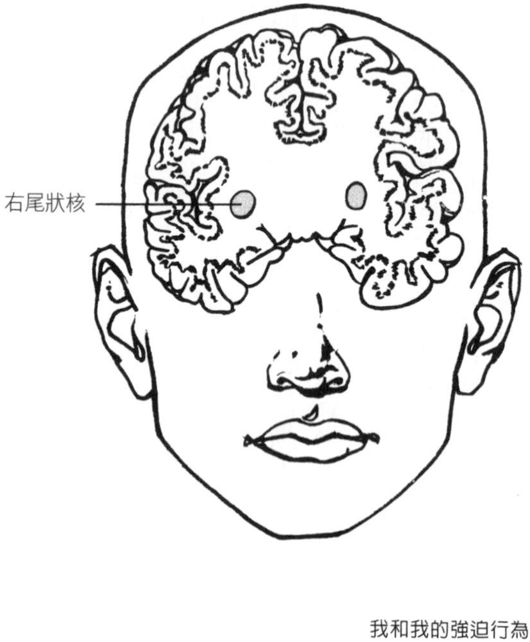

這些發現可以充份證實，單只是使用自我認知行為治療，大腦功能即可獲系統性改善。

透過實驗我們證明了，成功的治療方式可以不靠藥物，即可讓強迫症患者大腦原本「卡死的擔心迴路」不再卡在一起，患者那能更輕鬆地讓自己不從事強迫症行為。有了這項證明，讓正在辛苦運用行為治療改變自己對強迫症錯誤訊息反應的患者獲得莫大鼓舞。

所以大家應該可以瞭解，如果強迫症患者以為可以靠著做強迫行為，來換得一絲的平靜，那其實是讓自己大腦互卡的情形更加惡化。但只要他們能夠有系統地改變自己對於強迫意念和衝動的行為，他們對自己感受的重要性和意義也會同時出現改變。怎麼說呢？在治療前，那些突然冒出來的想法如果說：「快去洗手，不然你就慘了！」那患者通常就會回應以不斷洗手的動作。但是治療後，同樣的強迫意念出現時，患者的反應卻可能變成：「喔，是喔？我聽你在放屁！」也就是說，透過行為改變，強迫症患者也改變了大腦的運作方式，慢慢地，會出現透過醫學器材可觀察到的確實生理變化，而他們的強迫性症狀強度也會跟著降低。患者和治療師在治療過程中一定要不斷強調這件事，這點很重要，因為這會讓患者得到鼓舞，從而不容易被打倒或喪氣。

我先前也提到過，藥物的使用，對於有需要的人，還是能夠起一定的作用，因為藥物可以減少衝動出現的次數，在治療過程中拉患者一把。（強迫症藥物的部份會在第九章詳述）。使用藥物來治療強迫症就跟小朋友學游泳時，使用游泳圈一樣。隨著泳技慢慢上手，游泳圈中的氣可以慢慢跟著放掉，最後就可以完全不用靠游泳圈自己游了。藥物是用來減輕患者的焦慮，因為藥物可以抑制那些突然冒出來的衝動，衝動被壓抑了，患者才可以專心做行為治療，然後腦中的化學平衡就可以得到改變。游泳教練會在小朋友學泳過程中逐漸放掉游泳圈中的氣，治療過程中，醫師也會逐漸減低藥物的劑量。我們累積了數百位強迫症患者的治療經驗，知道只要患者接受過完整的行為治療後，多數人都可以不需要藥物、或者只需要一點點藥物即可。

信仰有幫助

有些患者在治療強迫症過程中，會懷疑宗教信仰和祈禱的角色。強迫症患者的病情加重時，難免會因為痛苦不堪而開始祈求上天的幫助，盼能減輕強迫症所帶來的擔心害怕。因為被疾病壓到無能為力，會希望有一份力量，不管是不是神或是人，能夠幫助他們減輕強迫症念頭和衝動所帶來的痛苦。這時，請注意，不要祈禱強迫症狀消失，因為這不太可能，要祈禱上天賜予自己力量，來打倒強迫症。強迫症患者往往會情緒低落，甚至會因為罪惡感和無能為力感而開始痛恨自己，這都是可以理解的。如果從宗教的角度來看，成功的行為治療帶給患者最美好的地方就是，強迫症患者在治療後學會了原諒自己，不再責怪自己生出那些可怕的念頭，因為這時他們已經瞭解，強迫症的症狀不是他們的心靈不潔或是被邪靈佔據，而是單純的疾病所致。

用這份認知來幫助自己堅定意志、增加自信來對抗強迫症，在強迫症自我治療的過程中，如果強迫症念頭和衝動逼得你喘不過氣來，就讓這些力氣和信心來幫你繞過它們，另尋出路。因為當這些衝動出現時，你會需要對自己的能力有相當大的信心，才能夠抗拒得了，你要用這能力來讓自己不受到強迫症狀的引誘和牽引，同時還要用它來讓自己離開誘發這些症狀的地方，像是離開你正打算要不斷洗手的洗手槽，或是離開你正要檢查門鎖的大門。你要接受這個事實，那就是強迫症讓人痛苦的念頭，不是你有辦法趕走的，還要清楚知道這念頭不過就是強迫症在作祟。這會讓你把自己看成像是受到惡魔威逼脅迫的虔誠信徒，奮力地不讓自己受到入侵的惡魔所惑。一定要記得這兩句話：首先，天助自助者。其次，要想收獲就要先播種。

像強迫症這麼兇惡的敵人，如果你先被厭惡自己的感受所困的話，那就完全別想擊退它了。所以一定要神智清明，目標明確。祈禱的方向正確的話，效果很大，但就算不是祈禱，只要能夠幫你內心堅強起來，有信心、自信、以讓你可以達到正念的都可以，這將可以在你康復的路上推著你不斷前進。接下來，你就可以藉助「公正的旁觀者」的力量，當你徬徨猶豫著，不知是該主動出擊去消滅強迫症的衝動，還是該呆呆坐著像個廢人一樣、一味聽著強迫性念頭荒謬的話時，「公正的旁觀者」就可以導引你。

你不妨把認知生物行為自我治療當作是一種性靈的自我淨化。「不要管感覺，做就對了。」在自我治療過程中，要專注在努力用自己的意志力去做應該做的事，去做有益自己的事，不要去管那些多餘的擔心煩惱。只要你能這樣做，那就可以想成是在行上帝的工作，因為，你正在使用這樣醫學自我治療方式，改變自己腦中的生化反應，讓自己能夠成為有用的人，讓強迫症的症狀大幅減輕。

這樣可以使你的意志堅強，專注力增加，讓自己朝向正向發展。這份努力，不僅僅有助於你克服強迫症，還能在其他方面給你很深遠的幫助，這比起單只是治癒強迫症而更重要。

不靠佛洛伊德就找到答案

以下是幾位病患對於自己跟強迫症作戰的經驗：

凱爾

凱爾在抵押貸款公司上班，多年來一直有暴力念頭，想拿槍轟死自己，想跳窗自殺或者自殘。有時他真的很想死了算了，一了百了。他對上天的祈禱跟別人不一樣：「要是手邊拿得到武器，那我一定會做，拜託，別讓我下地獄。」他形容自己的強迫意念「像電影一樣一遍又一遍地在我腦海中播放」，他說他的強迫症是頭「怪獸」。但在接受行為治療後他發現：「強迫症是可以談判的，我可以想辦法拖延它。」這之後，他走在路上要過馬路時，不用再連按紅綠燈的按鈕好幾遍，只因深怕自己會被車撞死。他現在會跟自己說：「好啦，想再按一遍的話要等明年。」然後他就放心過馬路了。

杜敏戈

杜敏戈的強迫症狀很多，不勝枚舉，有的很誇張，像是幻想自己手上指尖嵌著刮鬍刀片。他說：「我的強迫症是天天來報到的。有些日子是一波一波洶湧來襲，有些日子比較好過，但也有很不好過的時候。難過的時候，我會跟自己說：『今天只是剛好比較不好過。』」他臥室櫃子門上的鏡子貼著一張彩色照片，是強迫症患者的大腦正子掃描。要是病症讓他很難熬，他就會把精神集中在這張照片上，跟自己講：「你看喔，事實是這樣，是圖上的那樣子才害我這樣。」這樣想讓他有力量忍受痛苦慢慢退去。他說：「知道自己的對手是誰，會容易的多。」我們當初也有掃描過他的大腦，他看到掃描後笑著說：「原來我腦子裡面這麼忙喔。」

羅貝塔

羅貝塔的強迫症讓她無法擺脫「我開車會撞到人」的念頭，她後來甚至不敢再開車了。為了治好自己的病，一開始她找上了一位佛洛伊德學派的精神治療師，這位治療師認為她的強迫意念，來自於過去的遭遇。但回顧自己過往的遭遇並無助於她的症狀好轉，後來是靠著行為治療才讓她好轉。一旦她知道自己的問題是腦內生物化學所造的，她說：「我整個人鬆了一口氣，不再那麼感到害怕了，以前，我的生活就好像被這東西主宰了一切，現在，雖然我沒法控制不讓強迫意念出現，但我可以跟自己說：『這是腦中的錯誤訊息，我覺得它會聽我控制。』」現在，多數時候她可以開車高興想去哪就去哪，不用再夾在強迫症造成的恐懼和想要去哪的願望之間掙扎，她說：「我可以自由自在開心上路。」

布萊恩

布萊恩的工作是汽車銷售員，他的強迫症是對汽車電瓶酸液有病態的恐懼。他跟上面的羅貝塔一樣，一開始也找過佛洛伊德學派的精神治療師求治，當時精神治療師的診斷差不多把所有精神失常的病名都用到了他身上，偏偏就是獨漏強迫症。另一位精神治療師則一度用基本的暴露療法來治療他，布萊恩現在回想起當初的治療不禁啞然失笑：「我進到診所時，他在桌上擺了兩杯硫酸，我心想：『天啊，不行，我不玩了！』休想我照著你的方法做。」布萊恩的強迫症恐懼和強迫行為後來一度嚴重到「我想從自己的皮膚爬出來，像是脫殼一樣」。他還跟另一名精神治療師說：「還好我手邊沒槍，不然我一定會拿槍轟頭自殺的。」

布萊恩後來接受自我行為治療，開始使用本書的四步驟。說起自己這段接受治療的過程，他邊說邊搖頭：「就是要下功夫、真的，要下功夫，因為這是場戰爭。」他治療過程的關鍵時刻是在他到新工作擔任汽車銷售員時，有一天看到一堆車用電池用隔板擺在他辦公室門口，離他很近，他看到當下第一個念頭是想叫人來把它們搬走，但是他忽然轉念跟自己說：「不行，你一定不能動搖，咬緊牙根來跟它對抗。」所以他就任那些車用電池擺在那邊不動，結果那些電池就這樣一直擺到他離開那份工作的最後一天。布萊恩當時知道，要是自己動搖了，要是自己不把那份對電池用酸的恐懼「再確認」和「再歸因」：「那我這輩子都要一直躲著它。」他現在還能拿電池還在原地的事來開玩笑，說：「但我也沒事啊。」他用非常虔誠的態度在執行四步驟，總是不忘告訴自己：「這是強迫症，這沒有意義。」有時候也會故態復萌，老毛病發作，但他知道不能讓強迫症得逞，因為，如果得逞了「所有我的想像都會被污染，從電話到微波爐。」

安娜

念哲學系的大學生安娜之前也是被精神治療師誤診，說她對男友的那些猜疑和嫉妒心態，「依照佛洛伊德學派解釋，都只不過是對於母親胸部的迷戀」。安娜聽了心裡直喊「荒謬」，但她也一直不知道自己原來是患有強迫症，一直到她來到加州大學洛杉磯分校後，才發現自己是患了強迫症。她和男友蓋伊現在已經是一對幸福夫妻了，但之前卻因為強迫症，造成她不斷毫無頭緒地詰問男友，而差點害兩人分手：他今天吃了什麼？他青春期時和誰約過會？那女孩長什麼樣子？他們一起去過哪裡？她毫無來由地拿這些問題，一遍又一遍地拷問蓋，連他小時候是不是有偷看裸女雜誌、或是他有沒有爛醉如泥過都不放過。雖然安娜自己清楚，她之所以一直有這種不安全感，跟她過往的情史有關，她前幾任的男友有的有毒品問題、有的則有酗酒問題，但一直到她被診斷出有強迫症後，她才開始瞭解自己為什麼會做出這麼的荒謬行為。

安娜在高中時就對美國名模雪若．提格斯（Cheryl Tiegs）出現強迫意念，因為她那時第一個正式的男友偶爾提到他覺得雪若很好看，而這個男友對安娜又不是很熱情。安娜說：「這女人讓我坐立難安，我真的因此全身不舒服起來。」後來安娜才知道她的男友其實是同性戀，難怪他對她始終提不起興趣。可是這件事反而加深了安娜的不安全感，多年後偶爾安娜和蓋伊同床時，還是會突然出現：「萬一我老公是同志怎麼辦？」的想法，結果這想法自然也成為安娜拿來轟炸她可憐老公蓋伊的問題之一。

安娜轟炸蓋伊的方式是，每天她都會逼問蓋伊的各項行程，程度仔細到連他午餐麵包裡夾的是奶油還是人造奶油都不放過，但是蓋伊因為老是回答得漫不經心，所以就會出現答案前後兜不太不起來的情形，一旦發生這情況，那就糟糕了，安娜整個人會開始不對勁：「因為她這個完全靠不斷問問題所築起的安全感就完全崩潰了。」她沒辦法不一直問問題，儘管她心裡明白這樣問，根本就是像潑婦一樣咄咄逼人，讓人退避三舍。

後來安娜是學了我們的四步驟自我療法，才逐漸能夠克服自己的強迫意念，她出現康復的轉捩點是，有一次家中信箱收到維多莉亞秘密時尚內衣目錄，這是她第一次能夠忍住，沒把它藏起來，而是留在那裡讓蓋伊自己看到拿走，這讓她發現自己好轉了。現在，如果又出現強迫意念，她會跟自己說：「好了，我現在想這些有的沒的對我一點幫助也沒有，要是這出現的念頭是真的，那就應該有個前因後果、來龍去脈，不會這樣不清不楚，像是強迫症一樣沒頭沒腦的冒出來。」當然啊，這從來就不會是真的念頭。安娜的說法是很好的佐證，證明辨別強迫症的一個重要原則，那就是：如果你懷疑這可能是強迫症的念頭，那它肯定就是強迫症的念頭。

在使用正念對抗強迫症上，安娜的態度帶有一絲禪味。她說：「要是你真心接受強迫症，那會是發自內心地接受了它，要做到這樣，需要相當程度對於心念的掌控。」

這時隨時有心理準備對她會有幫助。她當然也知道「當恐懼感在身體裡爬竄時，很難如老僧入定般、八風吹不動、不受影響」但是她已經懂得「身體的潛力無窮，我知道強迫症是我要與之共存的，即使我百般的不願意，也要接受。這是我的命，而且我現在已經很清楚強迫症有哪些技倆了，所以不會再跟以前一樣上它的當。」

安娜一開始知道自己罹患的是腦部的疾病時，可以說是內心五味雜陳：「知道自己的腦子有缺陷當然說不上開心，但我很高興還好是疾病在搞鬼，而不是我有問題。」這讓她可以重新建立起已經被瓦解的自信心。如今的安娜沉醉在幸福的婚姻中，還當了母親，她終於可以回顧過去，坦然地說：「雖說當初會患上強迫症，並不是因為自己生活不規律或縱情聲色犬馬，但真的要讓自己走出強迫症，那還真的不能少了一些自我要求、毅力再加上積密的計劃方式（四步驟）。」

吉兒

吉兒是位四十多歲的地產經紀，她患有害怕污染的強迫意念已經有二十五年了。她的強迫症在她十八歲當上新娘那年開始發作，那年她先生的好友過世，舉行葬禮當天，她前去悼念，在葬禮上，當她瞻仰死者遺容的時候，內心突然湧起一種感受，覺得好像自己摸到的東西都被污染了。這之後她開始一遍又一遍清理家裡，但她的清理方式完全不合理。看著用過的碗盤堆在洗碗槽裡洗都不洗，卻拿著來舒消毒水或是酒精反覆地洗刷牆壁、地板和天花板，但那些地方明明就已經乾淨到一塵不染的地步了，她還是不放心。她現在還記得，有時候「那些清潔劑散發的氣味重到我呼吸時肺都會不舒服。」

吉兒自己也說不上來東西是怎麼被污染的，又為什麼會被污染。她也很清楚整天沒日沒夜地這樣洗刷實在說不過去，她說：「我會一直想：『別人家都到可以去外面玩樂或辦事，你卻關在家裡清理這些你想像中的污染！』」可是，她就是停不下來，因為一直清潔能讓她把腦中那種糟糕的感受暫時停下來，這麼做對她來講還相對比較輕鬆。

那時有一整年的時間，她完全足不出戶，出門就只是為了採購家用雜貨，而且就算出門她也只固定去同一家商店，那是她認定唯一乾淨沒有污染的商店。她的強迫意念一開始是覺得有一家商店被污染，或是一個社區被污染。她說：「後來妄想我污染了好幾個鎮、好幾個州，所以我只好搬走，不斷搬家。因為我的強迫症，我們一家人跟著我到處搬了好多地方。」然後更離奇的發生了：「我認定自己污染了爸媽、妹妹、弟弟，所以只好十六年不跟他們見面。」要是家人臨時打電話給她，她就會認為電話線也被家人污染，那她就要用酒精把整個住處消毒一遍。她還因此要洗貓，又把吸塵器拆得肢離破碎、再把酒精倒進去消毒。如果剛好是聖誕節，那所有的聖誕擺飾都要從聖誕樹上拿下，浸到裝了酒精的大鍋子裡消毒。她還有幻覺，覺得有團濕濕軟軟的東西會從她講電話時握的電話線，爬上她的手臂，於是之後就要連洗五次澡來清潔。之後她又開始覺得任何官方文件都被污染了，她覺得這應該跟她多年前離婚所造成的壓力有關，結果是，例如她如果被警察開罰單，她就必須立刻返家，用酒精把家裡消毒一遍再洗澡。另外她也不敢去碰車上放著的行車執照，或是去任何政府辦公大樓。

吉兒和兩個十多歲的女兒當時住在北羅萊納州，但是她的強迫症越來越嚴重，當地潮濕多雨的天候搞得她更加憂鬱，所以她就決定要舉家搬到佛羅里達州，看看能不能在那裡找到沒被污染的地方可住。為了這事，她把兩個女兒丟給朋友照料，獨自南下，但又很擔心她們，所以中途經常會停下來打電話給女兒，後來又因為她覺得兩個女兒沒有說實話她們去了哪裡、做了什麼事。其實女兒會隱瞞，就是因為不想做那些吉兒要求她們做的儀式性清潔行為，但這一來吉兒就認定她們也被污染了，事情因此變得更複雜。在南下佛羅里達的路上，吉兒為了打電話回家，都會選附有健身俱樂部的大型旅館打電話回家，為了避免她所謂的污染，她打電話給女兒時，都有一套固定的繁雜程序：先進到健身俱樂部、脫下衣服放進置物櫃、把自己裹上乾淨大毛巾，再到飯店大廳的公共電話打電話。現在她回想時笑說：「很多上班族經過時都會直盯著我瞧，我當時心裡只希望大家不要注意到我在大毛巾下面是一絲不掛的。」跟女兒講完電話後，她還要用肥皂和清水把電話洗過一遍，自己至少要洗四次澡和頭髮、然後才更衣。一定要這樣，她才不會覺得衣服和自己被污染了，也才不會被迫把她堆在車裡的一堆東西都扔掉。

現在的吉兒還是一樣有想要一直洗澡的衝動念頭，但大半時候她已經可以克服自己被污染的恐懼，還有跟污染連帶而來、對死亡的恐懼。對她而言，接受行為治療所遭遇的第一道障礙是「單純接受自己有強迫症這個事實，不要自怨自艾為什麼患上了強迫症」。偶爾她還是會忍不住強烈的衝動，而去洗刷家裡或清潔。這種時候她的焦慮感特別強烈，所以她會跟自己分析說：「是啊，如果我不去做這些強迫行為，我可能可以完全戒除強迫症，但是如果我一直讓自己處在這麼高的壓力下，可能還沒到那時候我就要心臟病發作了。所以我有時候會對自己寬一點，等到我覺得舒服一點時，那我就會再挑戰高一點的難度，要是我覺得沒那麼舒服，那我會偷偷做一點，不會太苛求自己。」

吉兒會做這決定是因為她已經學到，要是她讓強迫症得手：「那就像是你更贊成它了，那它就會得寸進尺，變成一種習慣，然後你就會越來越常做它，症狀就越來越嚴重。」她會折衷一下，就不要洗到五次澡，洗一次就好。她說：「一次跨出一小步」，這是她對採用四步驟的人的建議。

吉兒說：「光只是『再確認』這個步驟就讓我的人生有了許多改變。要是你向強迫症投降，那它會像滾雪球一樣越來越大。像我的症狀是污染，一開始只是覺得一個人被污染，之後發展成十個人被污染，後來更變成十間店被污染，最後是整個州都被污染了。」多半的時候，光只是「再確認」就已經夠了。她會深深吸口氣、放輕鬆，強迫症的衝動就會散去。她說：「要是強迫症念頭一冒上來，你立刻加以處理、『再確認』它是強迫症，那它就不會發展到要你花上好幾個小時去對付的地步。」

在她開始採用自我療法之前，吉兒其實是靠藥物治療的。但她說：「對我而言，服藥比較像是在吃感冒膠囊，是會讓焦慮感減少，但卻不會讓強迫症好轉。」跟行為治療可以讓強迫症好轉不同。她說：「要是我能再早幾年知道四步驟療法的話，症狀就不會惡化到這地步，也不會浪費那麼多時間、也省了很多麻煩和痛苦。」

本章重點

- 步驟二是「再歸因」。
- 「再歸因」目的在回答這幾個問題：為什麼會一直出現這些念頭和衝動來困擾我？為什麼這些念頭一直都在？答案就是，因為這是一種叫作強迫症的病。
- 強迫症與大腦中生物化學不平衡有關，因此造成腦中的排檔功能故障：大腦因此出現排檔卡住的問題。
- 因為大腦排檔卡住了，它的「錯誤偵測迴路」就不斷地錯誤發送訊息。這造成患者非常不舒服的感受。
- 只要改變患者對於這些不舒服感受的回應行為，讓自己改成去做些正面、有建設性的行為，假以時日就可以讓故障的排檔不再卡住。
- 大腦只要開始能夠再次順利換檔，那些不舒服的感受就會不見，也會更容易去控制。

第三章

步驟三：轉移注意力

靠許願是不可能成功的。

步驟一：再確認 RELABLE
步驟二：再歸因 REATTRIBUTE
步驟三：轉移注意力 REFOCUS
步驟四：再評價 REVALUE

步驟三：轉移注意力教大家的是，當強迫症衝動要你去做強迫行為時，你該怎麼做才能夠戰勝它。這一個步驟教你用轉移注意力來繞過這些惱人又陰魂不散的念頭，把注意力放在有益、具建設性、好玩的事情上，像是蒔花種樹或是玩電動等等。重點是要讓自己去從事別種活動來「轉移注意力」。當你開始這樣做，就是在修復自己腦中故障的排檔裝置。大腦在切換成別種行為時，會開始變得越來越容易換檔。當「轉移注意力」的次數越多，就越容易讓自己轉移注意力，因為大腦這時已經變得越來越有效率在運作了。

從前有一隻變色龍去看心理治療師，變色龍的治療師跟這隻可憐的變色龍說：「你啊，別慌啦，你越擔心自己會變色，就越難在治療上有進步。現在，你何不站回到綠色的背景前面？」這個故事讓我們看到，當強迫症的惱人症狀出現時，光是用想的想讓它消失是徒勞無功的

強迫症的患者所遭遇的問題的也是一樣的。越是煩著想把腦中那些荒謬、惱人的念頭趕走，就越不可能做到，只會弄到最後只想放棄，被強迫症得逞。進行強迫症自我認知行為治療的一個重要原則就是：**不要管感覺、去做對的事就對了。**

當強迫症發作時，最重要應該做的事，莫過於讓自己「轉移注意力」去從事另一項行為。這句話什麼意思?舉例來說：「轉移注意力」其實就像在學武術，把強迫症看成是跟你對打的練武搭檔，他很強，強到不是你可以用意志力把它趕走的。但你有一項明顯的優勢：強迫症這對手很笨。他唯一的小聰明就是，它費盡心思要讓你懷疑自己。如果你跟他正面對決，他雖然笨但是很有力，一拳就可以把你擊倒在地。因此你要懂得善用你的優勢，

那就是他很笨這點，你閃到一旁，不要跟他正面對決，把強迫症的念頭擺到一旁，繞過它，把自己的心思擺到別處，去做做別的事，讓你開心又覺得自己有用的事。

這樣做就是「轉移注意力」。把自己的注意力轉移到別的事情上。可以是身體方面的活動、像是散散步啦、刺繡啦、打靶之類的。尤其是在治療初期，去做這類身體方面的活動特別有效。但重點在於要記得，不管你選擇從事哪類活動，一定要是你喜歡做的。可以是聽音樂、烹飪、編織、打電動、或是種花蒔草，目標是要從事你喜歡的活動至少達十五分鐘以上，以便轉移你對於腦中強迫意念要你做無意義儀式活動的注意力，幫助你不去回應它。這就是所謂的**十五分鐘原則**。

記得喔，十五分鐘只是希望你能達到的目標，一開始，你可能只能撐到五分鐘就是極限了，重點不在長短，而是就算只是幾分鐘，你也不要乾坐在那，任憑強迫症的念頭和衝動折磨你，不要盡只是拼命在腦子裡想著不要去做強迫行為。不要這樣。你反而要很有意識地「再確認」那些沒意義的念頭是強迫症，然後「再歸因」這些念頭是你大腦中迴路出錯所造成的。「再確認」和「再歸因」會讓你回復神智，讓自己的心智不受到強迫症的干擾和控制，重新回到現實世界。接著就是要用「轉移注意力」來繞過強迫症念頭，把注意力放在更建康有益的事物上。

這裡有一句話可以總結「轉移注意力」這個步驟：去做別的事。只要你去做別的事，你就會瞭解到，強迫症的衝動會出現變化，慢慢的，它會減輕，只要你越來越不去做它。

（當你遵守轉移注意力的十五分鐘原則時，如果採用藥物協助，可以讓強迫症的念頭退的更快，這一點是真的，詳見本書第九章。）

一次一小步

進行「轉移注意力」這個步驟時，不要一頭熱，為了想要一次解決所有強迫症的念頭，就貿然不斷地從事許多活動。（記得本書第一章漫畫中蓋勒格教授怎麼治療他的病患的嗎？他讓對蛇、高度和黑暗有恐懼症的病患同時面對所有的恐懼。）你應該要一步一步慢慢來，不用急。不可能什麼事都一次就解決。如果你是有污染強迫症的病患，強迫症念頭出現時，它告訴你：「我該洗手了。」那首先，你要「再確認」這個念頭，認出它是強迫意念。之後你就「再歸因」，把問題怪到該怪的病症身上。要提醒自己：「不是我，是強迫症在作怪。」接著就要「轉移注意力」：如果你的強迫症是洗手，那你就離開洗手台，不要洗手，去做點讓你快樂、有益的事。不要浪費時間去想要瞭解為什麼自己會變這樣或是這背後有什麼意義，這不會讓強迫症消失，全然是無謂的掙扎，只會讓你越來越喪失鬥志，最後搞得筋疲力盡。

透過「轉移注意力」讓自己從事別的活動，腦中原本卡卡的排檔就可換檔了，也讓你能夠聰明地抗拒強迫症衝動的誘惑。只要開始這樣做，強迫症的衝動念頭會慢慢地變得較緩和，因為同時間大腦中的化學狀態也開始出現變化。當你開始不再注意衝動要你做什麼，它就會開始減輕。當你能夠給自己的行為換檔，就改善了大腦運作的方式，這一點是我們在加州大學洛杉磯分校的研究已經成功證明的事。

「轉移注意力」這個步驟是自我認知生物行為療法的核心步驟。而要做好「轉移注意力」這個步驟，就是要瞭解自己要往另一個動作去做，即使強迫症的念頭或感覺還在那裡干擾你，你就是不能讓這些念頭或感覺左右你的決定和行為。你不能對自己喊著：「我要甩掉這個感覺。」如果你這樣想，那就註定要被強迫症打敗了。強迫症的感覺是不管你做什麼，都無法讓它很快消散的，那情形就跟深夜裡窗外忽然響起的汽車警報器，你再怎麼想著要它關掉，都不可能關掉。唯一能做的就是不去理會它。人生最諷刺的事就是，當我們越不在乎要得到某樣東西時，那樣東西反而會自然來到。同樣的情形也適用在對抗強迫症上。當你淡然地說：「誰在乎你會不會消失，我要去做別的對我有用的事。」時，反而是在製造機會讓強迫症消失。而這樣做其實你也在做些讓自己開心的事，而不是痛苦的事。這時候你身體裡的那名「公正的旁觀者」，這位理性的聲音會跳出來說：「那個傢伙誰啊？就強迫症啊。我要去做別的事了。」你儘管去做別的事，因為你的大腦會因此得到改善。

我們在加州大學洛杉磯分校的研究已經證明，不要和強迫症硬碰硬，這個策略是很有力的武器。當你這樣做，大腦的運作也會跟著改變：而這樣的改變，跟用藥物改變你大腦的化學平衡效果是一樣的。這會讓原本大腦中故障的過濾系統修復，讓尾狀核中負責自動排檔的功能重新恢復運作。當強迫症的衝動出現時，先至少忍個十五分鐘不要去回應或進行。等到時間到，你很可能就有辦法說：「雖然還在，但已經沒那麼強烈了，我有發現那個差別。」就算第一次試時不成功，也不要急；遲早會成功的。隨著你學會控制自己的焦慮感，你觀察自己的能力會提升。你的心智會變得更強大，讓你能夠察覺自己身心細微的變化，看到這些變化對自己強迫症所產生的影響。要讓「公正的旁觀者」來幫你做最後的決定。當你成功地忍過頭十五分鐘後，你可以再評估現況，再據以決定：「現在沒那麼不舒服了，我再忍個十五分鐘看看。」只要患者能這麼做，病情就可以好轉。

只要去做，就會贏

怎麼樣才算是「病情獲得改善呢？」強迫症是一種慢性病，我對於病情改善的定義是，讓強迫症對於日常生活功能的影響減少，不再使你做出後悔的事，不再干擾到你在職場的表現，不再干擾你的人際關係，不再讓你的注意力專注在它上面。而且我可以跟你保證，你可以靠自己練習就做到這種程度。即使你的強迫症還是會想方設法要偷偷闖進來，讓你生不如死，但你已經體會到，感覺不重要，去做才重要。我們在加州大學洛杉磯分校的研究證明，只要用心在迴避強迫症，就能夠感受到心裡開始比較舒服了，因為大腦已經逐漸恢復正常。可是，要是你只是枯坐在那裡，一遍又一遍地跟自己說：「我必須要感覺得舒服點。」卻不改變自己的行為，那大腦就不會有所改變，病情也就不會好轉。一定要主動出擊，不能被動。

不要因為大腦眼眶額葉皮質的換檔卡住，一再發送錯誤訊息，就要聽任它的擺布。我們加州大學洛杉磯分校的團隊所發想的四步驟治療計劃，就是從這個大腦與心智關係的發現中開發出來的。過去很多科學家和哲學家都愛說：「要是眼眶額葉皮質決定該怎麼做，那當事人就該怎麼做。」但是不是這樣的，如果身為當事人的你不放行，就不會成行。你才是決定自己要不要聽任錯誤強迫症訊息擺布去幹那些蠢事的人，而不是由你的眼眶額葉皮質來決定。就算你的眼眶額葉皮質說：「去洗手！」你也不見得就一定非去洗不可。只要你堅持不聽它擺布去洗手，你反而能夠回過頭來改變眼眶額葉皮質運作的方式，讓它獲得正面的改變。要是你的眼眶額葉皮質發出訊息要你：「洗這個！檢查那個！」一時，你聽命照做，那它就會越來越熱，但要是你拒絕聽它的話，那就會像上幾章提到的那樣，會冷卻下來。

在強迫意念出現時忍過十五分鐘不去執行，或者只是忍五分鐘，這其實就是在精神醫學中的「反應預防」。學會這個技巧，就省掉要花好幾個小時去診所跟著專業醫護人員進行治療了——從前是只能去那些地方才能進行反應預防治療的，所以我們才說這是自我治療，因為你就是自己的治療師。但如果有需要，你還是可以隨時去找專業人員協助，請他們提供必要的支援。但只要開始進行四步驟的治療：「再確認」、「再歸因」、「轉移注意力」、「重新評估」，當強迫症的念頭和衝動再出現時，你就越來越能忍住不跟著它起舞，不會去做那些強迫行為，因此暴露在強迫意念之下的時間間隔也就可以越拉越久。如果你的症狀是洗手或是檢查門鎖，那一開始練習時，可能還需要儘快讓自己離開洗手台或是大門，以免自己無法克制洗手或檢查門鎖的念頭。剛開始時，讓自己和這些地方保持一定距離是好的。但萬一要是你抗拒失敗，也千萬別跟自己說：「天啊，我投降了，我真的很糟糕，真的很沒用，我這病好不了了。」你忍不住做了強迫行為的話，要安慰自己說，沒關係，強迫症贏了這個回合，但我跟我自己保證，下一次我一定要更努力，讓自己無視於洗手台或大門的誘惑，讓自己轉移焦點到別的有用、有趣的事情上。必須明白的是，在施行四步驟的過程中，即使你做出了強迫行為，那也是算是在進行行為治療的一部份，因為，這會讓你的強迫行為不再單單只是強迫行為（這時對你而言，洗手這個動作不再只是洗手，而是「在進行強迫行為」），是進行「再確認」，你的「公正的旁觀者」在過程中是活躍且有功能的。

強迫症病患通常會在一天內，出現多次想要進行強迫行為的衝動念頭，這過程中，不管你從念頭出現到真的去做中間能夠忍多久，都算數，不要在乎長短，就算你只能忍個一分鐘或兩分鐘，也算有在做治療。重要的是，當念頭過去，你要記得回頭評估剛剛那個衝動的念頭，注意一下自己在忍著不做的過程中，那個衝動念頭的強度有多強，然後記住它。就算這個強度的變化和上一次差異不大，這是常見的情形，沒關係，重點是，在這過程中你學會了控制自己對於強迫症念頭的行為反應。

把自己的心靈進程紀錄下來

在進行到「轉移注意力」這個步驟時，要記得務必把自己的成功經驗紀錄下來，用一本可以隨身攜帶的活頁簿，可以擺得進自己口袋或是皮包的，寫成日記或是日誌方式都可以。為什麼一定要做紀錄呢？這原因有兩個。在和強迫意念抗戰的過程中，會耗掉很多心力，所以不容易在事後回想自己使用哪種「轉移注意力」的行為最有效率。而且，當你把這些有效的行為紀錄在紙上時，可以讓你在心裡重新再溫習一遍，加深你對這個行為的印象。同時，看著日記越記越多，裡面成功的經驗越來越豐富，你對自己的信心也會越來越提升。

對抗強迫症這件事，雖有科學上的層面，但有一部份是涵蓋了心靈、信仰的層面的。聖經《加拉太書》中有句話說：「不要自欺，神是輕慢不得的。人種的是什麼，收的也是什麼。」這句話似乎隱隱約約在告訴我們，上帝造人的方式，正是會讓我們有這個傾向，如果我們把太多重心擺在自己的感受上，就會疏忽了戰勝強迫症該做的事。人的大腦是可以透過行為去重塑的。但是想要達到這一步，就要像聖經講的，要怎麼收獲，先怎麼栽。大腦是你的，能改變它的只有你，別人無法代勞。

我們研究強迫症的經驗，讓我們瞭解了許多大腦運作的方式，也更認識人類心智的奧秘。強迫症患者普遍而言，都是很勤奮的人，更懂得向醫護人員適時表達感激之情，而且他們自己又都是很有創意、真誠且都是不打馬虎眼的人。我主持的強迫症治療團體有一名女性成員就說：「我對所做的每一件事都認真看待，就算只是選早餐要吃的麥片，都不馬虎。」而在學習四步驟上，這種不打馬虎眼的態度很重要。話雖如此，要對抗強迫症還是會讓人心力交瘁，要對抗強迫症這麼一個棘手的疾病，常會讓人覺得是走上一條看不到盡頭、沒有希望的路。而「轉移注意力」這個步驟就是能夠適時的讓患者重獲活力和士氣。

最好的「轉移注意力」活動需要運用注意力，最好還要有些策略和其他人的共同參與。像是一個人慢跑這樣的活動就比不上玩橋牌或是解決工作上的問題這類事那麼容易讓自己轉移注意力。重點是你做的這件事要能帶給你快樂。（但可能對許多人而言，慢跑還是有所助益的）。在「轉移注意力」方面，筆者收治的患者同樣發揮了高度的創意。有一位患者的強迫症是會一直浮現淫穢下流的強迫意念，因為這樣，他就很怕自己在刮鬍子時，會因此以刮鬍刀懲罰自己，所以就一直不敢刮鬍子。現在他把刮鬍子當成是「轉移注意力」的行為，只要一有骯髒的強迫意念出現，就讓自己去刮鬍子，結果就是一舉兩得，既刮乾淨了鬍子，也清空了腦中的強迫意念。

心智與大腦的關連

研究強迫症本身就科學研究而言是很有趣的事。因為強迫症病患不像其他的精神疾病病患那樣，可能語無倫次。強迫症患者往往頭腦清楚，可以用很明白的方式表達自己的感受和困擾。他們可以完整描述不安的感受和突然冒出來的衝動，也會把強迫症念頭和衝動所造成生活上的慘況和所遭受的痛苦，一五一十說得頭頭是道。也因為這樣，我們研究者得以對強迫症患者的心智運作有相當清楚的瞭解。再加上現在科學研究已經累積相當大量的強迫症腦部資料，這讓我們對人類大腦和感受之間的關係，有了更好的瞭解。瞭解人類的大腦運作和其心思之間的關係，不僅在醫學上相當重要，其本身就有著很值得探討的研究價值。有三個原因成就這方面的研究：首先是，強迫症患者有辦法清楚表達內心感受，其次則是造成強迫症背後的大腦問題，目前有越來越多的瞭解，第三則是很奇特的，在所有精神疾病中，強迫症是少數對於所謂的安慰劑治療沒有太大反應的一種，其他的精神疾病，像是思覺失調症和憂鬱症，即使服用的是安慰劑，只要告訴患者這藥對他們有幫助，有相當多病患都會在短期出現症狀改善的情形。但在強迫症患者身上，通常只有少於一成的患者服用了安慰劑後會有改善的情形。這顯示，如果不針對其症狀對症下藥、積極作為，是不可能期待強迫症會自然好轉的，而且只會惡化。綜合這些原因，就可以瞭解，為什麼研究強迫症會對於探討大腦和心智之間的關係這麼的有幫助。因為強迫症患者在接受治療後，症狀一旦改善就可以觀察到其大腦也跟著有變化（只有真正有效的治療，才能讓強迫症患者確實獲得改善），以及強迫症患者能夠正確描述自己接受治療前後的想法和感受，這兩者為大腦、行為和思想三者之間的關係，提供了非常重要的研究資訊來源。

保持積極主動！

現代醫學界常鼓勵或放任病人採取被動的態度，病患去看醫生，醫生做了醫生該做的事後，病患就等著病症好轉。這一點很有問題。我們在加州大學洛杉磯分校所開發的方法，則是教導病患用我們的方法自助。要動用藥物輔助也行，但用藥的目的是要幫助患者自力治療（就是上面筆者提及的游泳圈的說法）。治療強迫症時，有許多患者會因為藥物輔助而更容易學會施行四步驟。因為如果你在進行等十五分鐘這條規則，那使用藥物的確可以讓強迫症的症狀更快消失。但還是要靠你自己不斷地練習這個自我認知行為療法，慢慢的你就會發現，可以越來越不用藉助藥物就能做到同樣進展。這不是很好嗎？

最重要的是，隨著你越來越少進行強迫行為，越來越不把強迫意念當一回事，不去回應它，而是避開它，這些你腦海中的強迫意念和衝動就會消退得越快。

本書一再提及的大腦三人組：眼眶額葉皮質、扣帶迴和尾狀核，是他們聯合起來作亂整你的。眼眶額葉皮質不斷地把「有東西不對勁」的錯誤訊息送給你；扣帶迴負責掌管感受和情緒，則讓你覺得「要是不做什麼的話，有壞事要發生了」，而尾狀核則搗亂不認真換檔，害得你一直重覆做著沒有意義的動作，沒辦法換成進行其他正確的行為。但一旦開始學習使用四步驟，你就不會再這樣不假思索、自動地隨著那些錯誤的訊息起舞了。這時的你知道自己的腦子裡出了什麼事，所以就不會再像個木偶一樣任由它操縱你。你的「公正的旁觀者」會讓你和真實世界不脫節，不被強迫症的妄想拉走，會告訴你：「什麼才是真的好的、什麼才是真的不好的。」就像你舌頭嚐到一個味道，會真實地告訴你：「這是甜的、那是酸的」，你的眼睛看到顏色會告訴你：「這是紅的、那是綠的」一樣。這時的你，就有能力問自己：「現在這個感覺是什麼？」答案則是：是我的大腦卡關了。只要瞭解到強迫症所帶來的感覺沒有太大的意義，只是像半夜誤響的汽車警報器一樣，我就有辦法可以盡量不在意它，只管做自己的事。讓大腦去換檔，做別的事情。（這個時候，因為你已經有心理準備，知道強迫症會發作，所以你也預先有了規劃，事先想好這時候要去從事哪些行為來讓大腦換檔。）

強迫症的訊息意義：沒意義

要是你不小心把強迫症的錯誤訊息聽進去了，那你就會浪費時間在那裡發愁擔憂，想著：「我有撞到那人嗎？可能我不小心有擦撞到他，天啊，萬一真的有，那會怎麼樣？」但你心裡其實很清楚，根本不會怎樣，你知道你不會單單只是因為跟某個神秘人士接觸就被污染。但如果沒有本書的四步驟讓你吃下定心丸，強迫症的感覺會強到讓你誤以為真。

你不要一下子就把目標定得很遠大跟自己說：「好啊，我身上這兩百個強迫行為，明天我一定要一口氣把它消除掉。」你要從最簡單的著手：一次鎖定一個著手，先忍個十五分鐘不要去聽強迫症的指示動作。第一個對付的強迫症症狀，最好是選最不會讓你不舒服的那個。有個方法可以參考，就是列一張清單，按照不舒服的程度排列（詳情見第八章，關於四步驟與傳統的行為治療介紹）。

身為人類，你有一項別的物種所沒有的優點。狗狗有一種病會讓牠們無法克制且幾近自殘地一直舔自己的腳掌、身上的毛和皮膚，這是一種狗狗的心理障礙，美國國家衛生研究院的朱蒂絲．拉波波特醫師就發現，只要給狗狗服用治療人類強迫症的藥，就可以治好狗狗這種病。但人跟狗不同，你沒有跟狗狗說：「問題不在你，而是你的犬皮膚炎在作祟，這是因為你的大腦造成你有這種衝動，你要『再確認』、去挖後院轉移注意力。」不過人不一樣，人類有觀察自己行為的能力，我們懂得運用自己的「公正的旁觀者」來增強自己的正念，並審慎對大腦發出的訊號重要性作判斷，以決定是否要予以回應。我們在加州大學洛杉磯分校的病患都能想出一套方法，在出現強迫行為時，轉移注意力，而不被帶著走。一位年輕的男性病患會在這時候兩手同時彈手指。另一名女性病患則會輕輕地彈幾下自己的臉。只要能夠讓自己不去注意強迫行為，都可以做。

在進行「轉移注意力」這個步驟時，一開始即使你只撐了一分鐘都算有進步。但只要你持續下去，過個幾週，你就會開始看到進展。這是戰鬥機飛行員才能練就的能耐。這時你不會再死守著忍五分鐘或十分鐘的定律，而會自動自發地不斷增加自己忍耐的時間上限，這時候給自己設個達成目標獎勵，可以是看場戲、吃個優格或是冰淇淋，只要能夠忍住至少十五分鐘不去做強迫意念，就給自己一些獎賞。之後還要記得在行為治療日記裡紀錄自己的成績。很多病患後來都培養出把記治療日記當成是比吃冰淇淋還好的獎賞。一名我們治療團體裡的女性病患，多年來一直為身體畸型恐懼症所苦，這是一種跟強迫症有關的疾病，因為這個病，她把家裡的燈都調得很暗，鏡子也全都用報紙封住，只因為她一直出現幻覺，覺得自己皮膚上有東西，會忍不住不斷去抓、去摳。但有一天她終於決定不要再過這種生活了，她開始使用我們的四步驟治療，每次她能忍過十五分鐘不去摳臉時，她就賞自己一筆小錢當購買新衣服基金。這一來能不有效嗎？

有時候強迫症發作得嚴重，「轉移注意力」做得很辛苦，考驗著意志力，那請記得不斷想著只要忍到最後，會得到的獎勵。隨著時日增加，隨著你不斷認真執行四步驟，你能夠忍耐的時間會越來越長。然後大腦的運作方式就會獲得改變。你只要「轉移注意力」、避開強迫症念頭——接受它就是這麼一回事，不要期待它會照你的意思，就能慢慢體會到，原來自己的生活不用老想著非控制強迫症感受不可，雖然趕不走強迫症，你的世界也不會就瓦解粉碎。

讓焦慮分散注意力

強迫症狀發作時，靠著做些要全神貫注的事情，可以很有效的讓你不專注在症狀上。霍華休斯當初之所以會喜歡自己開飛機，很可能就是為了這個原因。對霍華休斯而言，開飛機很稀鬆平常，但是用手去摸門把對他而言卻連想到都感到害怕，因為他覺得門把被細菌污染了。他在世時，朋友都對他的行徑深感不解，但要是用我們對強迫症的瞭解來分析，其實就不難理解。在休斯的眼中，門把給他一種對於死亡的病態恐懼感，但飛機對他而言，卻不會聯想到細菌污染，因此也就不會把飛行和恐懼聯想在一起。休斯應該是把飛行當成是一種行為治療在進行。只要飛機能在他的掌控之下，他就能夠靠著開飛機轉移掉自己對強迫症的注意力，讓自己從事這項要求極度專注力的活動。踏上飛機，一切全聽飛行員掌控。一般人眼中再普通不過的門把，在強迫症患者眼中，卻是髒到不行，會讓他腦中出現有災難要降臨的恐懼感。這種恐懼感是難以控制的，原因可能在於扣帶迴錯誤的發送迅息所導致，但只要避開這個錯誤訊息，就可以加以控制。

執行一段時日後，患者就可以把四個步驟運用自如，像是全自動一樣了。麥可有褲子太緊的強迫意念，他說四步驟帶給他「我所需要的紀律，我學會給自己排課表，跟自己說：『今天要照著這個做，那明天就會舒服一點。明天再做這個，那後天就會好一天。』四步驟像是入門強迫症病患一個基本手冊，現在我雖然還在執行四步驟，但是我已經可以做到不假思索就進行了，我想大部份患者都會像我這樣依自己適合的加以調整，但基本的方法是一樣的。到後來就不用再跟自己說：『現在我要來進行步驟一……』之類的話，也不用再跟自己提醒：『沒事，這是生物化學造成的問題。』這些想法到時候會深入你的潛意識，你很清楚自己的問題所在，也不用再掛在嘴上說了。基本上你就是下意識知道自己要做點別的事，即席發揮，但總是盡量比上次再作得更好，不斷在想有哪些練習可以拉自己一把。」麥可這番話很適合在行為治療程度上已經有中階的患者參考。

麥可說，有時候「轉移注意力」「有點像是要把那些念頭推出去，我覺得好像有東西一直在擠我的腦袋，然後就被擠出去了。那一點也不像是強迫症的感受，感覺還滿好的。」他也發現在迴避強迫症念頭時，做運動很有幫助。他說「要是一天能夠二十四小時不停地打籃球的話，那我的狀況一定會很好，一定就不會發作了。」麥可焦慮狀況減輕，專注力變得很集中，在自己的速記本業上表現得相當好。他說：「別人會稱讚我說：『很棒啊，你有份不錯的工作，還能夠繼續留在工作崗位，沒被強迫症拖垮。』但我會反駁說，我不想做這份工作，我想做自己喜歡的工作。」隨著麥可的強迫症一再有所改善，他對自己找到更好工作的事抱持較樂觀的想法。之前有很長一段時間，他因為強迫症不斷打擾他，害他不能專心看書，會一直反覆看同一頁，弄得他不能看很多書，但現在他可以盡情看很多的書，學新的事物。他說：「現在的我一個月看的書比以前一年還多。靠著行為治療，再加上我對強迫症的問題所在越來越有所瞭解，我也越來越能與之相處，希望將來能夠在事業上更有斬獲。」

麥可覺得自己對抗強迫症的戰役，大約成功了七成，他說：「要不斷努力不能中斷，只有這樣才能讓病情康復到七成以上，我瞭解，我有些地方，可能是生物化學的平衡或基因遺傳，讓我可能永遠無法恢復到百分百健康的程度，但是我想要讓自己朝百分百持續逼近。不過，我也想要實際點，我不能好高騖遠，這點很重要，我能進步到哪裡就做到哪裡，心裡同時也要不斷告訴自己，這種焦慮的感覺是不可能殺得死我的。」

對麥可而言，每週固定、持之以恆地來加州大學洛杉磯分校，參加強迫症治療小組，就像是在作家庭作業一樣，被他納入自己不間斷的行為治療療程中，這讓他不會鬆懈。不過，他倒是不再強求非完成他初衷不可，他的初衷是想幫助小組中其他人跟他達到同樣的康復程度。當初他還懷抱這個想法時，曾經帶著上面提到的那張除蟲公司名片來給小組大家看，他認為自己這種接觸暴露療法，對於小組中跟他一樣對殺蟲劑有恐懼的成員會有幫助，畢竟，這對他很有用。可是，現在他不這麼想了，他說：「有些成員受不了，都快瘋了，所以我現在知道自己當不成菩薩濟世救人。」

麥可想當治療師的經驗也給我們一個啟示，那就是，每位強迫症患者對抗強迫症的方式和步調都不一樣。

傑克過去深受強迫洗手問題的苦惱。他記得我送給他一個中國指套遊戲（finger puzzle，又稱 Chinese finger trap 把手指伸進指套一端之後，一般人會很自然往回抽，但越抽就越拔不出來，其實一往前推，套子就鬆了），越往後拉指套就抓得越緊，所以不能慌張，要用頭腦，才能把手指抽出來。這跟被強迫症上身時一樣，一開始都會慌張不知所措，就想要硬拉，但卻拉錯方向。這時候應該要保持冷靜，使用四步驟來讓大腦不再卡關。對傑克而言，保持冷靜要相當的意志力才辦得到，他坦承：「我的個性是會想依賴外力介入，幫我解決所有問題的那種。以前我有酗酒的問題，喝了酒後就會變成另一個人，這樣我就可以不用面對自己，也不用改變自己。酗酒就很適合我的個性。」在來到加州大學洛杉磯分校接受治療前，傑克接受藥物治療，但卻導致嚴重的副作用，強迫症本身也沒有太大好轉。回想當初治療他的醫師，他說：「有點像是想用藥把病毒從我身上趕走一樣。」傑克那時有跟醫生抱怨說那種藥物讓他頭痛欲裂，但醫生給他的建議卻是：「要忍著，就像划船一樣，不能因為船身裂了一小縫就棄船逃生。」後來，傑克終於明白他不適合走藥物治療這條路。他痛下決心：「到此為止。現在就看你怎麼做了。一定要改變自己的行為，不能再仰賴藥物來改變自己的人生了。」前幾年，傑克連原本可以依賴的酒精，也因為出現酒精不耐而無法再喝了。

傑克現在接受現況，不能靠藥物：「我已經沒有別的選項了，只剩自己可以依靠。冬天就快到了，我實在無法想像自己又把手洗得乾燥龜裂的樣子，這事一定要處理。我原先的想法一直是，寧可把手洗得龜裂，也不要忍受抗拒強迫症所帶來的焦慮，所以我會一直洗手。但到了近年我開始會懷疑，這樣做是否值得。」

「所以我開始抗拒強迫症的想法，不想相信我的手不乾淨、會到處散播污染這個想法。當然，一開始堅持著不洗手會讓我不安，但我發現，隨著不洗手的時間越來越長卻沒有壞事發生，下一次強迫症念頭再起時，要抗拒就更輕鬆。慢慢我累積了一長串經驗，知道即使忽視強迫意念，也不會有壞事發生。再加上我參加了治療小組，因為固定要去，有人盯著，不能總是沒進展，對我病情也有格外幫助。一旦開始有進展，那就更受到鼓舞想要繼續治療，才不會讓小組其他人失望。」

「我發現每一次無視於強迫意念，下一次它發生時的強度就會減低。得要我去注意它，它才會來干擾我。我也把這一套方法運用在強迫檢查的習慣上，因為我出門或下車後，都會這樣。但這就很難成功，因為實在很難確保家中沒人或是車上沒人，會不會真的就出什麼狀況，所以可以擔心的事就很多。對自家的財物和清潔格外重視，是正常人都會做的事，可是，在強迫症患者身上，就常會不知節制地過度。所以就只能強迫自己離開原地，不管是家裡或是車子，都要說服自己：你已經盡了一切可能，確保沒有意外發生。強迫症發作嚴重時，即使是盯著已經上鎖的門或是看著已經關好的車窗，都還是很難說服自己沒有問題。但是遲早你還是要說服自己不會有問題。」

在傑克越來越少進行強迫檢查的行為後，他瞭解到：「人不可能什麼東西都在掌控之中，只能求個盡量，然後告訴自己說這樣做到位了。檢查的次數有多有少，要看我當時焦慮的程度，但不能任憑其發作毫不加以控制。每次只要有一點小進步就要肯定自己一下。我在小組中學到，在自己行為上改變越多，強迫性的念頭也會獲得越多的改善。」

有時候傑克會覺得很難判斷現在出現的是不是真的強迫症，例如，一般強迫症常囤積沒用的物品，可是傑克卻相反：他會有「想要一直丟掉自己不需要東西」的強迫意念。一開始，丟東西讓他很快樂，可是後來這情形卻失控了，他變成沒有節制，一直在整理、篩選家裡的物品，這時他才猛然覺醒，懷疑這可能是強迫症的症狀。他這麼想是對的，因為只要你懷疑是強迫症，那肯定就是強迫症！真實的想法不可能跟強迫症同樣的感覺。

傑克在我們的治療小組一共待了三年，也一直持續在進行自我治療，現在的他自認症狀大約已經減少了九成，他一天洗手的次數已經減少到，不會讓人覺得奇怪的程度了。

正面迎擊強迫症

克里斯多夫的強迫症有兩種：他有污染的強迫意念，還有褻瀆神明的強迫意念。他的自我治療方式非常的務實，如果鄰居到外地渡假，把狗託他溜，對他這樣怕污染的強迫症患者而言，狗是不乾淨的，街上也是不乾淨的，要他帶著狗上街溜，是極大的挑戰。但克里斯多夫跟自己的症狀正面對戰：他會先停在路邊，抓些泥巴到手上，擦在自己手裡和臂上，擦完後，讓自己專心溜狗，溜完狗回到家後，他還不准自己洗掉手上泥巴，要一直忍到上床才能洗，他也沒有因此發展出狂洗手的強迫行為！因為他謹遵自己心裡「公正的旁觀者」的指導，對於真實有很清楚的認識。

克里斯多夫的工作地點是在廚房，本來就應該要經常洗手，他說有陣子：「我出現一種古怪的強迫意念，覺得我不能太常洗手，不然就會讓洗手變成強迫行為，變成不讓自己洗手成了強迫意念。」可是這個強迫意念並沒能讓他不洗手，真的讓他能停止強迫洗手的是自我行為治療。因為真實的想法不會模仿強迫症的感覺，他因此可以相當有把握地說，如果他覺得有必要洗手，那就一定不會是強迫症叫他洗手。在克里斯多夫這個案例身上，強迫症要他做的是不洗手。克里斯多夫在廚房的另一個工作是要在披薩上面倒蕃茄醬，但他做來格外痛苦，因為他有個強迫意念，認為蕃茄醬就是真的血做的。可是工作職務不容他不倒蕃茄醬，而且還是他每天要不斷重覆做的工作。結果這成了持續性的接觸治療。慢慢的，克里斯多夫克服了認為蕃茄醬是血的想法，現在要他料理披薩已經沒有問題了。

艾咪的強迫症狀是擔心自己如果拿筆或鉛筆，一定會寫下不雅的字眼。她跟我們分享自己第一次戰勝強迫症的那一刻，那是她生日，家人一起去義大利餐廳用餐，餐廳老闆把她們一家的位置安排在服務檯旁，那上頭擺滿了紙筆，這讓她整個亂了分寸，很想逃走，但是她忍住了，她說自己當時：「只是提醒自己：『要忍住。』我跟自己說：『這不是真的，不用做任何事，就好好像個正常人一樣坐在這裡，不要因為害怕而採取行動。』」艾咪這麼做以後，隨即「轉移注意力」在慶祝生日以及和其他家庭成員聊天。這次的轉變，讓她瞭解到，對強迫症正面回擊，就是給自己生日的最好禮物。之後經過完整的自我認知生物行為治療後，艾咪看到筆就很泰然自若了。後來艾咪的打字機壞了後，她還刻意不要送修，因為她知道，強迫自己從此以後用筆來寫字，可以加速她的康復。

先前提過對電池酸液有強迫恐懼的布萊恩，他的症狀一度嚴重到讓他不得不請教他當科學家的朋友，想知道如果他的車子行駛過這類酸液，輪胎上沾到的酸液會附著多久（讓大家知道一下，他這位朋友幫他計算過，這輪胎只要轉過四圈，上頭的酸液就會消失了。）現在布萊恩已經可以笑看自己的強迫症，視其為「荒謬至極」。但他還是沒忘記過去強迫症發作時，夜裡他跟在警車或消防車後頭，拼命去刷洗馬路上的酸液，這裡面有些是真的酸液，有的則出自他的幻想。他邊說邊搖頭：「我真的會跑到外面去清洗馬路，這也太怪了。肯定有人在路上看到過我這白癡拿著水桶和蘇打粉的樣子。」

布萊恩跟很多強迫症患者一樣，一直到他已經再也受不了自己的荒謬，才終於就醫尋求協助。他說：「我真的被自己的強迫症搞到身心俱疲，它還讓我得了憂鬱症，也同樣讓我厭倦。我沒辦法作正常人作的事，每一分鐘我的心都在注意電池酸液。」

布萊恩稱讚本書四步驟「是唯一可以幫助像我這樣患者的好方法……一定要達到讓理智能夠帶領你身體的程度，一定要提醒自己：『絕對不能夠任憑強迫症擺布。』要克服我的強迫症難在哪裡你知道嗎？別人的強迫症可能是害怕像是綿花或是灰塵這類本來就沒有危險性的東西，這其實只要用理智就可以戰勝。但我怕的是硫酸，這東西是真的有危險性的，所以會害怕也是自然，對我而言，要分清楚是真的怕、還是強迫症造成的恐懼，就很難區分。因為你一方面要真的不能對它掉以輕心，一方面卻又不能讓那份恐懼過頭、變得不合理。以前的我是一直都活在過頭的恐懼中，我會幻想到處都有硫酸，臥室也有、家裡牆上到處都是。」提醒大家，強迫症可以讓你跟布萊恩一樣怕硫酸，也可以讓你怕灰塵毛屑。強迫症的症狀真的古怪又荒謬，有很多是怪到很難相信的。

但照著本書的四步驟走，再加上藥物的幫助，布萊恩熬過了治療階段，現在已經可以繞過自己的強迫症症狀了。他會用自己家裡的花園當作他「轉移注意力」的地方，他說：「周末在花園認真勞動時，我比較能夠做好『轉移注意力』的練習，我很喜歡種花蒔草，利用這項興趣，讓我可以到戶外好好割草、鋤地、流汗、拔草。對我就是遠離一切的專注活動。」他採用的原則簡單：要是你有自己喜歡做的興趣，盡量用這興趣來幫你「轉移注意力」。這樣就等於是一石二鳥。

自我轉移注意力的力量

安娜是位哲學系的學生，她會因為毫無來由心生恐懼，懷疑男友不忠，而無止盡地拷問男友，她回想道：「步驟三『轉移注意力』對我的康復很重要，但這個步驟卻很難學會。如果生活的重心，都要看強迫行為會不會發作再決定，全繞著這事打轉的話，那絕對不要只是是無所是事的空等。這時候，讓自己作點別的事，將有助於轉移我的注意力。不過，即使我無法藉由從事別的活動來轉移注意力，只是空等熬時間，都對我的病情有幫助。通常，只要我能夠撐過十五分鐘，然後再努力撐過下一個十五分鐘，我就能夠把自己控制得更好。」

安娜接著說了一段很重要的話：「其實，有強迫行為的人，有時候可以暫時離開自己常會進行強迫行為的地方，像是洗手槽或是門口。但是要真的離開自己的想法卻是不可能做到的事。」雖然她還是覺得等十五分鐘這個方法雖然很難辦到，卻能夠給她一些空間，讓她可以「稍稍冷靜一下，理性衡量狀態，判斷一個念頭是否是強迫症所引起，或者是真實的念頭。」

不過，即使不要撐到十五分鐘，用更短的時間，像是一分鐘或是半分鐘，都不為過，尤其是剛開始練習時。重點在於，心裡頭要關注自己的行為，並且進行「再歸因」：「這不過是強迫症，不是真的有問題。」藉由刻意讓自己想些別的事，安娜慢慢發現自己有辦法克制自己的衝動，不再會想要一再拿些不合理的事情質問男友，搞得他一頭霧水，成了不明就理的受氣包。這樣做讓她能夠「轉移注意力」，不受到強迫症念頭和衝動的影響，也就不再像接受治療以前那樣，將精力浪費在那上頭。到後來，她強迫症發作的強度就慢慢減弱了。「在幾個月的時間內，這一小步一小步的進展，逐漸匯聚成一個巨大的改善，讓我心理健康大為恢復。」

雖然她現在還是會或多或少為強迫意念和衝動行為所苦，症狀輕重要看她當時她生活中受到的壓力大小，但是安娜已經「更能夠讓強迫症念頭輕輕拂過腦海，而不會再讓這些想法滲透感染到她整個思緒。比如說，每次我看到一把鋒利的刀子時，就會出現一個強迫性、不合情境的畫面。」（她對刀子的強迫意念，和她另一個吃男友醋的強迫意念完全沒有關連。）「我會完全不由自主地，浮出刀子劃過我身體的畫面，這個畫面逼真到讓我會嚇到打冷顫。而當時要是還有別人跟我同在一個房間，我就會有非要拿刀子刺這個人不可的念頭。現在呢，因為我知道這些念頭都是沒必要、完全不合理的想法，我想都不想就讓它們飄過腦海。但以前我可不是這樣，以前我會一直去想弄清楚這些想法要做什麼。但現在我會努力不讓它們打擾我的平靜狀態。隨著我越來越能控制病情，我的自信也越高，慢慢的我採用四步驟的成果也越來越好，這讓我越來越有自信，不會屈服強迫症。雖然我現在還是沒法完全根除強迫症，但多數時候我已經能夠控制強迫症，不會讓強迫症來控制我。」她這段敘述，可以說是採用「有問題的不是我，而是強迫症」這個原則的最佳說法。

凱倫有強迫性囤積物品的問題，她也覺得「轉移注意力」是四步驟中對她最有效的方法。她建議大家：「選樣你喜歡做的事情然後全心投入，像是種種花啦、讀段小故事啦、插插花、溜直排輪之類的。要是你能夠轉移自己的注意力和動作到那些事上面，那強迫行為的衝動就會慢慢消失，等衝動再出現時，到時候感覺可能不會再那麼強烈了。再次強調，發作時就去做別的事。真的有效！如果看到有人在居家用品大拍賣或是有人在垃圾箱裡丟了好東西時，我就會用上這個技巧。只要我能夠拖延一段時間，不去管那個衝動，到時候大拍賣時間就會結束、垃圾車裡的寶貝就會被別人撿走。何況，不管怎樣，到時候我一定已經沒力氣了，而且強迫症的衝動也已經消散了。」

凱倫跟大家保證，隨著行為改變，態度也會跟著改變。「每一次的成功練習，都帶有它獨特的芳香甜美，因為這獨特性，會讓你想要有更多的成功進展。每一次遭遇時，你也會跟著更有信心，知道自己這次一定可以成功，因為你之前也成功了。結果，你整個人就會不再消極，而變的更積極，不再黑暗，而變得光明。」

凱倫在連續兩年不斷清理家中囤積雜物後，她和先生已經清掉家中近四分之三的雜物。她也開始感受到家中一塵不染、庭院美麗一新所能帶給人的巨大滿足感，而且她也開始覺得可以自在邀請朋友前來參觀家裡了。不過她說；「這還不是我最大的收獲，最大的收獲是，我踏過心中一條看不到的界線，跟自己說『我要打敗強迫症』，這才是我從這個治療中得到的最大收獲。採用行為治療真的有效，那些讓我一直想要囤積雜物的強迫症老毛病、老念頭和衝動可能還是會浮現，但是它們對我絕對不會再有同樣的作用和影響。現在，成功的果實和自信，已經比靠囤積雜物以換得對未來的安全感保障更甜蜜了。我已經學會了行為治療的工具，我也有信仰所賜予的力量，因為我相信上帝對我的遭遇很關心。常抱這個念頭，讓我得到寬慰，也讓我得到力量。」於是凱倫，這位全新的凱倫，創了一個小事業，現在的她既成功又往前看，這是透過個人的經驗和認知，所獲得的信仰給她的力量。

別擔心，你不會真的去幹的

我們在加州大學洛杉磯分校收治的病患接受治療後，最早瞭解到的事就是，不管自己強迫症的念頭感覺有多真實，裡頭所出現的畫面有多恐怖危險，自己都不會真的去做。強迫症的患者，再怎樣也不會去幹下道德所不容許的事的。拉拉的強迫意念是暴力行為，因為這念頭實在太強烈，她很怕自己真的會去拿刀殺人，但她現在已經明瞭：「我從來沒有真的把自己的強迫意念做出來，傷害到別人。我絕對不可能會做的，我也不會想要去做。這就是我自己所不容許的事。我知道自己可以控制自己的想法和衝動，不管那些想法和衝動有多強烈、多具破壞性。」千萬要記得：強迫症不可能取代你的真實意願，所以就絕對不可能強迫你去做你心裡認為錯的事。

拉拉也瞭解到行為治療最主要的原則是：「我越用力想趕走強迫意念，這些想法就會越強。所以我會轉移自己的念頭，重新建構它。我會把注意力轉移到別的事上，做事，看書，看電視。只要轉念了，症狀就會減輕。」當她的強迫症惡化時，拉拉通常會對自己沒信心，覺得自己再也無法控制這些念頭。「但是當我轉念，像是打打電話聊天、去作菜、去健身房運動。我不一定每次轉移強迫意念都能夠成功，有時候我只能硬撐下去，強迫症本來就不會輕易放過你。它們就像是甩不掉的包伏一樣，你走到哪就跟到哪。所以我要更努力不要讓自己注意力被強迫症吸引。」一樣的，讓自己的注意力轉移到別的事物上，就算只是一小段時間，都可以幫你對抗頑強惡劣的強迫意念，只要那時間夠讓你瞭解，你並不需要一定等到強迫意念離開，才可以做轉移注意力的動作。我在前面一直說「要繞過」強迫症，不理會它的意思就在此。

拿拉拉的情況作例子，什麼是強迫症，什麼是轉移性念頭，有時很難區分。像拉拉雖然有強迫購物的行為，但是有時候當她有別的強迫意念或衝動出現時，她會用購物來作為轉移注意力的行為。「我會離開家門，讓自己忙，這時我會去購物，因為我不想就這樣回家一個人面對強迫症，因為我知道在家裡強迫症會更加嚴重，但如果出門在外，到處逛，就可以稍微壓制病情。」拉拉這樣做，其實就是在轉移自己對強迫症的注意力。

對卡拉而言，她的強迫症是她覺得自己會下手謀害襁褓中的女兒，但因為她已經把四步驟練到滾瓜爛熟、倒背如流，「基本上就像是在簽自己的名或是喝水一樣輕鬆，要是這樣持續性地反覆，它會變成會自動反應，就像是燈泡自動亮了一樣。這是很好的防禦機制。」這時大腦中的換檔機制，就會變回到自動換檔了。

讓自己忙碌也是一種防禦機制。卡拉參加女兒學校的家長會，也作公益收集舊衣分送給需要的人。她發現「為人們作這些有意義的事，你就會不再把注意力放在自己身上，雖然無法讓強迫症一勞永逸消失，但我也不會去跟別人說，我沒有強迫症。我還是有強迫症，每天要服藥，可是在強迫症之外一個人還有很多不同的面相，我希望別人能夠瞭解強迫症患者在強迫症之外，還有日子要過，而這樣的生活是你努力換來的。千萬別覺得自己一定是作孽或是沒燒好香，或是老天爺的報應在懲罰你，所以才會得到強迫症。」這是一個很好的示範，讓我們看到個案打心底地接受自己的強迫症，這麼做，其實會讓你在施行四步驟時，在各方面都獲得更好的效果。

吉兒對污染有很嚴重的恐懼，會拿酒精消毒全家。她也在接受四步驟治療後，學到了同樣寶貴的一課：「我如果沒在上班，那強迫症發作起來會更嚴重，因為有太多空閒時間來縱容它惡化，只要我越忙碌，那我就會變得越健康。」她現在強迫症已經獲得控制了，她已經「準備好要重新迎接主流社會生活了。」吉兒原本是房地產仲介，她會趁空暇時間接受強迫症治療。在那個期間，從事房地產工作很適合她的生活型態需要，因為這工作的時間有彈性，她可以一邊工作，一邊照顧自己的病情，還能夠打理兩個女兒的成長。現在兩個女兒都已經長大了，所以她就可以準備「從事更具創造力的工作。」這對一位曾經飽受強迫症之苦的人而言，是非常大的改變，從前的她，完全無法離家遠行，連要呼吸，都要用沾過酒精的棉球來潔淨空氣。

蓋瑞也是從十幾歲時就飽受強迫症之苦，這個念頭一直告訴他要對正在和他講話的對象「發動攻擊」，不然就是要他向對方講出不雅或不恰當的字眼。可以想見，他從來沒有真的照做。我們的經驗也告訴我，強迫症患者從來沒有真的會實現心裡想法的。儘管如此，這些強迫症想法還是不斷在摧殘他的生活。但隨著他遵照四步驟用心地練習，再加上小劑量的藥物幫助，他漸漸可以讓自己「轉移注意力」到其他事情上，並且讓注意力轉移的時間逐漸拉長。他很認真地繞過自己的強迫症想法，不去受到影響，於是就發現自己越來越少浪費時間在腦海裡重覆一些沒有意義的字句，或是不斷地在重覆一些強迫行為，只為了想讓自己那些暴力的念頭消散。隨著對自己在控制那些惱人想法上越來越有信心，蓋瑞可以在和人交談時，即使有強迫意念闖入腦海，他也越來越能加以克制，知道自己能掌握病症後，他的社交生活於是開始有所改善。而且，他甚至還刻意使用社交互動來當作「轉移注意力」的工具。他會去認識新朋友，也會在工作時對於無意間認識的人更加友善。在接受行為治療加上藥物控制十五個月後，蓋瑞達到停藥階段。他不再對和人親近感到恐懼，終於在多年單身後，開始嘗試第一次與人交往。而且他還去洛杉磯愛滋病計劃中心擔任志工，作為他「轉移注意力」練習的一部份。

喬安有一段時間因為腦海裡不斷出現黑暗、陰鬱的想法，讓她透不過氣來，情緒幾乎就是完全失控的狀態。她還記得自己第一次感受到不再卡關那一天，那種終於解脫的感覺。這是意識到大腦不再卡關的體驗。在那之前，她說：「我完全不知道這樣的感受是什麼樣子；我的大腦不知道正常是什麼感受。大家總是說：『活在當下』，但是如果你一直被卡住的話，你就是沒法做到這一步。我現在懂了，時間是不可能停止不動的，再怎麼短的時間都不可能。所以我現在就是盡量讓自己往前走。」現在的喬安則是：「我的生活不一樣了，雖然從外表來看，我好像沒有麼改變，沒有人知道我腦子裡所經歷的那些折磨。但現在的我能夠感受到喜悅，可以專注在自己想做的事情上，可以發揮自己真正的長處，可以有自己的人生！當我心裡那個黑暗的聲音又開始干擾我時，我清楚怎麼一回事。我會『轉移注意力』，告訴自己要往前走。我已經有方法幫助自己，能夠控制那個腦子裡的聲音，不再讓它產生破壞，影響我生活中的每件事。」

喬安現在瞭解到，她對自己的強迫症有辦法控制了。只要在治療初期，學到「轉移注意力」這個方法，讓自己忽視那些干擾性的念頭，繞過這些念頭，就算只是為時幾分鐘，也可以讓她獲得一種病情在自己控制下的感覺。這種獲得掌控力的感受，對病情很有幫助也很重要，之後一定要一再加強並且鼓勵病人繼續體會。一開始時，即使只是一小步，也是非常有意義的。患者從這裡開始就會瞭解，其實不用一定要全面控制住這些干擾性的想法，也不用一定要完全移除這些想法，才表示自己已經有進步，可以恢復生活功能了。在剛接受治療時，雖然花了很大的力氣才在「轉移注意力」方面進步一點點，但光是這樣的努力就足夠推動將來進步一大步。同樣的努力，會在訓練後期時，發揮更大的功效，因為隨著你練習四步驟，你的大腦也逐漸在改善。

珍妮多年來一直在與各種不同的強迫症奮戰，其中一個是她會傳染核子幅射給別人，但現在的她已經可以控制這些念頭，瞭解其來源，甚至還能夠不再需要藉用過去她用來對抗強迫症所用的那些躲避方法了。一度她還出現一種不尋常的強迫症，老覺得自己開車時撞死了人，她的解決之道是，乾脆就把車扔了。她說：「我會編藉口：『因為我視力不好，所以無法在夜裡開車。』或者是『我太窮了買不起車』。」她也有一定要檢查東西的強迫症，她沒法忍受看見別人家的爐子，老是會嫌人家的手把有點不正。所以她就找到一個一勞永逸的方法：「我到別人家去參加派對時，我會帶涼菜去，不必加熱，以避免進對方家的廚房。」想當然爾，她所有的強迫症症狀都沒能因此變好，除非她真正面對問題所在：直指問題為強迫症；然後再「轉移注意力」到其他正面行為上。她後來在加州大學洛杉磯分校門診中學到了行為治療，加入了我主持的每週治療小組聚會，我們介紹給她四步驟練習。雖然珍妮現在依然有著「典型強迫症恐懼的各種輕微症狀」，她已經可以在強迫症發作時「往前走」。她擁有一份好工作，還有很多朋友，也開車，也可以帶需要加熱的食物去參加朋友的派對，不用怕要進廚房了。她說：「我覺得我現在可以搬到世界上各個地方去，過各種不同的生活了。」

朵蒂原本是因為為了預防壞事發生在他兒子身上，而被迫要作很多古怪重覆的事。她曾因強迫症住院一年，但對她的病情並沒有幫助。她現在明瞭到，問題出在她自己身上。她記得在精神病醫院的情形：「我們每天都要接受小組治療，但是卻沒有醫生知道我的問題出在哪裡。大家會說：『朵蒂，輪到你了，你有什麼可以告訴大家的嗎？』這個嘛，我是很想幫助大家，但是我絕對不會講自己的事，沒有比這更糟的了。」有一天她受不了了，大叫著跑出小組治療：「我在醫院唯一表現出情緒的一次就是那次。」為什麼她沒有辦法把自己害怕的強迫意念講給大家知道呢？「因為我覺要是我講出來，那些念頭可能會成真。」她來參加我們在加州大學洛杉磯分校的治療計劃四年後，她現在可以不用服藥了，目前的她有一份穩定的兼職工作，她還說想用自己面對強迫症的經驗和心得來幫助其他強迫症患者。這正是最高段的「轉移注意力」：和別人一起進行認知生物行為治療。

強迫症竟成催情藥？

杜敏戈的強迫症是他老覺得自己指尖是刮鬍刀片，所以生怕會因此傷到老婆。他對於強迫症影響他性生活的看法非常有趣，甚至可以說是非常獨特。杜敏戈是位高大、黝黑、精瘦又笑起非常開朗的人，他很受女人喜愛，他最近結婚了，但在結婚前他交過不少女友。下面這段訪談是他結婚前進行的。

杜敏戈說自己在性愛時：「因為強迫症的干擾，很難集中注意力，我覺得自己有一半身體是跟眼前的女人在一起，但強迫症的念頭會不斷出現來干擾我，讓我一直無法集中精神，結果就會把過程拖得很長。我人雖在她身邊，但是心思卻不在，所以我就一直無法高潮，和我在性愛的女性覺得這真是一大享受，因為整個過程就可以一直進行不斷，我會一直不停地和她交歡，她們會跟我說，我真是萬中難尋的極品。」但杜敏戈在性愛過程中，一再來干擾他的強迫症念頭究竟是什麼呢？他說：「可能是『我前門有鎖好嗎？』『我音響有沒有記得從車上帶下來？』『我狗有記得餵嗎？』他床上的女伴有注意到他心思完全不在她們身上嗎？他笑著說：『她們會問我的心思有在她身上嗎，我會回答，等等就會，你放心享受過程。』她們都能體諒。」

儘管現在杜敏戈已經成功克服了許多不同的強迫症症狀，但還是有新的症狀會闖進他的腦子裡。他認為自己透過認真練習四步驟，這樣的情形算是相當有收獲了，因此他覺得自己對抗強迫症的戰爭已經成功了一半。每當有非常不好的念頭闖入腦海時，他說：「我會深呼吸，然後跟自己說：『我辦得到。我有要事在身，不能每次只要自己不舒服，就停下來什麼都不做，等個十五分鐘，因為到後來往往十五分鐘會拉長成兩小時，因為強迫症會一個接一個來。要是我枯坐十五分鐘等它過去，那可能到後來是整天都坐在那裡什麼事都幹不成。』」所以他乾脆就讓自己知道，自己絕對不會把那些強迫症的想法付諸實現，然後去忙自己的事。他這種作法，我們在加州大學洛杉磯分校就稱為「主動再評價」（Active Revaluing）。

不是每個人都有杜敏戈這樣堅強的意志力。但是也不是只有他能夠走得比四步驟教的更遠，把四步驟當成基礎更往前進一步，最後甚至完全不用再藉助於四步驟，而能夠將這四步驟完全了然於胸，像在默念經文一樣，完全成了自發性的反應。只要透過一再的練習，很多患者都跟杜敏戈一樣，可以不再進行「再確認」、「再歸因」兩個步驟，因為他們已經將之內化，會自動地運行這兩個步驟，而直接跳到「轉移注意力」的步驟，這是因為他們能夠快速地進行「主動再評價」的動作，將闖入的念頭和衝動視為沒有意義、可悲的強迫症症狀。

這當然是整個訓練最終極的目的所在。

本章重點

- 第三步驟是「轉移注意力」。
- 「轉移注意力」表示在出現干擾的意念和衝動時，要改變自己的行為，不要隨之起舞，應轉而將注意力放在有用、而且有建設性的事情上。去作點別的事。
- 這是有付出才有收獲的步驟。也就是說需要個人主動參與，不能被動地不作為。
- 運用十五分鐘法則：去作些有益身心、又愉快的事，最少從事個十五分鐘，避開症狀。過十五分鐘後，要記下症狀有了什麼變化，然後再「轉移注意力」十五分鐘。
- 運用「公正的旁觀者」這會強化你的心志。
- 行為一旦有所改變，大腦也會跟著改變。

第四章 步驟四：再評價

強迫症教我的事。

步驟一：再確認 RELABLE
步驟二：再歸因 REATTRIBUTE
步驟三：轉移注意力 REFOCUS
步驟四：再評價 REVALUE

步驟四：再評價是當我們用心練習前三個步驟：「再確認」、「再歸因」、「轉移注意力」之後，自然會得到的成果。只要持續練習，很快就會瞭解到，不管是強迫意念或是強迫行為，都是無意義的干擾，完全不需要去在意它們。瞭解到此點後，就能進行

> 「再評價」，把那些病態的衝動「貶價」，把它們擋在外面，一直擋到它們慢慢消散為止。隨著大腦的運作越來越正常，你就會更容易看穿強迫意念和強迫行為，不再被它們所騙。你的大腦會以更正常、自動的方式運作。最後，強迫症的症狀就不再那麼強烈了。

受強迫症所苦的患者實在太痛苦了，所以常會審視內心，想找到答案，想知道為什麼是自己患上這個病。很多時候，他們會覺得「我有這些不好的念頭，我一定是很糟的人。」

要是你無法主動將這些想法「再評價」，將之定義為「大腦發送的錯誤訊息，和道德品行完全無關」，那你很可能就會因此而感到喪氣，開始厭惡起自己來。所以關鍵就是要能夠瞭解到，這些想法的出現不是你能控制的，不是因為你真心想要的。

有信仰的人，往往能夠在褻瀆神明的強迫意念出現時，認識到這不是真的有意對聖母瑪利亞或耶穌基督不敬，而只是強迫症這個病所造成的。瞭解到這點，就應該把這樣的事當作考驗自己信仰的大好機會，適時對自己進行內心信仰的審視。瞭解到那些褻瀆上帝的想法不過是疾病造成的，而不是你的信仰不夠純正，也不是你的人格低下。這種想法很重要，能幫助你發展出忽略強迫思維的能力，讓你繞過褻瀆上帝的念頭，不去正視它。

「再評價」這個步驟的基本原則是，你越能看清楚強迫症狀的真相，你就能越快將之視為沒意義的念頭，不值得你注意。前三個步驟的練習，會慢慢讓你不再因為強迫症發送的假訊息而感到恐懼和惶恐，因為你已經不再只看到這些假訊息的表面了。隨著你瞭解到不用受到強迫症的控制、不再隨之起舞，你就能夠將之貶值，開始忽略它，它不過是討人厭的害蟲。你越能有意識且主動地「再評價」強迫症，將之視為愚蠢荒謬的念頭，你就越能快速且平順地把「再確認」、「再歸因」和「轉移注意力」這三個步驟表現好，而你大腦中的「自動排檔」功能就會越平穩地恢復運作。「再評價」這個步驟幫你在行為功能上成功換檔，而且隨著患者越瞭解自己的病情，越來越常使用四步驟來對抗強迫症這個敵人，患者通常會獲得全新的能力來對自己的生活「再評價」，也會重新對自己和對他人的感受重新給分。

拉拉這麼說：「患上強迫症讓我成為專注、敏感、有同情心的人。患上這個病，讓我謙卑起來，雖然這個病讓我內心痛苦，但我因此獲得力量，我的心和自信心也跟著提高。這也讓我在與病症搏鬥時更加用力，決心要為自己內心所相信的真實和善良奮戰不懈。這個病讓我變得不那麼愛批評別人、不隨便論斷生活困苦的人。」

上帝是愛我的

一旦獲得了對抗強迫症的工具，並且知道自己再也不會被強迫症左右生活，很多病患會開始惋惜自己過去因這個病而浪費掉的時間和錯失的機會，也會開始期待未來，想用重新燃燒的熱情來過生活。通常這會帶來內在性靈的醒悟。

喬爾大致上克服了囤積和害怕污染的強迫症念頭後，發現自己多年來第一次真正感受到「生命本身就具有價值。過去，我並沒有憂鬱到想要自殺的念頭，可是當時的日子真的就像在作苦工一樣。」卡拉則說自己很感謝女兒，她的強迫症讓她老覺得自己會手刃親生女兒。她現在病好了，女兒也長成快樂健康的六歲小孩。雖然卡拉在那段最黑暗的時光時，始終非常虔誠，但她也曾懷疑，她有這麼糟糕的念頭，全能的上帝能原諒她嗎？現在她瞭解了：「上帝是愛我的。」她對自己的人生「再評價」了。她不再沉陷在自己的罪惡感和忿怒中，整個人已經煥然一新，決意要作些更有意義的事，不要只是為了餬口而做著自己不愛的工作。她說：「我想要自己的生命能夠對世界有所貢獻，我想要幫助其他人。因為罹患強迫症逼得我非更努力不可，有很多人需要幫助。我覺得我得以逃過一劫，上天要我患這個病是另有安排，要我對世界有所貢獻。」

你心裡的想法、現實以及大腦所發出的錯誤訊息之間的差別，上天當然也一定能明辨。千萬別忘了這一點。認知生物行為自我治療的方法，其實也給了信徒一個機會，能夠主動採取行動，來確認自己對於上帝的信心，相信祂深知你的為人。真的讓你痛恨自己的，是你自己，因為你把自己受強迫症影響而生的褻瀆神明的想法當真，沒看透它的真面目，又不相信上帝，不相信祂能夠分辨真實和虛假的想法的差別。想贏得最重要的戰役，一定要通過信仰的試煉。

所以一定要一再地提醒自己：「這不是褻瀆神明的念頭，這是強迫症的症狀，我不相信，這並不是我真心的想法。」

克里斯多夫就是一位腦海中不斷浮現褻瀆神明念頭的強迫症患者。他有次在翻閱保守派宗教雜誌時，讀到一篇文章，文章中說領受聖體時不應該拿手去接，可是現在羅馬天主教會都是這麼做的，而且他從小到大也都是這麼做。因為他生性就保守，讀到這篇文章讓他大受驚嚇，生怕自己的錯誤作法觸怒上帝，所以之後有很長一段時間他都只敢用嘴領受聖體。這還不只，他連身邊別人用手領受聖體的事，也開始有強迫性的想法，覺得這樣不對。因為這個強迫意念太強烈了，讓他有很長一段時間都很怕禮拜天的望彌撒，每個禮拜從禮拜五和禮拜六就會開始緊張。後來他強迫自己不要聽從強迫意念的話，寧可冒犯上帝也要試試看用手領受聖體。他第一次用手接時，竟然嚇出一身冷汗，心跳加快到連他自己都聽得到心跳聲。可是，想當然爾，上帝並沒有懲罰他。

有宗教信仰的人所表現出來的強迫症症狀，很多時候都會和宗教有關，或者隱隱約約有宗教暗示，這件事很少被提及或是注意到。克里斯多夫第一次尋找專業醫療協助時，他向醫療人員自訴病情，表示自己的症狀應該是被魔鬼附身，但卻被醫療人員視為無稽，不予採信，他這樣的遭遇日後醫界應深自引以為戒。今日的精神病醫師很明顯無法對這類人設身處地著想，這類人之所以會在病症上有宗教相關的念頭出現，主要是因為他們本身有虔誠信仰所致。克里斯多夫是相當聰明且有見解的人，所以他其實是很知道自己身體的問題，也清楚他之所以會產生那些可怕的想法，並不是受到魔鬼的影響。他透過禱告對自己內心的審視，很清楚知道自己並沒有受到魔鬼的影響，也很清楚自己是因為神經精神方面的問題才會出現這樣的症狀。他仔細思考過自己是否真的受到魔鬼影響，也已排除掉這個可能性，釐清後他才去就醫尋求精神科醫師的協助。但是克里斯多夫第一次和這位誤解他的精神科醫師之間的互動狀況，其實更反映出，精神科醫師這個行業的傲慢以及普遍的無知，而不是克里斯多夫本人精神狀況的問題，他不過是想要把自己的痛苦講得更清楚，好讓醫師明瞭而已。

遠離強迫症的陷阱

在四步驟的脈絡下，「再評價」可以被視為對於前兩個步驟「再確認」、「再歸因」的強化作法。只要不把強迫症的症狀不假思索就接受，強迫症的患者就會像某位患者說的那樣，把這些惱人的感受和衝動都視為「大腦中的有毒廢棄物」。能夠這樣轉念，讓患者可以很快地迴避這些強迫症念頭和衝動，也就可以讓「再確認」「再歸因」兩個步驟變得幾乎是自發性的動作。這時患者就不用再費心去「手動換檔」，一檔一檔地變速，而能夠下意識地自動換檔，自動改變行為了。這時的他們，能夠在強迫意念出現時，立刻加以辨認，知道這是屬於強迫症的症狀。持續性的自我四步驟療法，能夠讓患者的症狀越來越輕，然後就能夠讓患者在進行「再評價」時，越來越輕易將強迫症狀貶為不重要的垃圾念頭，繼而就能夠越輕鬆地作到「轉移注意力」在有助益的事情上。

以下是如何在腦中將這些步驟形成形的方法：

- 四步驟自我治療能夠造成大腦的改變，進而讓強迫症症狀強度減輕，恐懼也減少。
- 這也會讓你對症狀的「再評價」能力更獲得加強，因為會讓你更容易看清楚強迫症症狀的真面目，因此又加強了前三個步驟「再確認」、「再歸因」以及「轉移注意力」，並能讓大腦再進一步獲得改善。因此，會形成一個具有療效、由自己促成、往進步推進的治療模式。
- 進行到「轉移注意力」這一步驟時，這時很可能大腦中的化學成份已經產生變化了，因此會讓強迫症衝動減輕，也讓患者更容易進行「再評價」的步驟。
- 「再評價」又會讓「再確認」和「再歸因」兩步驟進行起來變得更容易，而且會讓「轉移注意力」步驟進行的次數增高，而這也會進一步讓大腦獲得更多的改善，因此症狀會大幅的減輕，最後則會讓患者進行更多的「再評價」步驟，成為一個正向的循環。

這樣下來，最後通常是會讓強迫症狀的強度明顯降低，雖然強迫意念和衝動可能還是會出現，但是患者對這些念頭和衝動的行為反應，卻能夠獲得更好的控制。

傳統行為治療技巧的作法，是讓受焦慮所苦的患者，在面臨造成強烈強迫症衝動的刺激時，被動地「撐過去」，忍一個小時左右，等忍到焦慮感消退。但這樣的做法，對於受強迫症所苦的患者而言，並不是可以輕易進行的治療方式。強迫症患者真正較能進行的，是將傳統行為治療的技術稍加改良，用自我施行的反應預防方式，使用四步驟的方法，慢慢地拉長治療時間。這意味你要告訴自己說：「沒關係，這不過是強迫症」（這是「再確認」）；然後「再歸因」該問題是大腦出錯所致；「轉移注意力」在有建設性的愉快活動上，而不要去從事強迫症要你做的洗手或一再檢查門鎖。最後再對這些強迫症念頭和衝動的重要性進行「再評價」。

進行「再評價」時，要瞭解自己的強迫意念和強迫衝動一點也不重要，要相信自己一定能夠對付它們。你在做的，基本上就是將這些沒用的念頭進行「貶值」的動作。要讓自己儘量先等個十五分鐘，讓忍耐的時間慢慢增加，這樣就讓自己有足夠的空間來迴避強迫症的念頭。花十五分鐘專注地用四步驟來進行自我行為治療，能夠讓你在撐過強迫症帶來的衝動上，有更長足的進步，遠比只是枯坐十五分鐘，完全沒有在用心有效很多。擁有強而有力的心智能力，這份能力是隨著你練習四步驟會逐漸鍛鍊出來的，而這份能力會幫你越來越能夠注意到你在對付強迫症症狀時，逐漸改善的細微變化，也會讓你看到這些變化對你身心的深遠影響。是怎樣的深遠影響呢？具體來說，就是你正在透過改變自己的行為，逐步改變你的大腦運作方式，這讓你逐漸拿回你自己生活的控制權。強而有力的心智能力讓你能夠注意到細微的身心變化，瞭解到這些變化對身心的進一步影響。

之前提到過那位毫無來由、老覺得男友不忠的哲學系學生安娜，她說自己能夠康復，或多或少要歸功於她換一種新的觀點來看待強迫症的念頭和衝動。她說：「一旦我學會把強迫症的症狀當作強迫症來看待，而不當作是『重要的、有意義的』想法，我就幾乎可以說是從強迫症中獲得解放了。之後隨著我能夠把『再確認』這個步驟運用自如，我就瞭解到，隨著強迫症衝動起舞、一直沉浸在強迫意念上是有多麼沒效率，這讓我更容易無視於強迫症的詭計。」安娜把強迫症擬人化的作法對她很有幫助，她說：「強迫症很聰明又詭計多端，一直想要引我入甕。」雖然安娜腦海裡那些擾人、干預性的念頭並無法驅走，但是她說：「就算是情人，又有誰知道他就會百分百對你忠誠，身體和心裡都不會背叛你呢？」她的強迫症念頭並沒有辦法獲得改善，對她而言是極端痛苦的事。但是她說：「我現在看過強迫症玩的詭計許多次，所以學會要怎樣動腦筋來繞過強迫症，我不再像以前一樣，那麼容易中計，去作那些強迫性的動作。」練習四步驟不僅讓她從強迫症的痛苦中獲得解脫，同時也讓她更懂得「自我控制，對於解決任何難題也變得更有信心。」

意志的拔河

強迫症如影隨形緊跟著你，讓你躲也躲不開，不像是物品或地方，你可以選擇迴避，所以就更難迴避強迫症的出現。我們有名患者就這麼說：「大腦就長在自己身上又不能丟下它。」強迫症大多時候也無法靠著邏輯推理來推翻它。如果心裡有個聲音一直警告自己說：「你一定要做這個強迫行為，不然會出大事。」然後你就是不聽，結果飛機真的掉下來了，儘管「飛機墜機」和「你不去做強迫行為」，這兩件事之間明明就是沒有因果上的關聯，但是其超自然部份的關連，卻也難以獲得證實或否定。不過我們確知的是，這位患者若因為強迫恐懼，害怕飛機會墜機（或是地震、大災難），而被迫不得不一再進行強迫行為，那他肯定會過著生不如死的日子。

我的建議是，你要針對強迫症從事主動的「再評價」，再加以「再確認」和「再歸因」兩步驟中的兩個小步驟：也就是二A小步驟：心理準備（Anticipate）和接受（Accept）。第一個A的心理準備指的是，要做好心理建設，一天之內可能會出現好幾百次強迫意念，千萬不要被嚇到，就算是來得非常兇猛、讓人極端的不舒服，也要在心理上準備好會遭遇這樣的情形。強迫症這個病最讓人想不通的地方就是，患者即使是一天內出現上千次的強迫意念，但每次出現時，他都還是會出奇不意地被嚇到。所以患者一定要有意識地刻意準備好自己，才不會到時候被嚇到。透過這樣的心理建設，就能夠在強迫意念出現時及早辨識出來，以便立刻進行「再確認」的步驟。這麼一來，你就能夠即刻進行「再評價」步驟。這會讓你學會，儘管強迫意念還在腦海中盤旋，但你卻可以進入下一個想法或動作，無視於強迫意念的干擾。這時，第二個A也就是「接受」就會派上用場。當你「接受」了自己的問題是可以治療的醫療問題，就不會再沮喪，不會再責怪自己的動機。雖然你真心不希望腦海裡出現強迫意念，但你也「接受」它的出現不是你能控制這個事實，不是你要它來的。很多強迫症患者會左思右想，想破了頭「要是我真的做了強迫症要我做的不好行為會怎樣？」，他們會幻想自己被人戴上手銬、送上囚車、運往監獄、眾人還跟著叫囂：「瞧，他動手了，他動手了！」的情景。所以一定要「主動再評價」強迫症，而不要讓「再評價」這步驟自然走到結束，要主動介入，否則它就真的會趁你在和強迫症奮戰時，無所謂地執行完。至於很多人會擔心的問題：「我怎麼知道自己不會真的動手？」其實答案是：「因為你不是真的想動手去做！這只是強迫症，是大腦發送的錯誤訊息，不可能取代你的真實意志。」

拉拉一直被刀子相關的強迫暴力念頭所侵襲，有一位精神醫師就質疑她：「你怎麼知道自己不會照強迫症念頭想的動手？畢竟殺人魔曼森（Charles Manson）也患有強迫症啊，瑞達姆（Jeffrey Dahmer）也都一樣。」可是拉拉現在懂了當中的差異：「重點是他們本身就是有暴力傾向的精神病患者，這種人沒有良知也沒有罪惡感。但我卻是有罪惡感的人，我還有憂鬱症，我知道『我可不想因此要揹負殺人的惡果』。」更何況，這兩人究竟是不是真的符合強迫症的症狀，這都還是值得懷疑。這兩人都沒有接收到大腦發送的錯誤訊息，他們一再在大腦中構思邪惡的事，打算去好好幹一樁。拉拉和我就聊到說：「我不可能真的動手，因為我心裡就是不想做。我不想要傷害人，我這人絕不可能這樣做。」她說的真的沒錯。

說起來容易，實行起來卻很困難

我身為醫療專業人員，看著許多病患努力想要克服自己的強迫行為和思想的過程，真的是讓我感到自己的不足。有很多次，強迫症患者跟我說：「這說來容易，實行起來卻很困難。」我雖然瞭解這有多困難，但我從來沒有自以為是地回應「你去做就對了」這種漫不經心敷衍人的話。對抗強迫症很辛苦，是很艱難的挑戰，但相對的，獲得的回報也很大。而且，這場仗是絕對不能省的，因為強迫症片刻不讓人清靜；想要片刻清靜，那就要靠自己努力去賺來。

我們治療的終極目標當然是要讓焦慮感消失。在加州大學洛杉磯分校我們發現採用漸近式的延遲方法，逐步讓忍耐的時間從十五分鐘增長，會讓治療變得較能夠有效，讓患者能夠在焦慮狀態時就能評估當下狀況，並注意到自己的改變，這將會讓這個目標更容易達到。當然，也可以把一連串的延遲時間擺在一起，讓時間越來越長。而且要記得在這個延遲等待的時間裡，一定要進行四步驟。在進行「轉移注意力」和「再評價」兩個步驟時，要在你的康復日記中紀錄你進行的活動，把這些紀錄當成是你的成就一樣，這會讓這個過程獲得進一步的強化。在日記上你一邊記下焦慮狀態和衝動的減輕，一邊則紀錄了自己是因為進行過哪些活動而讓焦慮減輕，這會讓你看到進步的跡象，進而讓你更有決心要挺過整個治療過程，面對進行四步驟的辛苦挑戰。結果你就會把每一個小小的進步都視為是一次勝利，而不會因為無法一次戰勝焦慮而自責，進一步垂頭喪氣。從而你會發現，你主動幫助自己康復，你就是自己的治療師。

強迫症最諷刺的就是，它有時候會因為自己對於細節非常的專注，而在某些領域有高功能的表現。累積多年在強迫症儀式行為的操作後，讓病患竟然因禍得福，在觀察力和記憶力上獲得增長，成為他們在適應病情之餘意外發展出來的技能。可惜的是，這些患者也告訴我們，他們總是在想，自己要是沒花那麼多時間在和強迫意念和強迫行為虛渡光陰的話，不知道能夠有多高的成就。

麥可的強迫意念是老是覺得自己的褲子會不斷縮小，他說得很坦白：「我的強迫症扼殺了我成功的機會，我智商很高，在很多方面原本都很有潛力，但因為強迫症這些機會都斷送了。每天早上我睡醒後，就只能開著十幾年的老車去做個基層的工作，但我一點也不想做這份工作。強迫症害我這樣的。我恨強迫症，因為都是它讓我無法做自己想做的事。」

為了想知道強迫症怎麼影響到生活，麥可看了很多關於精神方面疾病的書籍，想要知道這些疾病的成因，因為他想知道自己為什麼會得到強迫症。他以為：「真的就是因為生物化學上的問題，讓我當年八歲還在小學時那麼不好過嗎？或者是反過來，強迫症其實是情緒以及其他導致人生病的因素，像是遺傳共同造成的呢？我想要知道我是怎麼變成現在這樣的，進而能夠成為自己想要成為的那種人。這一切都太難懂了，也是我想要一直研究下去的。這應該也是康復的過程中所要經歷的。」他說，現在有時候他還是會「想要拿把刀子往自己頭上插，把生病的那部份腦子挖出來」。他常常睡醒後一身疲累自問：「為什麼我不更努力點？」（很多強迫症患者都會自述說有睡眠中斷的情形，這讓他們經常覺得很疲倦。要是這種睡眠中斷的模式是長期的，那主治醫師就要考慮患者的強迫症已經因為憂鬱症而變得更複雜的可能性。）麥可說，有一段時間他睡醒後會覺得「像是睡覺時跑了場馬拉松一樣」。透過藥物的輔助，搭配行為治療，讓麥可能夠睡得更好，在職場上表現也更有效率，很可能，因為接受了強迫症的治療，讓他的憂鬱症也一併被治好了。

悵然若失

當強迫症患者成功對自己強迫症症狀「再評價」，並得以拿回自己生活的主導權後，這時很多人會對於強迫症的消失，有悵然若失的感受。傑若米就是這樣，當他的強迫衝動越來越少，原本因為強迫症而經常焦慮，生怕自己的食物被酒精所污染的他，就發現：「我覺得日子突然空掉了，這種空虛感是我以前從來沒有感受到過的。因為多年來，我的生活都被強迫症所掌管，它就是我生活的一切。我花在想它的時間比想別的事的時間都多。但現在強迫症幾乎就消失了，因此我所感受到的空虛感是千真萬確的。我還真的為自己強迫症消失感到難過。這種感覺一直持續到我用正面的活動來填補空虛才消失。正向的思考和感受隨後出現，吃飯用餐才不再成為一種折磨。當我瞭解到強迫症不過是無謂的腦中噪音後，我就發現自己可以享受用餐的快樂了。現在我已經有兩年不再去浪費時間耽溺在食物有酒精的強迫症想法中了。」傑若米也克服了他對於使用公共廁所的恐懼，還有其他的焦慮情形。他說：「感覺真好」。

某些強迫症患者可能會利用自己的強迫症當作藉口，來掩飾自己其他方面的不足，或是合理化自己一些自我毀滅的行為。精神科醫師通常稱這類的藉口是強迫症的繼發性得益或次級獲益（secondary gains）。像芭芭拉對咖啡機有強迫症，她擁有長春藤名校的學歷，卻只能一直擔任臨時雇員的工作。她就回顧道：「雖然難以啟齒，但其實這一來我就可以拿強迫症當藉口，然後儘管找一些低於我能力所及範圍的工作，這也讓我免得去承擔風險。可是，這其實是自信心所造成的，而不是強迫症的問題。這點我得擔心，因為總不能一輩子都拿強迫症當藉口吧。」芭芭拉對自己總是低就的問題坦承不諱，她說：「但原因不在我有強迫症，而是因為我對自己能不能承擔較好的工作沒有信心。所以我就盡挑些不用花精神力氣也能夠作的好的工作來做。這樣的工作拿我在大學所學來說，當然派不上用場。」但是芭芭拉自認為她自信心低落的問題，跟她有強迫症並沒有關連。問題主要在於，她父親酗酒成性，她自己也有一度過量飲酒，還有強迫性暴食症的問題，因為要跟酗酒成性的父親共同生活帶給她很大的壓力，因此她靠著大量暴食來平撫壓力。

她說：「我知道自己很聰明，能力也好，但我心裡卻總是覺得自己不夠好，這種感覺就像強迫症一樣。是一種所有的機會都對你關上門的感覺。明明所有的爐子都關好了，可是我就是還是不相信自己有關好。看履歷我好像很出色，但全都被我自己給搞砸。前不久才剛有人給我一份很棒的工作機會，簽完約後我卻又毀約。當時我的藉口是我有恐慌症。我跟雇主說我很焦慮，結果他們果然就嚇到了。我這態度很不專業我知道，我知道自己應該是從此被這個行業視為拒絕往來戶了。」不過，我們可以發現，當她後來藉由四步驟改善了強迫症的症狀後，她對於責任的懼怕問題也有所改善。

卡拉也同樣有著自信心方面的問題。卡拉就說，有強迫症的患者，因為自信心非常的低落，往往會把怒氣往肚裡吞，不管說不說得過去、合不合理。她說：「要是有人對你說了什麼負面的話，或是那一天出了什麼不好的事，你不會正面去解決事情，只會把情緒內化。焦慮就是其中一種情緒。你會傾向把忿怒吞下去，會對自己說：好吧，為什麼我事發時不這樣、那樣，為什麼當時我要那樣回話？為什麼我不這樣回話？情形就跟強迫症發作一樣，你就是會一直放馬後砲，而不會去想，其實問題會發生可能跟你一點關係也沒有。」有可能是，強迫症造成你的思考模式中的壞習慣產生。而這時練習四步驟就能夠一石二鳥，同時解決兩種問題。

雖然現在的吉兒已經幾乎從清洗和打掃的強迫症中解脫了（她不再用酒精消毒家裡），她還是很重視加州大學洛杉磯分校的治療小組的聚會。她解釋自己持續前來的原因，她說是因為小組幫助她對自己的生活「再評價」，瞭解到自己「的狀況已經是比許多人還要好上許多了。」而這點也讓她要戰勝病魔的決心更為堅定，因為她注意到，許多強迫症患者其實經常會「利用強迫症當成藉口，從而不用對自己的生活負責，也不用有所改進。有很多有才華、生產力強的人，都因為強迫症平白虛渡了人生。」她因此想要鼓勵那些強迫症患者使用這四個步驟作為工具，她說：「只要一次一小步就好。」就像她當初踏上康復之路的情形一樣。

當初吉兒接受治療時，她學會了對死亡和污染的強迫恐懼進行「再評價」，她四十多歲才猛然醒悟：「我不能每次只要有親近的人過世，就跟著也不成人形。」她的第一小步是自行進行暴露治療。她在家裝了一個捕鼠籠，可是一旦看到裡頭真的有老鼠掉入陷阱時，卻讓她覺非常過意不去，所以就會給老鼠弄水喝。她說：「我知道老鼠不久就要死了，我這麼做，是因為要訓練自己面對死亡。」她的愛貓在她家待了十一年，後來生了病，吉兒於是將捕捉到的老鼠，視為貓的化身，藉此來讓自己對貓即將過世的事，有心理準備。吉兒不斷產生一種恐懼心理，覺得「貓會在我面前停止呼吸。那到時候我該怎麼辦？會害全鎮都被污染吧？」後來她的貓真的過世了，但吉兒當時已經接受治療了，所以有辦法正面與之對決。她於是對過世的貓吻別，洗澡，就這樣。她還記得：「我們甚至半路還去找獸醫，還一支租來的電影，這樣才不會又被多扣一天的租片費。能夠這麼冷靜處理完所有的事，對我真是不可思議的事。」

吉兒最大的考驗還在後面，那就是要面對她母親的過世。她知道媽媽的日子不多了，在媽媽過世那天，她對自己該穿什麼衣服上班非常的掙扎。因為要是在辦公室接到醫院打來的病危通知，那不管她穿哪件衣服，那件衣服都會立刻被這通電話「污染」。後來，她強迫自己穿那些最好的白色套裝。當醫院電話真的打來時，她完全沒有被強迫症所苦，沒有非要把整套衣服丟掉的感覺。

吉兒另一個要面對的障礙就是要參加媽媽的葬禮。因為吉兒認為自己之所以會患上強迫症，和她對於污染的強烈恐懼有關，當時她還只有十多歲，但她去一位同學的葬禮，在那之後她就再也無法參加葬禮。但這次是自己親生母親的葬禮，要是她不參加，她一定會很過意不去。為此她還特別去請教牧師，牧師則很睿智地要她安心，說媽媽一定不會要她因為自己的葬禮而發病。吉兒最後想出了一個兩全之策：她和女兒帶著花去海灘，在那裡用私人的方式，為她母親舉行了一個有意義的紀念儀式。

錯失良機

喬許的強迫症是一直覺得自己會不小心把迴紋針失手弄進同事的咖啡杯中（害同事因此喝進迴紋針），另一個強迫症想法則是車上零件會鬆脫飛出去，打穿高速公路上另一輛車的擋風玻璃。後來他來接受治療，才清楚的瞭解到，原來不管是自己的罪惡感，還是他的能力越來越低，以及和家人、朋友之間的關係惡化等等，都是受到強迫症影響的副作用，而這一切都在傷害他和身邊的人。他說：「如果要用非常複雜的經濟學用語來說，去進行強迫症行為，要付出相當沉重的機會成本。」換句話說，你花在從事強迫行為上的時間，會造成你在事業上和生活上多方面坐失很多機會。喬許的罪惡感在於他自認對遊民收容機構捐助不夠多。所以他就跟自己說：「如果我能避開這個強迫症，那我就能去外面好好作生意，賺更多的錢，然後捐更多的錢給慈善機構。」有時候這種跟自己分析的方式真的有幫助，喬許這樣做就是在「再評價」。

喬許對於機會成本的概念是很正確的。為什麼去做強迫行為是一件很沒價值的事？喬許那個有關機會成本的概念就是最好的答案。就算你無法從經濟學的觀點來理解自己的時間是非常寶貴的資本，光是認為只要進行強迫行為，就可以阻止想像中、不合理的災難發生，本身就不算是很好的交易。怎麼說呢？因為你花在從事強迫行為的力氣，把你的時間偷走了，也讓你和其他人都因此疏遠，也讓你因此錯失良機，無法從事更有幫助、有建設性的事。這些有建設性的事不見得是什麼偉大的事，更可能是坐下來陪家人聊聊天之類很簡單、平凡的事。

強迫症患者經常犯的一個嚴重錯誤就是會說：「算了，我乾脆就照強迫症做就好了，不然老是這樣提心吊膽的，會害我連工作都沒法專心做。」首先，如果你真的照強迫症的要求去做，那會讓你的強迫症更嚴重，這點你應該已經有經驗了。因此，這還不是唯一的問題：一種強迫行為會導致另一種強迫行為。同樣的時間你花在強迫症上，還不如拿去作些真正有用的事情上。因此這不只是浪費時間在進行強迫行為的蠢事上，同時也是浪費了有機會作其他有用事的時間。所以千萬要記得：不要理會強迫症，轉而去從事別的有用的事，這也算是「轉移注意力」，而這正是讓大腦改變、病情獲得改善的最主要方式。不管你是誰，做這些事都會為你創造新機會與更好的價值。

布萊恩的強迫症是，晚上一直有種衝動，想去清洗街道上的電池酸液。他說：「強迫症患者花在從事強迫症要他們做的不理性事情，是他們生命中最大的浪費。花了這麼多時間一點報償也沒有。這些時間我明明可以花在陪孩子上，我卻跑到大街上去洗洗刷刷。全都是白白浪費了，強迫症會用掉你所有的精力，佔據你大半的生活。有時候我會凌晨一點半都還在街上洗刷地面，拖著疲累身軀回家，隔天則是滿面倦容地起床。」他因為睡眠不足所以身體上非常累，同時又因為不斷在從事強迫症的事而弄得心裡也很疲累。要不是他自己上班的地方他有投資，算是股東之一，布萊恩說：「他們早就叫我滾了。誰在乎我有強迫症。」

病情最嚴重的時候，布萊恩來到我們加州大學洛杉磯分校加入行為治療小組，當時的他已經澈底絕望了，甚至還發誓說，要是自己有一天死了，老天爺願意給他轉世投胎的機會，但還是同樣患有強迫症，那他一定會拒絕，因為強迫症患者真的是日日活在痛苦中。他說：「我可以很老實說，我恨死日出了。因為根本就是又要開始一整天的強迫症，又要一整天飽受恐懼害怕之苦。我當時只是盼望自己能夠得到絕症，祈禱老天爺：『上帝啊，快帶我走，我再也受不了了。』」

布萊恩還一度因此婚姻不順，跟孩子之間也相處不愉快，這情形在很多強迫症患者之間也很常見。但是如今的他，已經可以回顧自己一路走來的腳步，驕傲地向我炫耀他在對抗強迫症的「英勇收獲」。不過，他與強迫症的戰鬥，至今依然持續中。

內心的一絲光明

上述這些患者，都是採用「再評價」治療，且之後也用同樣方法來審視自己人生的人。他們為我們講述了自己的經驗，他們的見解充滿了睿智的哲思，下面這位患者的現身說法，就特別能夠闡明此點。

喬安多年來深受強迫症盤據不去的黑暗念頭所苦，她在認真地採用四步驟練習後，有了以下的發現：「我的恐懼慢慢遠離了，我的生活也開始不再那麼荒謬。這才終於在自己的內心裡看到一絲光明。這是多年來第一次，我終於能夠感受到我的心念不再被束縛，能夠自由自在，不受到強迫症所苦，可以往前走了。這真的太棒了！我感受得到自己的變化，可以適時幫助自己。以前聽人說，人生中的不好遭遇，並不是平白出現，而是要提供我們成長機會。雖然我不敢說自己的情形完全符合，但我能夠確定的是，經歷了這一切後，我學會了對人要有同情心，我反而有種感覺，覺得自己很幸運，因為是強迫症，讓我變成更好的人。」她這番話其實也讓我們看到了強迫症患者大腦功能獲得改善後的特徵：往前走。大腦卡關一旦被破解，就不會再一直「卡在同一個排檔上，無法換檔」。

拉拉同時患有強迫症和妥瑞氏症，但她卻成功打造了非常專業且多產的職業生涯，她說：「『絕不放棄』是我的座右銘。強迫症患者說什麼都不該放棄，我拿到兩個學士學位、一個碩士學位，還成為律師。現在我以幫助強迫症患者，教他們如何和強迫症奮鬥為志業。同時患有強迫症和妥瑞氏症，讓我更能認同客戶、瞭解客戶。我這輩子可能永遠都要和這些病搏鬥，沒關係，或許我可以因此幫助一樣患有這些病的病患。我常想，要是我的生命中沒有強迫症或妥瑞氏症的話，會有多好，我會是什麼樣的人。可惜的是，我這輩子可能永遠也無法知道這個答案。但是這也沒什麼關係。」

凱倫的強迫症是有強迫性的囤積問題，滿屋子都是雜物，佔據了她的生活。她後來認識到自己的問題其實是強迫症所造成以後，為自己訂了兩個目標，一個是務實的目標，另一個則是性靈上的目標。她想要讓家中的空氣清新、太陽能夠照進來。過去她因為這些見不得人的秘密，甚至把家中窗戶遮得不見天日。她也想要在戒除強迫症後，把不從事強迫症多出來的時間善加利用。她說：「你絕對想不到我一天要花多少時間整理家裡，只為了想讓家裡裝得下更多雜物讓我囤積。我還會花上數個小時，絕望地在滿屋子的凌亂不堪中尋找東西，挫折不斷。光是那些拿來找東西的時間，可不是單以小時計，而是以年計，再加上把這些東西清出去的時間，加起來就佔據我人生十年的寶貴光陰。這許多年就全花在和人討價還價、爭論不休、自憐和挫折、無助、絕望和悲傷上。」

凱倫說，她真正想要的其實只是寧靜。她說：「我猜這應該是任何患有強迫症的人最想要得到的。因為強迫症會讓你內心充滿焦慮（甚至連外表也看得出來）、瘋狂不安、身體上和精神上以及情緒上都疲憊不堪。」

凱倫前來加州洛杉磯分校進行行為治療時說：「我不會因為我會從垃圾箱中翻東找西，就讓我變成壞人。」她從治療中瞭解到，雖然自己無法阻止強迫症的衝動出現在腦海中，但是要怎麼處理這些衝動，她卻有辦法加以控制。她說，雖然自己絕對不會說「我很慶幸得到強迫症，因為這病改變了我人生的方向」這種話，但實情就是如此，她真的因此被改變了。她也知道，現在的自己比以前更為堅強。可惜的是，她因為強迫症而失去了人生中的十年歲月，這部份是怎樣也換不回來的。她常想：「為什麼我不能早幾年瞭解到，那些有形的東西都是可以取代的，但是失去的歲月，卻是永遠也換不回來，無法取代？」

凱倫現在五十多歲，正是一般人會開始重新檢視人生的階段。她也是這樣。她的看法非常具有哲思：「我不會為了那些逝去的歲月自責。當時的我沒有別的選擇啊。」不過她也明白當時她犯的最大錯誤在於，因為虛榮和自尊而沒有去求助，任憑垃圾佔據了她的生活。她知道：「想要康復，就要尋找他人的協助。信任別人，讓他們帶領你，這可能會是最難的一步，但是一定要走上這一步。去找一個真心關愛你的夥伴，好友、家人來幫你，鼓勵你。別讓自己成為敗在強迫症手下的輸家，要成為贏家。別怕冒險。現在跨出去尋找協助。把屬於自己的人生拿回來。你的未來掌握在你自己的手中。」

許多強迫症患者在停止進行強迫症行為後，每天會多出來許多時間，對傑克這位有強迫洗手問題的患者而言，有強迫症是喜也是憂的事。他說：「在有強迫症時，有很多時間可以拿強迫症來填補，缺點是這個病你揮不掉。在行為治療後，你可以更快地處理好事情，尤其是家中的事，像是澆花、餵貓、洗衣服等等。」他現在覺得拿回了對於自己家的控制權，他喜歡能夠用有效率方式做事情的感覺。可惜的是，這樣的感覺卻讓他在職場上遭遇更大的挫折感。因為他的工作還是臨時雇員，工作內容很無聊，他因此更感挫折。傑克過去的工作紀錄並不佳，因為他有不專心的問題，在處理人跟人之間的事上也欠缺技巧。他說：「我會為自己的表現感到忿怒：『我在這裡根本就是在浪費時間，這時間我還不如拿來找工作。』諷刺的是，強迫症患者很抗拒改變。」

傑克用四步驟來治療自己洗手的強迫症過程中，在「再評價」強迫症衝動這個步驟上建立了非常好的習慣。他描述自己的作法是：「當然，一開始要抗拒洗手的強迫症衝動時我也很焦慮，之後我發現，隨著你抗拒的次數累積，並發現不照強迫症要求做也不會怎樣後，那下一次要再抗拒時就會變得更容易，慢慢的，你就會有一長串的經驗，知道自己即使不理會強迫症的訊息，也不會怎樣。」現在傑克還把「再評價」的做法運用到更多生活中的不同領域去，以幫助自己建立自信，克服對改變的抗拒。他說：「我會要求自己每天都要在強迫症上下功夫，在一些較不明顯的症狀和相關思考模式上作修正。讓自己不要被強迫症的干擾念頭所影響，要自己不要自責。要完全去除強迫症的問題並不容易，但只要有一點點的改善，你都不要吝於給自己讚美。」傑克學會了要去留心觀察自己每次的每個小進步，並用一種給自己鼓勵的方式，來把這樣的進步記在心裡，這讓他的自信心獲得了改善。他現在面試時能夠更放得開，整體的生活狀態也持續穩定有起色。

給自己加油打氣

在這裡要特別強調，在進行四步驟時，很重要的一點，就是要時時給自己打氣。簡單來說，所謂的打氣，是要學著將強迫症的重要性予以「貶值」（透過「再評價」這個方法），相對的，則要將自己透過行為治療的成果予以調高（也是透過「再評價」）。舉例來說，你在遇到強迫行為衝動出現時，你要拖延自己去進行強迫行為的時間，這個拖延時間的長度，不管有多長，就算只是一點點，你都不應該輕視這份成績或小看自己的努力。或許你會覺得：「我想要表現的更好。」即使是這樣，也不要輕視自己的成績。另外，在行為治療日誌上把這些成績紀錄下來，也有助於達成長遠的目標。

班傑明長期以來一直和強迫行為奮戰，他的症狀包括不斷地檢查和清洗，這些症狀打從他六歲起就斷斷續續困擾著他。光是洗車就要花掉六個鐘頭；每一個步驟都要照他的程序，一絲不苟。車庫、櫥櫃、檔案也都要有條不紊。他完全無法忍受紊亂和沒秩序。要請工人來家裡修東西對班傑明而言，更是場惡夢，因為這等於讓陌生人侵入他整潔的家，弄髒或弄亂家裡。他的強迫行為和焦慮症後來嚴重到佔用他太多的時間，導致正在念研究所的他完全無法正常修課，最後他整個生產力跌停板，無法正常運作。

現在的班傑明是學校高階管理人，他的家族中人人都事業有成，患上這種病讓他格外感到罪惡感又沒面子，所以他幾乎不願意承認自己狀況。他知道自己的行為不正常，因此認為自己一定不是好人，是家族裡的老鼠屎。一直到他發現自己原來得的是強迫症，是一種疾病後，班傑明才從過去的幻想中醒來，不然他一直以為「有一天我一定會過著夢想中的生活，享受最完美的事物。會事業成功又幸福。所以要我接受這些，原來夢想不會成真，相反的，我還要過比一般人更痛苦的生活，一點都不完美。」

在學習四步驟行為治療的同時，他也學會了要冒一些對他而言相當大的風險。他強迫自己和大量的紊亂一起生活，還要去碰觸很多他覺得被污染的東西。一些看似無足輕重的事情，像是打開抽屜刻意不關上，一些紙沒疊好等等，忍受這些事物的存在，對他而言都是重大的勝利。隨著他和強迫症的奮戰中取得上風，班傑明也開始對自己的生活「再評價」，重新思考他人生中的順位。他說，與強迫症的奮戰「讓我變得更為敏感、也更有覺察力，對那些有精神疾病和身體殘疾的人也更能感同身受，也讓我成為更隨興的人，更腳踏實地。生命本身就是在冒險，是機率所組成，但同時也是個大好良機。正因如此，才讓人生如此的興奮又讓人樂在其中。染上強迫症一開始讓我很難接受，我不能接受這個病將永遠與我同在，只是症狀或輕或重的差別。但我同時也知道，隨著對自己越瞭解，你會變得更有人性。你願意接受自己是什麼樣的人，決定了你對抗強迫症成功的程度。你不需要拿一個完美的尺去量自己，用一個虛幻不切實的理想來要求自己。」

所以，現在的班傑明，依他自己的評估，他的強迫症有八成是在控制之中，但是如果要以十分滿分的量表來計算，他則認為在人際關係方面只有五分。他說：「我想讓自己對其他人更有用，更有幫助。一開始我覺得，只要能夠維持環境井然有序、生活井然有序、辦公室井然有序，就已經是最好的事了，但現在我已經轉換新的心境，朝向更真實、更永續、更有價值、更不物質的方面。我想要在個人方面、私人感情方面成為更好的家人，更好的人。過去五年或六年間，我在價值觀方面有了巨大的轉變，這都是從看了許瓦茲醫師後開始的。我想，從這經驗中得到最讓人感到安心的心得就是，要是你能夠把生活中最基本的事物掌握好，那你就會自然地朝向想要在情感方面讓你快樂的事情去改善。」

班傑明也跟很多強迫症患者一樣，對自己的生活加以「再評價」。他瞭解到「一個人的價值在於，他能夠接受自己的狀態，並以此向前邁進。」

本章重點

- 步驟四是「再評價」步驟。
- 「再評價」表示不要接受自己症狀所發出的假訊息，這些訊息都不具意義。要認清它們的真面目。
- 要用主動的方式進行「再評價」，要儘快認清發作當下的真實情況，用很肯定的方式辨明並記住當下狀況，以強化你觀察的清晰度，像是：「這不是我的問題，只是強迫症在作祟。」
- 當你進行「再評價」並將不重要的強迫症想法和衝動貶低重要性後，你就能強化你內在「公正的旁觀者」，你的心智就會變得強而有力。
- 能夠觀察到細微變化、且瞭解到這些變化所帶來的影響，就是強而有力的心智。

．強而有力的心智可以改變對大腦錯誤訊息的反應，進而讓大腦產生改變。
．這是完全由自我來控制的治療方式。因此會帶來真正的自信心提升。

四步驟
步驟一．「再確認」
步驟二．「再歸因」
兩個A
有心裡準備 Anticipate
接受 Accept
步驟三．「轉移注意力」
步驟四．「再評價」

PART II
在生活中運用四步驟

・不輕易發怒的勝過勇士，制伏己心的強如取城。

——所羅門王，
聖經箴言第十六章第三十二節

・彼於戰場上，雖勝百萬人；未若克己者，戰士之最上。

——佛陀，法句經一零三

第五章 四步驟與個人自由

患者一開始之所以會想要治好強迫症，都出於相當實際的理由──生活被一個比你還強大的外來勢力所控制。本書中，我的目的就是要教導各位，用最有效的策略來征服這個叫做強迫症的對手，因為強迫症的詭計對於那些不知道有效回擊手段的患者而言，可能會讓他們束手無策，感到心灰意冷。但其實，強迫症就跟多數霸凌人的惡霸和壞人一樣，他們的力量，來自於受害者的無知和對他們的不認識，因此會被恐嚇成功。但如果能夠從「公正的旁觀者」神智清楚的角度去觀察，那強迫症這個狡猾多詐對手的真面目就無所遁形了。而一旦患者有了這份真知灼見，那恐懼和害怕的感覺就會消散，光明成功的未來就在不遠處了。而本書所教導的四步驟，就是要幫你做到這一步。

絕對不要輕忽「再確認」步驟的效力。因為這左右了你究竟會活在腳踏實地的真實世界中，還是不實恐懼陰影的虛幻中。如果你能夠「再評價」並且對於你所做的動作留意觀察，再深深記在心裡，提醒自己「這不過是強迫症，我不用去理會它」，那就會開啟一個非常具有療效的過程。從這一步開始，腦海中讓人不快的強迫意念或是衝動，都會被你重新定位重要性和意義。你也會開始讓心裡「公正的旁觀者」出現，從而改變你和內在心魔的互動關係。這一來，你就把戰鬥的地點帶回到自己的主場，也就是真實世界去，而不是留在你對手心魔的主場，任憑它用各種花言巧語和幻覺擺布使喚。要切記，立足於真實世界是你對抗強迫症最大的優勢，畢竟不管怎麼說，強迫症唯一能夠仰賴的武器，就只有恐懼和錯誤訊息。只要你有強大的心志能力，就能夠改變自己的大腦。讓原本卡關的大腦，變得更自由、流暢地轉換思考程序排檔。

很多人常問我，尤其是在剛接受治療階段的患者會問：「我能夠痊癒嗎？」我則會用過去許多收治的勇敢病患當例子，讓他們瞭解，無法保證一定能夠治癒，尤其是，要是你設想中痊癒的標準是「終生不會再出現強迫症狀」的話，那真的很難保證。但，要是你設想的痊癒是指，從此不用再受到強迫症狀所帶來的恐懼所苦，終生不用再受到強迫症這個暴君的壓迫，那痊癒之日確實是每位受強迫症之苦的患者指日可待的。我很確信這一點，因為我親眼見證過太多位患者獲得這樣的成效，因此毫不懷疑。

但是，遵循四步驟的練習其意義遠大於治療的意義，因為從練習中我們會瞭解到一件事，那就是一旦我們不再受恐懼所俘，一旦開始練習正念的操持，決定由自己來掌控人生後，會發現自己所能成就的遠大於治病。強迫症患者透過這個訓練所發展出來的心智能力，讓他們能夠體察細微的變化，並瞭解這些細微的重要性，藉此讓他們無畏於痛苦和恐懼奮勇前進。這些訓練不僅對強迫症患者本人有著深遠的影響，也對生活在他們週遭的人有深遠的影響。這份心智能力，不僅僅能夠幫患者克服強迫症，也能發揮在其他方面。它能夠讓你在需要處理更要求創造力的事物時，「再評價」你的種種內在經驗，進而對這些經驗有更深入的瞭解和看法。透過這樣的過程，就能夠拓展你心靈和靈魂的視野，超越從前你所無法達到的程度。

比如說，問自己一個簡單的問題：「為什麼我在做這件事？」其實，四步驟說到底就是要讓你把「公正的旁觀者」這個角色徹底地運用在回答這個問題上。當然，關於大腦的新研究，讓強迫症患者能夠以更符合現實狀態的方式、更勇敢地來回答這個問題。但要瞭解一件事，那就是，這些有關大腦的科學新發現，其實只是讓人們能夠清楚看見自己的心智。透過能親眼見到自己的心智，讓患者可以找到真正的目標和目的。

我們活在一個許多人自認是睿智思想家年代。許多醫生、科學家、哲學家都以非常權威式的口吻強調，心智本身單單由大腦物質層面所決定和產生。因此要他們談論心智中所謂靈魂或精神的層面，會讓他們很不知所措。對這些人而言，這些東西都不夠深奧，不值得談論。對這些人而言，科學應該把屬於靈魂、精神以及意志的層面視為屬於迷信的層面。但對我而言，這樣的想法真的太可惜了。再者我深信，這其實反映了他們在想法上很根深蒂固的錯誤。我個人認為，我們在強迫症研究上一個很重要的成就，就是它讓我們得以清楚的看到，有意識運作且能理解溝通的心智，和單純的生物層面的大腦之間，有多大的不同，而這份心智，並不單單只是靠大腦在推動所產生的。

請各位想想，一位使用四步驟對抗強迫症症狀的患者，他腦海中的情形。強迫意念不斷出現在他腦海中，干擾他、強迫他：「去洗手、去檢查爐子。」在還沒接受四步驟訓練前，強迫症一發命令，他立刻照做，這讓他的「大腦卡關」狀況更為惡化嚴重，卡得越來越緊。在接受了四步驟訓練後，這名患者的大腦對於強迫症的反應則截然不同。他現在會說：「我認得你是誰。你不過就是強迫症，不過是我大腦中的警示系統故障而已。我寧可去死也不會照你說的做，你這可悲又討人厭的大腦迴路。」接著他就掉頭去聽莫札特或是練習打高爾夫球之類的活動。他會思索自己人生的長遠目標，想想自己有哪些選擇，然後照自己的想法去做別的事。透過這樣的過程，他改變了自己大腦運作的模式。長此以往，他的大腦改變程度之大，在新科技的幫助下，我們就可以測量出他大腦的變化，還能為他大腦拍一張彩色照片。雖然有些學者可能會說，這不過是大腦自我改變的單一案例，但只要正常人都能夠看出來，此案例中的患者很明顯是在使用自己的心智能力，來努力讓自己的大腦發生改變，藉此克服強迫症的症狀。這裡面，的確是有精神方面（意志）的介入，而且因此產生了可以用科學方法驗證、在身體的主要溝通器官大腦上，產生了可以明確證實的生物性變化。

四步驟和你的下半生

對使用四步驟自我治療的人，從中所獲得的重要訊息就是，透過強化內心的「公正的旁觀者」，並練習正念，將能讓你在生活中各個層面的心智能力都提升。正念可以協助你與他人的人際關係，也可以在工作上助你一臂之力。如果你有容易恍神不專心、太常作白日夢放空的情形，正念都可以幫助你。這樣做以後，你就會慢慢發現，原來，是內心的那些癡心妄想，讓我們的內心出現了弱點，而痛苦和沮喪其實就是源自於此，有此自省後，你的人生中許多不對勁的問題，也就會慢慢有所改善。

舉個例子，想想一個人會花多少時間和精神在反覆思量人際關係的種種問題上。「再評價」和「轉移注意力」兩個步驟，搭配「公正的旁觀者」以及正念的使用，就特別能調控這類問題，讓人們在遇到壓力時容易想太多的情形獲得改善，像是費心在揣摩男朋友或女朋友心意的問題：我該不該開口邀她出去？我是不是不應該打電話？還是我該打電話？還是應該等她打來。你從此再也不會被這類問題弄得茶不思飯不想。這還只是其中一類型的問題。還有像是「老闆剛看我的眼神是不是怪怪的？」這類的揣測，還有「別人是怎麼看我的？」、「我表現得夠好嗎？」「我穿這樣子可以嗎？」之類的自尋煩惱等等。另外，也有「要是當初怎樣怎樣那今天就不會怎樣怎樣」這類的問題。當這類揣測和無謂推測發展到無法控制，開始弄得你心煩意亂、坐也不是站也不是，就成了令人難過的空想。這種情形會發生在所有人的身上。只是強迫症患者又特別容易發生而已。但是我親眼見到強迫症患者自己訓練自己使用「再評價」來打斷這種無止盡的空想，從而發展出一套技巧，來讓他們能夠自我審視內心。藉此讓他們的生活在「再評價」步驟的協助下，走上正軌。

雖然說，自己在想什麼還要特別花精神去提醒自己，感覺有點奇怪，但是這其實是所有人都應該要開發的一種能力，其重要性遠超過大部份人的理解。隨著你的正念越來越增加，再加上你審視內心（做的時候你要刻意留意自己的思緒流動）的動作越來越自發，你很快就會瞭解到原來自己這麼常花時間在想事情，可是你卻從來也沒有意識到。這些基本法則適用於所有人。其實有強迫症的人，反而因為練習了四步驟後，開發出一些對他們在現實人生中也同樣有幫助的能力，這些能力反而是一些沒有患上強迫症的人所沒機會開發出來的。這一點，可能就是患上強迫症的人所謂的塞翁失馬焉知非福之處，他們因為要學會四步驟來克服強迫症，反而獲得了這份特別的能力。

強迫症其實有點像是你大腦中一個運動器材，如果你持續使用那個器材，那你的體力就會增加，而長期對付強迫症，則會增強你對「公正的旁觀者」的使用能力，這進而會增進你的心智能力，以及你自我內省的能力，和對於別人行為的觀察能力。而且，你對於內在心靈活動的控制能力（即使是一些和強迫症無關的心靈活動），也都會大幅提升。因此，隨著你練習四步驟，你會獲得更多的自由，因為所謂自由無羈的心靈，其實就在於能夠控制、馴服那狂野、四處遊蕩停不下來的心，讓原本沒人管的思緒受到管轄。當你開始使用內省的能力，你很快就會發現，你有一大部份內在思緒和想法，都對你擁有健全幸福生活沒有幫助。

練習正念和使用「公正的旁觀者」對你最意想不到的好處，就是你會發現，光是靠著審視內心思緒，就已經可以讓你的思緒走向健康光明的大道。也就是說，能夠知道自己無時無刻在思考的內容，就可以讓心思不再浪費在毀滅性的原地踏步沉思中，轉而從事更有建設性和健全的事情。

操持正念本身就是非常有益且健康的心靈狀態。只要你讓自己心靈維持正念狀態或是運用「公正的旁觀者」內省，那當下你就一定不會被無益身心的想法所盤據和侵擾。所以，只要你操持正念的時間越長，那你那段時間的心念就能夠越堅強，也就越不容易受到負面、毀面性的想法所侵擾，你因此不再承受痛苦。不過，人的心念會以快到無法想像的速度，一下子從上一秒的正面和正念狀態轉變到下一秒的負面和不健康狀態。所幸，只要你重新再操持正念，那就能讓心念重新快速回復到正面健康的狀態。舉例來看，要是你一連串出現負面、不健康的想法，像是癡心妄想、忿怒、貪婪或是不懷好意，但你藉由檢視內心而告訴自己：「我現在正浮現了貪婪念頭」或「我現在正在想著跟惡意有關或忿怒的想法」，那這種用正念來打斷一連串不健康思緒的模式，就能夠讓你有更多健全有益的念頭，更加能夠有益於你和其他人，也更加健康。

這麼一來，也讓「轉移注意力」的步驟更容易運用上去。慢慢地，這個程序就會變成越來越自發性的模式，你的心念就能變得越來越敏銳，也更放鬆，而你的生活也會變得越來越平順、幸福快樂。

總而言之：雖然患上強迫症是禍不是福，但是透過訓練讓自己能夠本能地運用「公正的旁觀者」和操持正念，則讓你因禍得福，成為不幸中的大幸。要是你因為患上強迫症，卻意外開發出健康的心智能力，反而讓你得到了要是沒生這病就無法得到的能力，這真的是塞翁失馬焉知非福。而這正是練習四步驟最具意義之處。

一本章重點一

- 要記得「再確認」步驟的成效在於：辦得到的話，就能生活在真實之中，辦不到的話，則會生活在被恐懼陰影所籠罩的日子裡。
- 要不斷問自己：「為什麼我在做這事？」而在你要回答自己這問題時，則要用上「公正的旁觀者」去協助你理清思緒。
- 要讓自己心神清明好提醒自己當下腦子裡在想些什麼。光是觀察自己思緒這個動作，就能夠幫助你讓心神走向有益健康的方面。
- 只要你在運用「公正的旁觀者」，那雜念、邪念都不會上身侵擾你。

第六章
強迫症對家人的影響

說實話，罹患強迫症是全家人的事。

一般而言，強迫症患者要是未接受治療，往往會越來越和他人疏離、一心只沉浸在不好的念頭和強迫症的衝動裡，又因為害怕和覺得沒面子，所以不敢和別人講自己最秘密的這一面。

這種情形要是出現在家人之間，情況會很嚴重。我們在加州大學洛杉磯分校收治的強迫症病患不只一次告訴我們：「我快把我老婆逼瘋了，朋友也都一一遠離我。我家人再也受不了了。我非停止強迫症不可。」

拒絕強迫症

通常有強迫症的人都會陷入一種生活模式，那就是在人際衝突中，把強迫症當成武器。有一種常見的人格障礙是依賴型人格障礙（dependent personality disorder），強迫症患者會發展出病態的依賴性格，依賴同住的人幫他處理事情。家人往往會成為強迫症患者強迫症的一部份，他們被稱為縱容者，也就是說，變成由家人幫患者完成他的強迫行為。家人這麼做只是因為他們希望維持家裡的清靜。患者頤指氣使，像是「幫我去檢查門有沒有鎖好」或是「幫我去清潔牆壁」等等，而這些家人想當然爾，越這麼做只會讓患者病情更為加重而已。然而這些家人迫於無奈，求助無門，通常也只能屈服於患者要求。

很多強迫症患者的另一半都跟我們說過，要是他們不願服從患者古怪的強迫行徑，那就會遭到發脾氣和痛哭的對待。所以到頭來，他們會把自己所有的精神力氣都投進去，去幫助患者的強迫症。他們說好說歹、軟硬兼施，只求患者別再做，有時甚至乾脆用騙的，說已經幫他辦好了，或是刻意不做。但是，說謊其實就長遠而言，對強迫症患者而言是沒有好處的。一名先生有嚴重強迫症的妻子就坦承，因為她先生有強迫症，會無來由的恐懼，所以她從來不敢告訴她先生自己去了哪裡，因為要是說了實話，她先生一定會非常的兇暴。有一次她去了一個不該去的地方，在那裡感覺好像看到了她先生。「當時我真的緊張到心跳加速。就好像我剛搶了銀行，然後警察已經趕到，就在我身後一樣。」要是她先生真的開口問她，是否去了她不該去的地方，那她會撒些小謊。她辯解道：「要是我回答說我沒去，那我先生就可以好好吃頓晚餐，享受平靜的一晚，而我也得到平靜。否則，那換來的就是天翻地覆，被他痛罵一場或用力搥門。」藉由說謊，她的日子才變得好過點。她知道自己不該放任先生病情惡化，自己還受他影響，但是這麼多年下來，要不斷應付先生的強迫症，已經讓她身心俱疲了。「要指責說我縱容他病情我也無所謂，就撒個小謊讓我一晚上好過點。」想也知道，成千上萬的婦女肯定能在她的案例中感同身受。她採用這樣的方式其實是可以理解的，非常符合人性。可是話說回來，她這樣做其實是害了她先生的病情。她後來學會了四步驟，還進一步幫助先生運用四步驟來治療自己，這讓她們兩人的情況有了起色。她不再縱容先生的強迫症，搖身一變為行為治療者。她送給家中有強迫症患者的人一句話：「不要縱容家人的強迫症，要採用行為治療。」

如果家中有孩童罹患強迫症，那可能會讓整個家了無寧日，他可能會一晚上搖醒家人好多次，連家人該坐哪間房這種細節他都要管，什麼時候該做哪些事也都要聽他使喚。很多時候，家長會被捲進孩子這種行為中，原因在於家長本身的自責，因為他們覺得孩子會患上這麼痛苦的疾病，他們難辭其咎。但是，各位在書中稍後會讀到，其實強迫症的發生，和環境還有遺傳都脫不了關係，其中又以遺傳為首要因素。不過，強迫症患者接受行為治療後，是否能夠讓病情好轉，關鍵因素則在於其情緒和環境。

拿強迫症當作武器

身為強迫症患者的家人，雖然不能硬逼患者讓病情好轉，但至少他們可以掌控自己的生活，不要被患者搞得團團轉，不要縱容患者，讓家成了牢籠，誰也逃脫不掉，或者套句精神科常用的術語，叫作「關係成癮」或「互累症」（codependant）。

與患者唱反調或許不愉快，但是最後的結果卻是讓患者病情得以改善。所以應該要問的是：患者家人做的是在幫助患者進行四步驟治療，還是在幫倒忙？

比如說，有一個家庭，家中有一名強迫症患者，他的症狀是被污染的強迫性想法。因為這樣，家中有一區是全家都不能靠近的。患者不讓其他家人接近這區，因為他深怕家人會把這區弄髒，害他的強迫症發作，要再從頭瘋狂地清理一遍。（荒謬的是，有打掃強迫症的患者如果病情很嚴重時，他的房間往往不會特別乾淨，而是特別的髒亂，原因是因為患者很怕一打掃起來就是沒完沒了，而且他又不讓別人進房間。）有些病患到後來乾脆搬到自家後院，搭起帳蓬來住（這種類型的人還不少）。而其他類型的病患，就算症狀沒那麼嚴重，家中可以使用的空間也會變得越來越少。除此之外，還有些物品被列為不可觸碰；有些人是不准家人使用所有的餐具，或是刀叉，或者是規定家人哪些衣服不能穿之類的。

所以身為強迫症患者的配偶或是伴侶，絕對要堅守立場不能讓步。一九九四年洛杉磯大地震之後，奧莉薇亞開始出現強迫意念，老覺得廁所馬桶的水會流進家中洗衣機裡，所以她就不斷去查看洗衣機，還要她先生把手伸進洗衣機去檢查，以防萬一。我和他們夫妻同時會診，當時我建議她先生，要堅定地告訴老婆，說自己會去查看，但絕對不會把手伸進去確認。我也要他不時提醒老婆要進行「再確認」和「再歸因」的步驟。他的工作是要讓老婆安心：「水沒有跑進去，這不過是你的強迫意念在作祟，是你大腦中的錯誤訊息，我們快快地檢查洗衣機後，就把強迫行為趕走，然後就別再理會它。」過幾天後，他又進一步，他問她：「你真的要我去檢查嗎？我們先『轉移注意力』到別的事情上吧。」結果這個策略果然奏效。一段時間後，她那種要頻頻檢查的強迫症衝動就大幅減少了。

一旦強迫症患者開始請旁人為他們代勞強迫症行為時，那表示他們的強迫意念和衝動已經嚴重到他們自己都無法負荷，因此會覺得光靠自己還不足以來滿足這些干擾念頭的要求。但是，也有可能，其實患者心裡有些連自己都不知道的盤算：強迫症患者常常會拿強迫症當作人際衝突時的武器。例如，要是想刻意惹惱對方，或是覺得被人家傷害或是幻想受到傷害，想要報復對方，又或者要是在一段關係中覺得自己無能為力翻轉，靠著強迫症可以讓他們翻轉這樣的權力關係，他們就會無意中更不想去對抗強迫症的衝動，也不想去抵抗強迫症衝動所造成自己不適的感受。尤其是，當患者感到痛苦、被家中其他人不當一回事或是小看時，往往就會想要報復，方法就是讓別人不好過，他們刻意或是半刻意地用強迫症當作武器來報復。於是這就成了一場家人間和患者之間的心理拉鋸戰，雙方你來我往。

行為治療中，我們會設下底限，很明確地告訴患者和他們的家人，這種行為絕對不允許出現。所以治療時一定要讓患者家人共同參與，目的就是要他們一方面擔任支持的角色，一方面也要讓他們認識強迫症。

這陌生人是誰？

有時候，因為患者很認真地練習自我施行的行為治療，所以大腦真的發生了改變，而讓他們終能戰勝強迫症的症狀。可是，當這名患者的強迫症好轉後，家人間互動的情形往往也會跟著改變，而且通常是讓人難過的。因為這一來患者和家人間的角色會互換，原本軟弱無力的患者，這時可能會開始大玩奪權遊戲。家中其他成員可能不喜歡患者病情好轉的情形，因為家裡現在就被迫要開始面對現實和種種缺陷問題，而這些問題再也沒有強迫症患者的存在好怪罪了。家裡現在如果還有任何問題就再也不能怪到患者頭上，或是拿患者當作受氣包了。這時患者改頭換面找到了自信，自然也會要求地位要跟其他人一樣平起平坐。於是大家忽然都覺得不認得這位改頭換面的患者了。

因此有些家庭成員一意識到患者病情有所改善後，反而會想辦法破壞治療。例如，有一位女性強迫症患者，每天先生下班一回到家，她就會強迫先生要先去洗澡，因為她認為先生在外頭一定會受到污染。後來她接受治療，病情開始好轉後，反倒是先生不願意改變，還是堅持一回到家先去洗澡，因為他寧可這樣，也不要病情好轉的太太，用其他更讓人頭痛的方式對他頤指氣使。

漢堡大學知名的精神病學家艾佛・韓德博士（Iver Hand）研究強迫症達二十年之久，他就認為，配偶間的問題，往往成為助長強迫症惡化的首要原因，因為患者從強迫症上獲得了「附帶收獲」（secondary gain），也就是說，他們可以運用強迫症來讓配偶在情感上和他們保持一定距離。在加州大學洛杉磯分校，我們就為患者示範，該如何在不用處理親密關係問題的前題下，治癒強迫症。但是往往，患者攀附著強迫症的附帶收獲，成了阻礙他們治療有起色的首要原因。換言之，要是強迫症患者有根深蒂固的排拒他人行為模式，那患者在接受行為治療時，也會找各種藉口來抗拒練習四步驟中的困難處。雖然我深信強迫症是屬於生理上的問題，而非情緒障礙的問題，但情緒和生理兩者之間還是存在著會互相影響的層面。接受治療時，患者一定要對這些內在的問題坦誠吐實，才能夠真的讓治療達到最好的效果。

情緒耗竭

在加州大學洛杉磯分校這裡，我們的病患在強迫症非生理方面的影響上，教了我們很多事情，比如說強迫症怎麼影響到人際關係、事業的目標和人生道路等等。

克里斯多夫的強迫症是腦中會出現褻瀆神明的想法，他年紀很輕又單身，所以一直很想交個女朋友，可是又不確定一般「正常」的女性會不會被他吸引。他說：「我有個原則，就是絕不跟患有強迫症或其他心理疾病的女生交往，我不能忍受這一點，因為我自己都已經有強迫症了，所以我不想生活裡這部份又變得更多。」

麥可的強迫症是會一直覺得褲子太緊，他在很多社交場合中會覺得特別不自在，老覺得無法融入其中，和女性之間的相處也有同樣的情形。他認為這個從小就有的強迫症，正是導致他在社交方面常有自卑感的原因。他小學時常會因為強迫行為而分心，他常出現反覆的清點動作，雖然他知道自己有哪裡不太對勁，卻始終遲遲無法對父母親啟齒。結果爸媽把他成績不好的原因單純歸因於他太懶惰，又有精神障礙，簡言之就是覺得他不是好孩子。

麥可回想過去，會覺得自己當初就該讓爸媽知道自己有強迫症的事。他說：「可是我相信我爸媽一定會把我往精神病院送，而那邊一定也不會瞭解我這病的問題所在……即使到現在，我爸還是不瞭解。我想他壓根就不知道精神疾病是怎麼一回事。」（麥可可能沒猜錯，三十五年前大部份人的確不認識強迫症，即使到現在也還是有很多人不瞭解這種病。）

麥可很想對他爸媽講自己在外流浪時的遭遇，可是他就是開不了口。他說：「我這輩子就只是期待別人會安慰我說：『抱歉，真希望事情沒這麼糟，我知道你盡力了。』」可是因為從沒有人對他說過這句話，所以他一直不覺得自己有被愛或是被接受，這讓他把感受都往肚子裡吞。隨著他慢慢長大後，這種情況更加惡化。「我注意到強迫症患者有一個共同點，那就是他們的感受會變的遲緩。我一旦進入一段關係後，我就會封閉自己的感受，變成在扯自己後腿。在這種情形下強迫症會發展得最嚴重。在你希望自己有所感受時，唯一感覺到的卻只有強迫症。」

凱爾的強迫症會產生想對自己和他人使用暴力的念頭，他童年的遭遇比麥可還要更慘：爸媽一直讓他產生罪惡感，說他那些古怪的行為都是因為撒旦在他體內作怪。

被強迫症所誘發的恐懼感遠比其他的感受來的強烈，包括愛和悲傷。例如，一名前來參加我們在加州大學洛杉磯分校強迫症治療小組的高齡婦人，她的強迫症和死亡有關，因為相關的恐懼實在太強烈了，讓她只要有人過世的地方她就不敢前去，就算已是數百年前的事也一樣。有一次她和家人一同前往亞歷桑納州的墓碑市渡假，結果因為地名讓她深受打擊，她覺得她在旅行中穿過或帶著的東西，都因此受到污染。她更因此和所有至親好友都疏離，因為每當這些好友有親人過世時，她都沒有前去悼念，大家為此深感不解。但她就是沒辦法打悼念電話，或是接對方打來的電話，然後跟對方說自己感到遺憾。她給自己的說法是，這樣讓她能夠讓焦慮程度壓到最低，雖然為此她要因此得罪好友也在所不惜。雖然說她這邏輯不太合理，但是會有人願意為了這種事而做出這樣的取捨，倒是情有可原。不過，真實層面來看，這實在不算是好事，因為她選擇不給好友打電話悼念，就等於放任強迫意念越演越烈。因為，她如果想讓自己的恐懼消散，那就一定要與之正面迎戰。有另一位女性強迫症患者，她父親在她強迫行為發作時彌留了，她因此無法準時離家去醫院和臨終的父親道別。

近來，麥可的情況有了大幅的好轉，他一直以來都很認真地在練習四步驟，再加上他很規律地到我們加州大學洛杉磯分校的強迫症治療小組報到，讓他的治療效果更好。原本他一直有在服用藥物輔助行為治療，但他慢慢覺得：「藥物讓我變得沒有個性，我變得很遲鈍，很多的感情都藏在內心深處不敢流露出來。如果真的要擊敗強迫症，那就要盡量釋放內心的感情。」

雖然目前麥可的強迫症已經受到控制，但他覺得自己來到了高原期，進展已經看不到了，他希望自己還能有更好的療效。所以他就決定要停止服藥，而且還真的一停藥馬上就見效。雖然那之後他也有過強迫症念頭和衝動升高，但他學會了用四步驟來控制強迫症。他說：「我現在等於是度過強迫症的高峰期，走勢趨緩開始往下了，而不是在一路上坡的與強迫症奮戰中。」而他也在多年後終於第一次有機會體驗到深刻的情緒。他回憶到：「我媽媽幾年前過世時，當時我連哭都沒哭。」這其實也是強迫症造成的麻木感。「可是當我最崇拜棒球員米基曼多（MICKEY MANTLE）過世時（這是麥可停藥後的事），我覺得深受打擊，我大哭一場，讓自己的感情好好的宣洩出來。」當他能夠做到這一點時，他發現自己的強迫症狀況變得很輕微，但要是他壓抑自己的感受的話，那強迫症就會加劇。

強迫症患者所感受到的孤獨感，主要是因為他們下定決心要讓它成為秘密，不讓別人知道。但麥可卻正好相反，他喜歡告訴大家說他患有強迫症：「說出來後有種如釋重負的感受，好像身心被淨化了一般。感覺像是跟人說：『你好，我是一名瘋子。你好嗎？』一樣。」但他也發現，其實大部份人根本不在乎他有強迫症，但也有部份人會則會拿自己的精神症狀來向他討教。

該不該揭露病情

芭芭拉的強迫症是會一直擔心咖啡機的插頭沒拔掉，她一被診斷出有強迫症後，就立刻將病情向所有人揭露，因為她認為「要是大家都知道我最糟的一面，卻還是認為我沒問題，那我就是沒問題。」但她很快就改弦易轍，不再告訴別人自己有強迫症。在職場上，很多人知道她有強迫症後，要不是拿她的病開玩笑尋她開心，要不就是很白目，問她：「那難道你不能就住手別去做嗎？」芭芭拉於是瞭解到，公開自己有強迫症的事，根本就是拿自己職業生涯開玩笑。可惜的是，她的情形不是少數，很多強迫症患者都有相同的遭遇。

班傑明的強迫症是一定要把身邊的環境整理安排的有條不紊。他就說：「我覺得沒必要的話，隨便跟別人說自己有強迫症並沒有好處，因為一般人根本對於精神疾病沒有基本認識。」像他就不會跟工作上的同事或是新認識的朋友講這些事。不過，對於女友和家人他倒是很坦然，而兩方面的反應也都還不錯。但是對家人吐實這個決定他作得並不輕鬆，他說：「因為我家人都事業有成，他們都是在職場上和社會上非常成功，位高權重的人物，所以我其實一直在和他們保持距離。」目的就是為了隱藏自己這個缺陷，不想讓他們知道。但是，跟家人坦承他有強迫症，「卻讓我大大鬆了一口氣，我對他們坦誠後，他們也對我更開誠布公了，所以形成了良性循環，他們的反應比我原先預期的還要更有同理心和包容。從此以後我再也不用這麼緊張兮兮，充滿防衛心態，我現在的心態比以前開放多了，更能夠承認自己有什麼短處，也能拿自己開玩笑。」

他也發現，其實別人看到你能夠坦然面對自己的病症，不諱疾忌醫，反而會尊重你，而對於有身體狀況的人，大家也都很寬待他們，尤其是當大家看到這個人很努力想要讓自己振作起來，想盡力和大家打成一片，更是如此。

班傑明也注意到，其實一般人都能夠感覺到，強迫症患者對事情有一種過度的熱衷專注，但是卻很缺乏彈性和自發反應，這會阻礙他們在感情方面的發展。後來隨著他的強迫症越來越受控制，越來越少關注自己，他開始希望能夠拓展自己的社交圈。「我知道不該受到強迫症影響，應該要和一般人一樣正常生活。我對別人有責任在，我不斷地在檢討自己：是我的強迫症讓我無法好好愛別人嗎？人有辦法對別人的生活產生影響嗎？一個人有辦法對別人有幫助、關心他人、更有同理心嗎？」

但當然，不是所有人都能對強迫症有這麼正面的經驗和看法。克里斯多夫的爸媽就從來不能理解他的強迫症，只會給他建議要他「時時心存善念」。因為他們無法瞭解他，造成他和父親之間的接觸只要談到正事，總是很緊張。「到後來更嚴重到，他們強迫我不能再去看醫生，因為他們認為我根本就沒有問題，而且我看『精神科』也夠久了。」數個月後，克里斯多夫說動了爸媽，允許他去參加加州大學洛杉磯分校的強迫症治療計劃，也就是在這裡，透過我的介紹，讓他認識了四步驟。之後他的病情就不斷出現進展，也成為我們強迫症治療小組的成員。

強迫症患者常會說自己有強迫症人格，就是會特別的內向、怕暴力侵略性行為、無法和帶有侵略性的人相處。傑克的強迫症是不斷洗手，他一直不斷在換工作。他說：「我不是很喜歡和人接觸。這往往是我工作表現最差的一環。我有一年夏天在銀行櫃台擔任出納，但這經驗糟透了。客戶來銀行都希望儘快結，也希望我們以客為尊，但我卻一心一意只想把被交待的事做好。我肯定不是銀行裡最笑容可掬的出納。」後來他也轉到學校教了一陣子書。「你能想像嗎？中學生的程度，要強調的是自信和紀律。」這兩者顯然都不是傑克的強項。

利用強迫症作控制手段

漢堡大學的艾佛韓德博士也證實了我們的觀察，他收治的強迫症患者都傾向低就，從事較低階、沒有挑戰性的工作。他說：「其實強迫症患者如果選對工作，也可以功成名就，像是當技師或是電腦程式設計員。因為強迫症的關係，反倒讓他們在這方面領域能夠有好的表現。但一旦他們被公司提拔升到更高職位，卻都缺乏帶領人的技巧。他們不知道怎麼處理人跟人之間互相競爭的問題。不到幾個月的時間，原本在他們眼中是快快樂樂、享受著自己專業生活的人，因為無法勝任新職，而在其他方面過度用心，因而發展出強迫行為，結果搞得他們無法再去上班。」

毋庸置疑，環境和遺傳兩個因素對於強迫症的發展都扮演著重要的角色。有些強迫症患者告訴我，他們成長於父親非常嚴厲或母親非常強勢的家庭（其實這樣的父母親本身很可能就已經患有強迫症，只是沒有檢查出來而已），這些患者堅信，因為這樣的出身導致他們自信心很低。韓德博士就說。這些病患因為心裡的補償作用，會發展出控制他人的強迫行為。「病患以追求完美」作為控制其社會環境的方式。可是，他說：「想不通的是，為什麼有些人在這樣的情況下長大，日後發展出強迫症，但有些人則不會，或者是發展出其他的精神疾病。」不過，科學研究提供了相當有力的證據，可以支持強迫症的確受到遺傳影響，而會在患者身上出現特定的生理模式。

自信心低可能會成為人們失敗的心理因素。例如，患有強迫症的人會跟自己說：「這輩子肯定結不了婚，因為沒有人願意接受強迫症這種病。」結果是被他不幸言中，他變得越來越離群索居，終致孤單終生。

我們知道，很多自信心低落的人，成人後都會具有潛在侵略性格。這樣的人欠缺安全感，即使在社交和工作上的表現都還算過得去，但這類人其實欠缺真正的社交技巧，不信任週遭的人。要是他們天生就具有這方面的生理傾向，那他們在婚姻中會出現強迫行為，想要控制另一半。或者，如果是從小在情感上很不安紛擾環境中長大的小孩，基於自我防衛的心理機制，會讓他們在長大後出現以強迫症作為對抗武器的情形。韓德說：「他們會打造出一個屬於他們自己所有的安全小世界。」

韓德還說，有時候，不見得是一直這樣，小朋友對這樣的父母會投以仇恨作為反應。他們可能會在別人身上找到慰藉，可能是從同儕身上。他在對強迫症患者進行訪談時，就感受到強迫症患者的家庭成員之間，往往充滿了忿怒和暴力。他說：「真是讓人怵目驚心，驚恐萬分。全家人，一個接一個，都會說他們想要殺死另一個人。」強迫症肯定是家人感情不睦的原因之一，但是卻可能不是主要的原因，真正的潛在問題，則要等患者接受治療後，才會浮現。

尋找愛

爸媽如果患有強迫症，小朋友可能會在長大後，因為爸媽一直沒辦法給他們正常的生活，被迫要加入爸媽古怪又浪費時間的強迫症儀式行為，而充滿了忿怒和怨懟。朵蒂的強迫症是因為怕兒子的眼睛會出現意外，因此會不斷洗洗刷刷，她在兒子長大懂事後，向他解釋自己有強迫症，她會做那些不合理的事都是不由自主的。但等她兒子上大學後，卻講了很重的話讓她傷心不已，他說：「我受夠你了，媽。」朵蒂因為是單親媽媽，所以盡了一切的努力，就希望能夠彌補孩子必須忍受她強迫症造成的紛亂之苦。她說：「我原以為自己算得上是個好媽媽，但是幾年前他跟我說：『我覺得你是世上最糟糕的媽媽。』這話簡直就像一把刀刺進我的心，真的是我這輩子聽過最傷我心的話了。我不知道他知不知道自己講的話多傷人，但我並無所謂。因為我已經盡全力了。」

凱倫的強迫症是會不自主的囤積東西，她也是我們加州大學洛杉磯治療小組的成員，她是強迫症會受到環境和遺傳雙重影響的最佳範例。凱倫的父親對家中所有人都要求要盡善盡美，但他自己根本就一點也不完美。很顯然，凱倫的父親患有典型的強迫症，他會一再的檢查東西，還有東西會被污染的強迫意念，另外還有不能浪費東西的強迫行為。凱倫可以說就是在他抱著長大的過程中認識到強迫症的。他教凱倫怎麼檢查爐子的旋鈕，還不斷告誡她細菌和病毒的危險之處。她回想小時候：「就算是被小木片戳到的處理，都像是在進行手術一樣。前後有一整套的步驟要進行，以確保傷口完全沒有感染。」要是凱倫不能照父親的命令執行，則會被父親以充滿忿怒的眼神瞪視，接著當然就是一頓毒打。凱倫想盡辦法想要得到父親的肯定和愛，後來她如願以償了。因為父親硬性規定全家人只能買二手物品，尤其是要買教會義賣的捐獻物，還會帶凱倫到他們住的城市廢棄物堆積場去撿破爛回家，修理或者改造成別的東西。這讓凱倫喜歡在街頭巷尾垃圾箱裡翻找東西帶回家。只要把撿回來的東西秀給爸爸看，總是會換來父親摸頭稱讚。她說：「後來我中年後，這種撿東西的毛病又再次上身，幾乎毀掉我的人生。」

因為在家中沒有溫暖，凱倫的補償心態就發揮在別的方面，她用當個「好女孩」來獲得補償，她在校所有成績都拿甲，然後不管爸爸的要求再不合理，她都會照做。但爸爸對她的要求並沒有因此比較寬鬆，一樣非常嚴格。有一天她終於再也受不了而跟媽媽吐露心聲：「我恨死他了。」想當然爾，這話被她父親聽去了，當天她嚇死了，放學後一直不敢回家。後來一到家，卻看到父親直挺挺躺在廚房裡，已經斷了氣。原來是心臟病發過世了。凱倫說：「當時我才十五歲，我覺得是我害死了爸爸，就好像是拿著槍親手朝他胸膛扣下扳機一樣。」從那天起，她更是毫不鬆懈地要求完美，相信這樣父親在天之靈就會看到，然後兩人的關係就會好轉。她一味追求完美的舉動，讓她付出相當高的代價。她因此出現神經性厭食症，還有暴食和刻意挨餓的飲食強迫症，結果是高中畢業當天就被送進了精神病院，而原本學校還打算在畢業典禮上頒給她平均成績最高分的榮譽。

有強迫症的小朋友一旦接受治療後，往往都能很快就出現良性反應。一位過往並沒有過精神方面病史的十一歲小女孩，因為家人搬到南加州後，經歷了生平第一場地震，之後她就出現了強迫意念和強迫行為。她的強迫意念是覺得爸媽會因為地震受傷，或者自己會因此和爸媽被拆散。（她會有這種恐懼不是沒有道理，因為他們住的地方就在地震震央所在，而且那場地震也的確讓他們家出現破損。）這名小女孩因此發展出睡眠障礙以及強迫行為。原本和一般十一歲小孩一樣不愛整理打掃的她，開始會把自己的書桌和用品整理的有條不紊。之後她又出現儀式性的行為，一到了要上床睡覺時，她就要花三十分鐘在寫字板上寫下「爸爸媽媽什麼意外都不會發生」幾個字。每晚要上床時，她還會帶一杯水放在床邊，因為她深信要這樣，爸爸媽媽還有她的兔子才能夠平安。因為小女孩的爸爸本身就是精神科醫師，所以小女孩一出現這些症狀，他立刻就知道小女孩不對勁，在小女孩這行為出現不久之後，就立刻尋求專業醫療協助。在治療過程中，治療醫師告訴小女孩她生病了，是一種叫作強迫症的病，接著又向她解釋這個病會對患者有什麼影響。同時還教小女孩，要抵抗強迫行為，不然會讓病症越來越嚴重。在經歷三個月的治療後，小女孩上述的所有症狀全都消失了。換作是比較沒有那麼關注小朋友的父母的話，可能會變成繼續順著孩子的強迫症走，以為這只是一個過渡階段，結果反而讓強迫症伺機紮根，最後把全家弄得人仰馬翻不得安寧。

有難同擔

通常，強迫症患者的家人對患者的包容會到相當荒謬的地步，像凱倫的丈夫，竟然容許凱倫不斷帶東西回家，堆到家裡最後只剩下狹窄的通道可容行走。他們家已經有好幾年都沒讓外人進來過了。可是他依然容忍她古怪的行徑。該不會她老公自己也跟著有問題了吧？韓德博士就是這麼認為。他認為；「只有自己就有嚴重心理問題的患者」，才會任憑事情變得這麼失控，他還提及一對伴侶的案例，他們一連搬了六、七次家，因為他們以為只要搬到新家，問題就會迎刃而解，可是其實，每次搬到新家沒多久，家裡又立刻堆滿了垃圾。

韓德博士因此堅持，在會診時，一定要全家參與，但之後究竟每個家庭成員要接受多少程度的治療，則由他們各自決定。有強迫症的患者在隱瞞自己問題上往往很有技巧，像是其實伴侶間關係已經出現裂縫卻不肯吐實，還會因此拒絕治療師問太多。韓德博士說：「他們會變成自我放棄，完全投降。因為他們知道自己有問題，可是問題卻始終沒有辦法解決。要是他們當時伴侶關係穩定，那只要他們的強迫症沒有獲得控制，他們的伴侶關係也會出現裂縫。伴侶兩人都會失去希望，認為不可能獲得任何改善，另一方面，他們還會變得非常害怕破壞現狀。所以兩人就選擇寧可留在不好的關係中。」

韓德博士稱之為「互動火藥」（interactional dynamite），這種互動模式，常會在家庭成員之間出現。所謂互動火藥指的是強迫症患者長期都會有侵略行為，而且會在特定重要卻不適當的時刻，用強迫症作為武器，攻擊自己的伴侶，目的是要對兩人的關係做出實質、且刻意的傷害。這一來，患者會突然出現非常強烈的強迫行為，造成家庭成員生活一團混亂且殘破不堪，換來的卻是沮喪和病情加重。

韓德博士將自己在德國漢堡執業時見到的一些病例分享給本書讀者：一名婦人平常與女兒和女婿同住，她常會嘮叨女兒家裡打掃得不夠乾淨，結果女兒因此患上了抗拒型強迫行為。她女兒在鋪床時，要花好幾個小時不停地鋪床單，目的只是為了要藉此逃避打掃家中其他部份。母親看女兒如此，想要糾正她的行為，兩人為此吵了起來，母親於是以心臟病發為由作要脅。韓德博士後來發現，兩人的爭端其實只是母女兩人長久以來爭奪主導權的最高點，這種兩人之間的權力之戰，起於母親認定女兒不是個夠格的家庭主婦開始，卻讓人完全意想不到往相反方向發展，變成女兒出現藉由表現出強迫症來企圖佔上風。

另有一名婦女則不斷覺得她丈夫一定在二十年前有過一段婚外情。她拿自己的妄想去質問先生，罵他是「下三濫」，但先生矢口否認。最後這名婦人因為出現病態的嫉妒症狀而被送醫住院。出院返家後，這名婦人就開始出現嚴重的強迫清潔行為，弄得家中有八成空間都不能住人，因為她一天要花十六個小時的時間不停瘋狂打掃，卻只能打掃家中的二成空間，這是被她認為「夠乾淨」可以住人的。每天先生下班回家，第一件事就是要脫衣、然後她再將他從頭到腳徹底地洗刷、消毒一遍。她為自己行為提供的說法是，因為先生多年前這段婚外情把他弄髒了，這種心中的髒她無法為他消除，所以她只好將他外在的髒消除。這讓她覺得至少自己能控制到些東西。在接受治療時，醫生發現，其實真正讓她最生氣的，還不是先生的外遇，而是她時年六歲的愛女竟然對「行為不檢」

的老爸展現了父女之情。日後這名婦人接受治療後，雖然病情有所改善，清掃家中的強迫行為也停止了，但是她解釋讓她停止強迫行為的原因，卻是因為自己的膝蓋犯了關節炎，痛得只好不打掃，但是醫院卻診斷不出她有關節炎的情形。而且，她還說動老公和她一起加入跳舞俱樂部：堅稱舞蹈這項運動能夠幫助她的關節炎和緩。

另一個案例則是有一位人夫，他的強迫行為是會不斷重複同樣一句簡單的句子長達好幾小時不間斷。而且他還不只是自己進行，他還會拉他老婆陪他一起作，老婆要幫他確認他每一句話中，每個字的發音都正確無誤，而且音調都恰當。當她老婆想方設法要逃避這苦差事時，他就把家裡反鎖不讓她出門。事情發展到最嚴重時，他把老婆反鎖在浴室，然後他自己站在浴室門外，不斷地重複念句子。她為了想要他放她出來，她會三不五時敷衍地大聲對門外喊「很好！」「正確！」但這一來反而讓她老公更為惱火，因為他覺得她根本就沒說實話。終於有一天，給他老婆逮到機會逃出家裡，跳上車駛離家中車道，但車子才剛開上馬路，她先生就趕到馬路上擋在車子前方，以肉身阻擋她繼續前進，苦肉計果然奏效讓她不得不放棄。

韓德博士在治療強迫症患者時，會要患者列舉自己如果繼續抱著強迫症不放的優點和缺點。韓德博士認為，要是患者來接受治療並不是由衷想來，而是別人強迫他們來，那治療不會奏效。而且他還強調，治療師和患者要共同合作，制定出行為治療的策略。比如說，上述那位懷疑先生外遇，為了報復而出現強迫打掃行為的太太，就可以由治療師告訴她，該怎樣修復和先生的關係，好讓她可以取得和先生的權力平衡，不需要藉助強迫症。這種技巧可以視為「再歸因」步驟的廣泛運用。在這一類情形中，真正讓患者出現強迫症症狀的，不只是大腦而已，還有患者的算計，想利用強迫症作為工具，在人際關係操弄他人。這是強迫症症狀的「附帶收獲」因素，因此，「再歸因」步驟可以運用在這上面，以作為患者主動自發性地面對問題、處理問題。你要先認識到強迫症在你的情緒變化中所扮演的角色，之後就能夠健康地出現轉變，減少你使用強迫症症狀的次數，讓自己不再成為強迫症的手下敗將。這是如何運用四步驟來幫助患者，讓他們能更好地掌控強迫症的另一種示範。

理解患者、但不要縱容溺愛

在這裡我要先向大家保證一件事，那就是患有強迫症和擁有幸福的婚姻、健康的感情生活並不是兩相衝突、水火不容的事。我知道有不少的伴侶，他們協力共同使用四步驟，因此得以建立穩定、恩愛而互相扶持的感情。

當然，我們也不能無視於強迫症可能帶給患者的種種障礙和挑戰。強迫症患者可能會因為害怕失去控制權而發展出焦慮，面對這樣的焦慮，不同的患者會表現出不同的症狀：一名患者可能會在腦海中出現暴力的強迫意念，雖然他可能永遠不會作出這樣的暴力行為；另一名患者的強迫意念，則可能是擔心自己要做出一些非常激烈、難以控制的行為。有暴力念頭的強迫症患者，會把內心潛在的暴力想法用衝突的方式表現出來，通常他的方式是用強迫症的症狀來幫助他逃避親密行為和表達。在他潛意識裡，他潛在的動機其實可能是想要避免敞開心胸接受感情後受傷的風險，也就是同樣是那個自信心不夠的問題在作祟。

韓德博士講的另一個故事，則是一位有著古怪飲食行為的強迫症男孩。他只肯吃一種東西，就是非常難找到又特別貴的魚種，而且還規定一定要由他媽媽用非常固定的方式來餵他，他才肯吃。他還不准他爸媽在他不在場時講話，而且爸媽講話的主題也要由他規定。他某方面的智力退化到只剩兩歲，晚上還會尿床。這個孩子第一次出現症狀，是他父親拿婚外情要脅要離婚。藉由強迫症，這個小孩得以如願以償：他發病後父親斷了婚外情。可是，小孩的病情並未因此好轉，反而日漸嚴重，開始和其他同齡的小朋友不再往來，也和外界完全斷了連繫。結果全家因此出現惡性循環：父親雖然願意回到家裡，但他和媽媽的婚姻卻已經名存實亡，感情不再。母親則是將情感需求轉移到孩子身上，全心投入照顧孩子，但她的方式卻是放縱孩子的強迫症持續惡化。孩子利用自己的強迫症來掌控雙親，藉此讓家庭得以完整，代價卻是自己的健康惡化。這一家人是命運共同體，因為這樣全都生病了。這家人的故事後來結局並不美，在全家共同參與治療的方式下，他的病情好轉，但是後來卻又復發。他之前發病時斷絕和外界的連繫往來，成了他病好後想和同儕重修舊好的致命傷。他母親緊跟著也掉回到之前溺愛縱容他強迫症的老樣子，全家人再度陷入危機。

最後一個故事是韓德博士收治的一名婦人，她是因為鄰居抱怨她關門太吵，因此前來尋求協助，她表面的說法是，自己想知道怎樣平撫鄰居的不滿。但在接受治療過程中，她開始提到自己有強迫行為，非要一直翻譯聖經不可。原來是她年輕時，進過修道院，當時她一心只想擺脫正常的社交生活。她付了修士一大筆她繼承來的錢，一年後她因為夢想幻滅想要離開修道院，修道院卻不肯把錢還她。這之後她就開始翻譯聖經，一心想將翻譯作品呈給教宗看，以證明目前所有聖經翻譯都是錯的，不然不會讓那些騙她錢的修士這樣虧待她。這之後她生活中唯一的目標就只有翻譯聖經。她會兼職當秘書，過著修女一般的生活，日復一日不停地翻譯聖經，翻完後就寄給教宗，但是她的強迫行為卻透露出她的問題所在。她這麼翻譯不僅沒有向那些修士討回公道，反而讓她自己發展出古怪的行為模式，在她孤獨的日子裡成為她唯一的生活目標。

齊心原諒強迫症

不過，如果一家人能夠同心協力共同對抗強迫症，那就會獲得美好的成績。有位患者就告訴我，她在先生的協助下，得以病情好轉：「我們齊心原諒了我的強迫症。」

拉拉的強迫症是，看到刀子就會產生暴力念頭，她說自己只要出現強迫症念頭，就會退縮，變得安靜、陰沉、難過。她的先生會跟她說：「拉拉，別沉浸在你的妄想裡，我感覺得到你腦子裡正在打結過不去，別再折磨自己了。」先生這個「再歸因」的動作，讓她得以回到現實。她說，自己先生之所以不高興，是因為看到她因為強迫症受苦，讓他心生不忍：「要是電視上出現什麼重大意外事件的新聞，像是飛機墜機之類的，他知道我對天災人禍很敏感，所以就會跟我說：『這你不要看啦，你都已經那麼怕搭飛機了。』」這也是提醒患者面對現實的一種作法。她覺得先生對她關愛有加又充滿體諒，而且也不會對她得強迫症大驚小怪。反倒是她會被自己的強迫症嚇到，而且原因很難解釋的通。她們兩個商量過要領養小孩的事，但是拉拉心裡卻有強迫意念，覺得自己要是領養小孩，那麼孩子一定會受到傷害。她說：「我內心有種強烈的不安，幾乎是椎心刺骨一般的感受，覺得孩子如果領養到我們家，一定不會平安長大，會遭遇意外、生病、被綁架、甚至夭折。所以我們就打消了領養小孩的念頭。」

卡拉的強迫症想法是，老是覺得會親手殺死剛出生的女兒，因此一直排斥和先生的親密互動。她說：「我就是完全不會想要做這件事，強迫症會耗掉人一天二十四小時的時間，我只能盡力不要被吞沒、讓自己有點用處。但要他瞭解我們的關係就不容易了，我真的改變了很多。」在罹患強迫症之前，她是作事效率超高的女超人，工作上如魚得水，還能再去當志工，還要在家照顧垂垂老矣的雙親。但強迫症病發後，她再也不能一人身兼數職，為此深感挫折，這份挫折感很多都發洩在她老公身上。這讓老公完全摸不著頭緒，因為過去十四年來，兩人的婚姻關係中一直都是由她發號施令，現在她卻從所有方面都收手，把時間留來照顧自己的問題，這讓他很難適應。她說：「可是，我實在沒有時間去處理自己以外的事情，包括和他之間的關係。而且我又都不把自己腦子裡想的事情說出來跟他分享，因為如果說出來可能會嚇壞他。」

其實，家人如果能夠給予患者各方面支持的話，會對患者病情有很大幫助，像是理解患者、對患者寬容些、有耐心、在他們從事四步驟時多給予鼓勵等等，但是千萬不要縱容或是由著患者聽從他的強迫症症狀。正向強化很重要，只要有一點小進展，都要加以正視。強迫症患者需要對自己有信心，因為他們有很長一段時間都處於信心低落的狀態。但他們不需要有人用忿怒的口氣指責他們；他們對自己的指責就已經夠嚴厲了。旁人也不該一直催他們趕快好起來；強迫症的目標，要靠一小步一小步慢慢地累積，不是靠忽然進步神速好轉。身為強迫症的枕邊人，難免會有感到心力交瘁、耐性全無、想要休息、放空一下。有這樣的想法也沒錯。不要為此感到自責，強迫症患者若看到枕邊人有倦怠感時，應該鼓勵他們好好放鬆、喘口氣。

傑克的強迫症是會一再洗手，他和老婆因為這樣，相處得不太好。他老婆和女兒都已經被他一再問：「你們有洗手嗎？」這個問題問到快瘋了。接受治療後，他才明白當時她們的感受：「那樣問就好像指責人家不乾淨一樣。」他因為強迫症作祟，所以老覺得老婆煮的菜被污染了，也因為這種念頭，讓他差點就瘋了。但他強迫自己別再問老婆有沒有洗手這個問題，他說：「其實這個念頭還是一直糾纏著我，但是我覺得要是我再這樣問下去，一定會搞出更大的麻煩來，像是我老婆受不了而離開我之類的。」能夠有這樣的洞見，可以幫助患者獲得很大的動力，好好練習四步驟。

在治療過程中，傑克也提及，自己其實對家人的態度感到很灰心，因為他家人似乎都沒注意到，他其實已經有進步了，但他們的態度卻好像強迫症應該一夜之間就治癒一樣。他老婆會跟他說：「我知道你現在在接受治療，也知道你為什麼要接受這種治療，但是你還是一樣逼得我快發瘋啊。」在他還沒被診斷出是得到強迫症以前，她會很氣他一再洗手，覺得老公很奇怪，於是會跟他說，要是他再繼續洗下去，會把手洗斷。他笑著說：「可是一旦診斷出病情，人家知道這病叫什麼，那大家就會開始對你很多意見了。在還不知道病情之前，他們不知道我是怎麼回事，所以也不會想多問。」他接著問說：「你能夠想像要跟一個無時無刻都想改變你的人住在一起嗎？『你知道自己為什麼要做這個嗎？』『你在浴室裡幹嘛？』『你為什麼又要再洗一遍』這些問題把我逼瘋了，所以過了一陣子，她就以我已經接受專業治療，她可以休息為由，不再過問。有一次她哭著說：『真希望我可以幫你。』我跟她說，她對我的強迫症感到不耐煩，不願坐視我強迫症越演越烈，就已經是在幫我忙了。」不過，家庭成員對於強迫症的不耐煩方式，有的對患者病情有好處，有的則是有壞處。

傑克老婆對他的協助有一個底線，那就是她不陪他去參加團體治療。她說：「我為什麼要去看跟別人做跟你一樣的事？」他也就作罷不勉強她。他說：「我想她是有點害怕，因為，以前她覺得我只是有點不一樣，但突然間我這樣算是精神疾病了，她不想要朝這方面聯想。」

另一位病患凱倫則記得自己每次強迫症發作很嚴重時，她就會心情低落緊張，又覺得萬念俱灰，那段時候她就是很易怒。她說：「我老公叫我婊子，這話真的把我惹毛了，因為我都已經自覺是別人的累贅，所以我就回他說：『這方面你肯定是專家了，因為你家族裡就很多婊子。』」他們越吵越兇，性生活次數也越來越少。在接受治療期間，她發現，原來他老公自己也患有強迫症，這也解釋了為什麼這麼多年來，老公一直容忍她囤積物品的惡習。

因為兩人在這方面可以說就是一搭一唱、合謀在從事這種囤積廢物的荒謬行為，從來沒有站在現實角度自省，問題越來越嚴重，到最後根本演變到了災難的地步，成了一場荒謬至極、又非常淒慘的災難。一些從外地來拜訪的老朋友，總是不得其門而入，只能大家站在院子裡敘舊。加拿大朋友打電話說要前來拜訪，凱倫卻是邀他們到她媽媽家去見面。但凱倫還是生怕這些朋友會突然前來她家拜會。「我只好把家裡車子停到幾條街外的遠處，好讓加拿大朋友以為我們不在家。然後每天天一黑就上床睡覺，這樣加拿大朋友就不會看到燈亮著而前來拜訪。」

芭芭拉的強迫症狀是會不斷檢查，這一點她老公對她展現了愛和包容，儘管他並無法真的瞭解這些行為。但有一天她回家後，對先生說自己一直有很強烈的感覺，覺得早上開車上班路上撞到人了，她先生再也忍耐不下去。她說：「這是壓倒駱駝的最後一根稻草，因為這實在太荒謬、太古怪、又太不符合現實。他完全無法接受、整個人抓狂了。」身為患者，她知道這不過是強迫症發作時的感受，她先生卻無法理解。結果他氣炸了，他說：「要是你車子真的有撞到人，那你會聽到碰的一聲，路上也會出現屍體躺在那裡。」老公反應這麼強烈讓她大吃一驚，她說：「我知道這跟檢查習慣是同樣的問題，雖然我不知道確實是什麼。」不久，她在報紙上讀到一則關於重症強迫症病患的報導，這名患者的症狀和她的一模一樣，這讓芭芭拉終於知道自己得的是什麼病了。

芭芭拉後來透過自我行為治療後，病情逐漸好轉，她先生把自己的角色扮演得非常稱職。除非老婆很累，否則他會堅拒為她檢查任何東西。他還會拿她開玩笑說：「去檢查啊！」這其實就是「再歸因」的一種方法。她說：「他知道不能由他來治療我，一定要由我自己主動治療自己才行。所以他都不會介入太深，他就扮演好一個有耐心、對狀況很能適應的普通人角色。要是我嫁的人是像我一樣，還有很多家庭功能失常問題，我們的婚姻一定會一團亂。到時候他要處理的就不只有我強迫症的問題了。我以前有酒癮，花了很多努力才從中脫身。我還有自信心低落的問題，在患強迫症之前，我自己身上有很多問題。」她的問題包括她媽媽，她媽媽有輕微的強迫症，會一直要女兒回家裡去確認爐子有沒有熄火，不然就不出門。芭芭拉說：「我根本沒照她要求進廚房去檢查，我只是走遠點就回頭告訴她：『沒問題，媽媽，都關好了。』沒想到，幾年後輪到芭芭拉要她先生去幫她檢查爐火有沒有關好。

如今芭芭拉的強迫症症狀已經變得非常輕，也已經在控制中。但當初她症狀最嚴重時，她先生始終對她不離不棄。她說：「我可以把所有情緒都倒給他，在他身上找到舒壓的管道，他總是坐著耐心地跟我說話，直到我覺得不那麼難受為止。」他偶爾也是會抱怨兩句，像是：「你這樣子是跟世界脫節了，根本是作繭自縛。你和別人一點互動也沒有，就像被孤立一樣，你卻一點也沒差。」她先生真的說中她了，她真的有時候一到周末，就完全只會躺在床上一動也不動。她老公有時候會進來陪她，有時候則不管她。但現在的芭芭拉，有了自己的孩子，辭了工作專心在家，所以她不再感覺壓力那麼大，也就開始和社會有接觸，對於外頭的世界也比較有興趣。

十五分鐘法則有助於增進強迫症患者和家人之間的溝通，要是家人可能以鼓勵的方式對病患說話，並且要像是在幫他治療一樣，說：「我們先等十五分鐘好不好？我現在先不要幫你做這件事，等十五分鐘後再幫你做。我知道你現在強迫症發作讓你很難過，但我們先等個十五分鐘看看之後怎麼發展。」這樣患者就會在這十五分鐘過後開始重新評估，同樣的，使用這個方式的人一定要懷著好意，不然就是在幫倒忙。

不要催、不要趕

強迫症患者因為和疾病相處多年，所以很知道怎麼隱藏病情，藉此保護自己。有很多人告訴過我們，他們在和強迫症患者交往好幾個月後，卻對他們有強迫症的事完全沒有查覺。就算看到一些古怪的小動作，也很容易忽略或是將之合理化。杜敏戈的前女友凱西就提到，在和杜敏戈交往初期，他有天強迫症嚴重發作，當時她對強迫症毫無所知，所以也不知該如何是好。她說：「我整個慌掉了。我完全不知道該說什麼才能讓他作罷，所以講了好多不該說的話，越說他越生氣，罵我說：『你乾脆脫光光站在我面前，好讓我轉移注意力好了。』」杜敏戈症狀很嚴重時，只要能讓他作罷她什麼事都願意做，但是「就算炸彈在他面前炸開了，對他也無動於衷。」

她接著越講越想笑：「好笑的是，我們養的狗也有跟他一樣的焦慮行為。人家不是都說養狗像主人嗎？這真的太離奇了。我們養的狗很黏人，一定要我們陪在身邊才行。他是我們寵出來的小怪物。要是我們丟下牠一個人在家，牠就會開始呼吸急促，然後開始全身上下到處舔，臉上還會出現呆到不行的表情，跟杜敏戈在焦慮時的表情一模一樣。我就跟他說：『你們兩個就像一個模子壓出來的一樣。』」不過，我們並沒有臨床證據可以證明，強迫症患者養的狗也會發展出強迫症。

搬家對強迫症患者而言可能會造成很大的心理創傷，同樣的，把他們慣常的作息打亂也會讓他們整個大崩潰。強迫症患者通常會抗拒旅行，尤其是對污染有強迫意念的患者更是如此。因為去旅行就要被迫使用公共廁所，睡在別的陌生人睡過的床上。像杜敏戈，花五百美金買越野腳踏車，還依照自己的喜好把車打造成他要的樣子，但當凱西提議騎腳踏車到山上踏青時，卻得連哄帶騙才能騙他出門。他說：「因為我怕會把腳踏車刮傷。可是有趣的是，我們到山上後，我忽然覺得腳踏車不是我的了，所以就騎得很開心。再也不擔心刮壞車子，強迫症真是古怪的病。」

杜敏戈和凱西雖是同居伴侶，卻分房睡，凱西常開杜敏戈房間的玩笑，笑稱那是「男塚」，因為杜敏戈會把他收集來的藝術品按特別方式陳列，但其實要說起整理、陳列，凱西比杜敏戈強多了。但是她說：「要是我碰他東西，那他會大抓狂，他會一樣一樣檢查，生怕被我弄壞，連衣服我也不敢幫他洗，因為我不是很會洗衣服，常會把漂白水弄到衣服一塊一塊，這也會讓他大發飆。」

不過，凱西會往好處看，她覺得杜敏戈這種拒絕改變、不要被人打亂步調的生活方式，其實也有意想不到的好處。她說：「要不是他有強迫症，他肯定會交上十個女友，因為他這人有濫交的傾向，但正因為他有強迫症，所以他變得很忠實於我，這部份我很喜歡。他是拉丁裔，但如果他想要背著我亂搞，那他就非得讓我知道不可。因為他有污染的強迫症，要是他碰過別的女人，那他一定忍不住要跟我說。」從杜敏戈這邊我們也得到同樣的說法，他說：「一旦我習慣一樣東西，人也一樣，我就會慢慢越來越不焦慮，但是和新認識的人相處，我一切都要從頭來過，我們這些強迫症患者和一般人不一樣，我們很依賴習慣的事物。」熟悉的事物帶給強迫症患者安全感。

凱西以前會來參加我們所辦的強迫症患者家屬支持團體，在這裡她可以認識其他強迫症患者的爸媽、家庭成員等等。這些人多半都曾經被強迫症折磨得不成人形。凱西就記得：「很多人都想知道我跟杜敏戈相處的如何。他們無法瞭解為什麼我明明有別的選擇，卻偏要守著杜敏戈。畢竟我不像他們，身為患者爸媽或家人，沒得選。」她得回答就是，不管杜敏戈有沒有強迫症，她欣賞杜敏戈的優點。

其實凱西和杜敏戈之間並非沒有過波瀾起伏。按照凱西本性的話，她看到強迫症發作，是會想要逃開、退縮不管的。她說：「我的反應會是『老天，我非離開不可，這我沒辦法，我怎麼可能下半輩子都要處理這種事？』」但當她問我，她應該為杜敏戈扮演什麼樣的角色時，我告訴她，要是她選擇要當杜敏戈的枕邊人，那她就要投入參與他的治療。

杜敏戈和凱西在一起五年後分開了，不過原因並不是強迫症。杜敏戈當時狀況很糟，治療過程中強迫症復發了。他說：「因為我很快就會依賴上身邊的人或東西，一旦這個固定的模式遭到破壞，我就要花心思讓自己重新獲得平靜。」最近他和另一位女性結婚了，他們是在杜敏戈和凱西分手後相識的。諷刺的是，他們是在杜敏戈買增重補給品的健康食品店認識的，這補給品還是當初凱西一再堅持要杜敏戈吃的。她後來跟杜敏戈說自己遇到他的第一印象是，感覺他哪裡「不太一樣」和「有趣」。杜敏戈請她共進晚餐，並將自己有強迫症的事據實以告。她沒聽說過強迫症這種事，所以不能理解，但是她很用心聽杜敏戈解釋。杜敏戈當時就跟她說得很清楚：「千萬別催我，千萬別趕我，不然我很可能會變得很粗暴。絕對不要叫我快點，因為這樣會把我激怒。只要有人催我，我就很容易暴怒，因為這表示他們不明白我的苦處，不瞭解為什麼我光是洗個澡或是穿個襪子這麼簡單的事，都要花這麼長的時間。」杜敏戈常會在空想時失神。要是他看到褲子上沾了蕃茄醬，他就會強迫症發作，覺得那一定是沾到鮮血，然後就死盯著污漬處，一直看到他能夠想通那是蕃茄醬才會作罷。

「別催我」是對任何身邊有強迫症患者的人很好的建議。

吉兒和女兒

吉兒女兒艾莉卡十一歲大的時候，吉兒最要好的朋友瑪莉蓮因車禍而喪生。這事讓吉兒傷心透了，她和這好友是一同在房地產仲介公司上班的同事，兩人常在下班後一邊用晚餐一邊聊心事，但是當殯儀館打電話來，請吉兒前去認屍時，吉兒卻不敢去，之後的追悼會她也一樣缺席。她沒法去，因為她有怕被污染的強迫症，如果她去了這些地方，那她的世界就會被徹底污染了。

瑪莉蓮過世那天，吉兒還記得當回到家時，兩個女兒艾莉卡和八歲的崔西就站在門邊等她。她說：「她們都在哭，我也在哭，她們伸出手想抱我，我說：『別碰我，我很髒。』」說完話，吉兒當著兩個女兒的面脫光自己身上的衣服，衝進浴室去淋浴。

之後好幾個禮拜她都足不出戶，她說：「只要我和瑪莉蓮一起去過的地方我都不能去，因為我怕被污染。」她有這個強迫症已經二十五年了，打從她還十幾歲時，遭逢男友好友過世，她去葬禮上看到死者供人瞻仰的遺容，她就把死亡和瀕死與污染連想在一起，產生了強迫症。但她過了好幾年才被診斷出來是患有嚴重的強迫症。

瑪莉蓮追思會那天，吉兒做了最不可思議的事：因為好友都知道吉兒為了瑪莉蓮之死傷心欲絕，所以追思會這天特別繞道來她家，送了她一籃的水果。吉兒聽到朋友來訪，從窗戶看到大家站在門外，就叫兩個女兒別開門，因為這些朋友全都有去殯儀館認屍，所以全都受到污染了，包括那籃水果也一樣遭到污染，如果放她們進來，吉兒和兩個女兒，還有屋子全都會遭到污染。

吉兒說：「這真的太不像話了，我竟然就站在那裡對我女兒說：『我不能收、我不能收、我不能收！』但其實我很想收，所以到後來我就叫艾莉卡把門打開，收下水果籃，把它帶進浴室，要她站在浴缸裡。等我朋友都走了後，艾莉卡就一個人帶著水果籃站在浴缸裡，我不知道接下來該怎麼辦，因為艾莉卡已經遭到污染，水果籃也一樣。」

這時是艾莉卡把吉兒拉回到現實世界，她大叫說：「你再怎麼沖洗也不可能把瑪莉蓮沖進下水道啊。」

吉兒要艾莉卡把那籃水果放進冰箱的冷凍庫，這樣她就只能用眼睛看，但卻碰不到，然後要她去好好的從頭到腳洗乾淨。那個水果籃就這樣擺在冰箱裡很久都沒拿出來，之後吉兒才把裡頭的水果拿去丟，但是那天的事深深印在艾莉卡和崔西的腦海中。

最近吉兒講起這件事時，崔西在旁靜靜地聽著，她現在二十二歲，一直到最近幾年，她才有辦法不再生媽媽的氣。她很氣在她和姐姐成長階段，媽媽對她們姐妹的種種傷害，像是古怪、一成不變的打掃方式；一遍又一遍地搬家，一州搬過一州、一城搬過一城，只為了找一座沒有被污染的城市，還有得向好友解釋為什麼不能帶他們回家的原因。

吉兒自己十八歲就結婚，二十歲時生了艾莉卡兩姐妹。幾年後吉兒和先生就離異，這等於讓吉兒母女生活雪上加霜。身為單親母親，她現在得費盡全力保住飯碗才行，而且她又有病纏身。雖然她不知道自己染上什麼病，但她知道自己一定不正常。她當然也知道，隔著門和親友說話、不讓人家進屋裡來坐，這行為太不正常；而且她也不讓兩個女兒親吻外祖父，因為外祖父是肉販，天天要碰到血。因為哀傷逾常加上抑鬱，她成月足不出戶，只有家裡需要日用品或是要送兩個女兒出門時，才會離家外出。

她和原生家庭的爸媽、兄弟姐妹也完全不聯絡，時間長達十六年之久，因為她覺得他們全都遭到污染，連打電話給他們她都做不到。也因為擔心污染的問題，吉兒、艾莉卡和崔西母女三人還一再搬家，因為總覺得住家社區甚至整座小鎮都受到污染。

崔西現在回憶起當年的情形，已經可以用輕鬆的心情面對，所以可以邊說邊笑。她說：「我們要找的住處裡頭一定要有兩個衣櫃」，然後，媽媽會指定其中一個衣櫃為「髒衣櫃」。原來因為兩個女兒都還要出門上學，難免都會遭到污染，所以吉兒就用這個方法來處理。吉兒規劃了一個程序，好讓兩個女兒不受到污染，也不會把外頭的污染帶進家裡來：兩個女孩放學回到家後，一定要由吉兒親自開門，她們才能進來，因為連門把都不能讓她們碰到，然後兩個女兒要小心翼翼、躡手躡腳地進門、走到那個「髒衣櫃」去，把身上的衣物全部脫下來，書包也要放在裡頭。然後再小心翼翼地去浴室沖澡，要是學校有規定家庭作業，那程序就更麻煩了，兩個人一定要去坐在衣櫃裡、開著衣櫃門寫作業，寫完作業後，才能去洗澡。吉兒自己則從來也不會靠近那個「髒衣櫃」，崔西記得小時候，如果自己和姐姐在作功課時忽然想上廁所，那就要先沖澡（這樣才不會污染到廁所），然後再回到髒衣櫃去繼續把功課寫完，之後還要再沖一遍澡。

艾莉卡和崔西上的都是私立學校，但後來吉兒的財務出現困難，只好讓兩人都休學一年。吉兒的手頭一向很緊，入不敷出，她說：「強迫症發作很嚴重時，我完全無法去上班，因為我會把所有的時間都拿來清潔家裡。而且我們也被迫一再搬家，因為我老是付不出房租。」

兩個女兒還小的時候，她們總以為：「應該別人家也跟我們一樣吧。」但年紀大點，知道自己家不一樣以後，她們不知道該怎麼跟朋友說明媽媽有這麼古怪的行為。畢竟同學都會不解，為什麼她們從不約同學到她們家去。崔西回想當年道：「我媽還會幫我們編故事好騙朋友。就編一些藉口，因為同學、朋友之間相處的事真的讓我很困擾。像他們就會問：『為什麼你媽媽今晚不能帶大家一起去溜冰場？』」崔西卻只能支支吾吾地說「她就不行啊」這類的答案。

崔西三年級時，吉兒開始覺得她整個學校都遭到污染了，而且，如果她或妹妹被叫到校長室去的話，那就是兩倍的污染。崔西說：「我還記得有一次我真的非進到校長室去見校長不可的那次。因為我們念的是天主教學校，當時的我又很虔誠，我就很認真地像上帝禱告，希望自己不會被叫進校長室裡，因為我知道一旦自己踏進過校長室，那回家又要經歷一場毫無意義、加倍的折磨。」被叫進校長室，回家吉兒會要求她們去洗兩到四次的澡，吉兒規定的次數一定要是二的倍數。

這樣的生活壓力讓崔西變得會講些小謊話。如果吉兒逼問她有沒有被叫到校長室去，她就會答沒有。有時候她也會從家裡那個規定她們放外頭東西的「髒衣櫃」裡拿學校的課本，把它偷渡進自己的臥房裡去看。

只要被吉兒發現她兩個女兒騙她，她說：「我會氣到發瘋，因為這下家裡全都被污染了，而且我完全無法確知她們兩個人到過哪裡、摸過哪些東西。我整個人就開始發癢，然後就開始換不過氣來。」崔西九年級時，她終於不再裝聾作啞，她把媽媽這些古怪的行為跟她最要好的朋友說了。她說：「這對我是一大突破，終於把事情講出來。」結果這個朋友就把事情講給另一位朋友聽，這是必然的，然後很快的，學校裡的女同學都拿這事開起玩笑：「我覺得這很酷，我可以去你家跟你一起關進衣櫃裡嗎？」但聽在崔西耳裡，這些話很刺耳。

兩個女兒都恨極了媽媽罹患強迫症的事，但她們學會了利用這件事來幫自己，崔西會跟媽媽要脅說：「要是不能讓同學來家裡，那就要給我們錢到外頭去。」她們兩個也不能去外面當保母賺外快，因為小朋友或是小朋友他家可能都被污染了。雖然吉兒自己明明金錢上常常左支右絀，她卻會在這時候滿足她們，任她們予取予求。

不用說也知道，吉兒這種對於污染的強迫行為一點道理也沒有，對兩個小女孩而言，更是摸不著頭緒。崔西就回憶小時候：「我和艾莉卡花了很多時間在問她各種問題。像是『為什麼這東西現在就髒，但之前卻不髒？』」要是有個被她認為是被污染的人打電話來，那在電話旁邊的那道牆，就要花上好幾個鐘頭去清洗，完全不顧洗碗槽裡杯盤狼藉沒人收拾。吉兒說：「就是這點讓我兩個女兒不高興。有時候我甚至會先把自己身上的衣物都先扒光，這樣就不用怕衣服被污染而要清潔消毒了。女兒們回到家時。會看到我就站在那裡全身光溜溜的，手裡拿著清潔紙巾和一瓶清潔用的酒精。這場景很怪，所以她們會說：「媽，你變酒鬼了。」而且，看到她們不高興，我自己也會跟著不高興。自己的孩子覺得自己很丟臉，真的是很糟糕的事。」

崔西說：「我恨死她了，我常當著她的面跟她說：『我恨你，我恨你逼我做這些事。』我生活中每一件大小事都逃不過強迫症的影響。像是不得不對人撒謊掩蓋內心的矛盾掙扎。每次她逼我洗四次澡時，我都會跟自己說：『我這麼做是因為我愛她。』但我還是很恨她，我到現在也還是這麼矛盾，我還動手打過她，因為實在氣不過。但我又很愛她，我不想對自己的媽媽動手。」

有一次崔西因為好玩，就和一位女性朋友在夜裡跑到墓地去閒逛。事後吉兒問起她們的行蹤，崔西一如往常說了實話。之後好幾個禮拜，吉兒的心裡始終甩不掉這個念頭：墓地、死亡、污染。所以後來崔西的女性朋友後來到家裡來拜訪時，剛好吉兒不在家，她就知道這事千萬不能讓媽媽知道，得瞞著她，要不然，這世上再多的酒精，都無法讓她們家恢復乾淨。崔西說，但事情終究被吉兒發現了，結果就是：「我們只好到城裡去，買了好幾箱的酒精，四、五箱吧。到那階段她整天除了洗洗刷刷，別的事都不管了。」

事態發展到這地步已經完全失控了，兩個女兒也再也無法忍受下去。當時崔西十六歲，她們住在北卡羅萊納州，家裡起了大革命。艾莉卡頂撞了吉兒，當面告訴她說，她和妹妹多年來一直沒對她說實話，其實她們一直沒照她的規定，一直在做些她禁止她們做的事，至於她規定她們要做的事，她們則完全沒有照做。崔西說：「我們告訴她『我們忍受不了了。這樣的日子我們過不下去。』」兩個女孩就這麼離家出走，跑到學校朋友的家裡去住。吉兒心力交悴。她知道要是兩個女兒都不願意照她要求做的話，她是無法和她們同住的，但那時的她強迫症病情已經非常嚴重，讓她無法瞭解自己對女兒的傷害有多大。

艾莉卡當時已經十九歲了，這一離家，她就再也沒有回來過。她和崔西租了一間房子，但崔西沒住多久就搬回家住了。她說：「我很想她，我愛她，我覺得很對不起她。我知道她很傷心。」

崔西搬回來住，讓吉兒把家裡用酒精大肆清潔了一遍，因為崔西在外面那陣子肯定是被嚴重污染了。吉兒還記得：「後來我連貓都清潔了一遍。家裡所有的書，一頁一頁地消毒、還有相簿。我一些學校的證書、獎狀全都因為酒精而糊成一團，變得完全沒用處只好丟了。這真的讓人捨不得。我很氣妹妹把所有事情都跟媽媽報告，因為這下事情都被她搞砸了，逼得我只好回家來幫忙，把東西一一打理好。」當時的吉兒完全不快樂、憂鬱極了，所以就一直打著要搬到佛羅里達州定居的主意。她於是開車南下，想要好好瞭解一下那個地方。但為了要搬家，家裡所有的物品都要先浸酒精消毒一遍，然後才能進儲藏室。

當時正好是春假，趁著媽媽開車南下佛羅里達，崔西打算到到阿拉巴馬州的蒙哥馬利市去拜訪同學，但她知道吉兒認定蒙哥馬利市污染很嚴重。所以她就沒跟媽媽吐實，騙她說自己是要到喬治亞州的沙瓦那市去，她們母女於是約好在佛羅里達碰面。但吉兒起了疑心，所以在往佛羅里達的路上打了電話給崔西的朋友。果然，一如她所料，這正是最壞的情況：崔西竟然跑到蒙哥馬利市，吉兒「覺得自己被人背叛了第二遍。她們竟然這麼隨口就對我撒謊，這真的是傷透了我的心。一方面我對自己的病症卻又一頭霧水」。而偏偏崔西又已經確定遭到污染，所以母女兩人肯定不能再住在一起。崔西說：「她連打電話跟我或艾莉卡都不行。」

後來，吉兒和崔西總算想到辦法讓兩人可以住在一起，所以就搬到加州大學洛杉磯分校附近的一間公寓合住，因為崔西是這裡的學生。但艾莉卡和吉兒好多年都形同陌路，艾莉卡就是沒辦法原諒吉兒。她住在完全不同的地區，過去五年兩人只見過一次面，不過，電話倒是一直有在通。吉兒能夠理解艾莉卡的心情，她說：「她心中還是懷著昔日的怨恨，但我們之間的裂縫已經縫合了。她不再怪我害她失去家庭溫暖。瞭解我的作為是因為生病了，減輕了我們之間的很多壓力。她原諒我了。她知道問題是強迫症不是我。」

儘管吉兒和崔西之間的衝突並沒有完全解決，但她們沒有放棄。當吉兒的強迫行為影響到崔西，崔西會感到很忿怒：「我不想被人看成是怪胎。」但其實她內心很怕自己也有強迫症的傾向。崔西本身也對死亡和瀕死有點過不去，對自己吃的東西也老是神經兮兮的。

吉兒把自己從我這裡和強迫症治療小組成員那裡學到的強迫症知識、以及治療方法分享給和女兒崔西，她來治療小組上課從不缺席。最近吉兒開車收到罰單，所以要在家上駕駛課。但是有個問題困擾她，就是她從離婚開始，就對於政府公文有一種污染的強迫意念，因此她始終不能去讀駕駛課的手冊。（艾莉卡十六歲時原本想要去考駕照，但因為吉兒的強迫症，讓她沒辦法踏進監理所的大樓，所以艾莉卡只好等三年後再考。）

結果要靠崔西幫她翻頁。讀到最後，崔西說：「這邊你就一定要親自簽名了。」她就乖乖照簽。崔西說：「反正你都可以簽名了，那你要不要試試看摸摸這手冊？」崔西在一旁可以看出吉兒其實很緊張、坐立難安，所以她思考了一會兒後，就跟吉兒說：「要是你能夠動手摸摸看的話，那會很棒，我會給你頒獎。」對吉兒而言，要伸手去摸這手冊是很難踏出的一步，但她終究還是伸出手摸了一下。吉兒說：「突然間我的手上和臂上都沾滿了紅色的污漬，手指側則全都奇癢難耐，但我很清楚自己是想要去摸的。我一定要動手摸摸看，因為這是行為治療。」

現在的吉兒，不管是強迫意念或是強迫行為的症狀都已經受到控制。她不再會使用酒精全家消毒一遍了。可惜她母親兩年前過世後，讓她的病情退步，原本已經被她認為不受污染的家人，這下子全都遭到污染了。

但她現在正在解決這個毛病，每天練習行為治療，她說：「我這人就是生存意志很旺盛。」

布萊恩和妻子

布萊恩夫妻結婚這十四年來，老婆莎拉一直和布萊恩共同面對他的強迫症。布萊恩的強迫症是對電池酸液的恐懼，這讓他因此有強迫行為，非去街道上洗洗刷刷，才能讓他不會一直擔心被電池酸液所污染。

莎拉在談到布萊恩的為人、他的病情、以及這個病對他們婚姻的傷害時，完全不加隱藏或美化：「強迫症毀了我這一生。強迫症這個病啊，會偷走你老公、偷走你的情人、你的伴侶、你的好友。還有你的歲月光陰、金錢、精力。能拿全都拿走，卻什麼也沒拿出交換。而且還始終沒跟你道聲謝。」

莎拉和布萊恩本來是同事，近水樓台而越走越近，兩人在相識六年後才步上紅毯。這麼長的交往時間，莎拉卻始終沒有看出布萊恩有強迫症半點跡象。不過，一等結婚後，不到幾個月，她就察覺到布萊恩古怪的小動作：「他會拜託我有些地方不要走進去、哪些地方不要開車、哪雙鞋子不能穿」，但她雖覺得怪，卻總以為這不過是些怪癖，不足為奇。

其實，布萊恩洗澡要洗很久很久，這當然她也看在眼裡，但是，她同樣是以「他這人就愛乾淨」為由輕鬆帶過。

但是，他們結婚差不多一年時，公司堆積的電池忽然倒塌，他整個暴怒，還被強制送醫。這一刻起，地獄的大門在兩人的婚姻中開啟了。

布萊恩每一晚都會躺在床上，聽著外頭的救護車警笛聲，這樣他就知道哪裡發生事故。他從不放鬆，始終處於警戒狀態，以備需提水桶、帶小蘇打趕赴現場，然後就開始洗洗刷刷。

有時候，他跟太太話才講到一半，一聽到警笛聲，馬上跳起身來，然後就消失五個小時不見人影，緊張到連家裡大門都忘了帶上。

布萊恩和莎拉各自在前一段婚姻中有過一個兒子，所以現在是一家四口，可是因為布萊恩的強迫症，讓兩人這段婚姻危在旦夕。布萊恩說：「小孩子不懂究竟家裡是出了什麼事，只知道當老爸的我很怕電池和電池酸液，以及我不能到公共場所去。這真的很糟，很可怕。我老婆不離開我，只是因為她覺得就這樣拋下我她於心不忍，不然她早就不管我了。我什麼事都做不了，真的很想找個地方躲起來。」

當然，因為不知道外人開車途中都去過哪裡或是之後要去哪裡，會不會被污染，所以兩個兒子也都不能請朋友到家裡來。有一次他們回家後跟莎拉講學校的事：「今天化學課作實驗，結果搞得到處都是硫酸。」但這話大家都不敢讓布萊恩知道，因為要是他知道了，一定會當場抓著兩個男生，把他們全身上下從頭到腳洗刷徹底。布萊恩回想當年：「當時我兒子一直很想加入海軍陸戰隊。因為他一心只想離我遠遠的，遠離麻煩。」

後來布萊恩的強迫症越來越嚴重，嚴重到他沒辦法去上班。他說：「我是完全重度的患者，因為我會覺得那些酸液已經濺得我全身都是，我完全無法弄乾淨了。酸液已經跑進我的臥室、我的牆上。有一天我太太的朋友來我家，然後我聽他說他剛開車過來的那條路上，剛好發生了一樁交通事故，這下子我開始覺得他應該車輪上都沾滿了酸液。所以接下來我整個晚上就跪在地上，用小蘇打和水來洗刷家裡他踩過的地毯，之後我又租了一台超級市場專用的那種吸塵器，使勁地把地毯一遍一遍吸了又吸。」

布萊恩的病後來嚴重到整個完全失控。他會整晚跑到街上去洗刷馬路，隔天早上醒來時則是整個人完全累垮了，然後又是一整天到處洗洗刷刷，生怕污染。

到底是他瘋了？還是她瘋了？到這節骨眼上她自己都錯亂了，所以對自己的判斷也失去了信心。

有時候在夜裡，布萊恩會坐在電視前，看著知名的電視節目《深夜秀》，之後整晚不斷地看各種節目，只因為他生怕黎明到來，然後一天的恐懼和洗洗刷刷又要開始了。

他也想去看精神科醫師，但是換來的卻是一張又一張的錯誤診斷，其中還有精神科醫師把他診斷成是精神錯亂（思覺失調）。後來他被送進精神病院住院三十天，但根本無助於他的病情，之後又被送到另一家精神病院，又住了兩個禮拜，同樣沒有幫助。所有的醫師都對他究竟是患了什麼病毫無頭緒。這些醫師的作法似乎就只是開給他各種的藥物，讓他一直睡覺而已。

有天晚上，剛好兩人在家看一個深入專題報導的電視新聞節目，節目上報導了一個強迫症患者的故事。莎拉回想當天情形：「我看了心裡鬆了一口氣，原來他這病有名字。」布萊恩則說：「我整個人被敲醒了。」這下他知道自己患上什麼病了。節目上提到了洛杉磯大學加州分校為強迫症患者所開設的門診，布萊恩於是打了電話過去。當電話接到我手上時，他整顆懸著的心都放了下來，對著話筒崩潰大哭。

布萊恩患的是典型的強迫症，病情相當嚴重，至於治療成效則時好時壞，需視他是否有按時服藥，是否練習四步驟的行為治療方法，有沒有來參加我們的強迫症治療團體。要是他有努力接受治療，那他的症狀就能受到控制，但要是他始終沒有學到強迫症患者最重要的一課，那就是：只有持續不懈的自我監督病情，才能擊敗強迫症，那麼只要他一天沒有學會這件事，他就會不斷受苦，而莎拉也要跟著他受苦。他強迫症極度嚴重時，莎拉說他會作很極端的事，像是「用紙巾和包三明治的袋子裹著手來開門，而且他也不准我們去教堂禮拜，因為有個一同去教堂的人，是一家電池公司的老闆。」布萊恩如果有照醫囑服用正確的克憂果（Paxil）劑量，那他的憂鬱症症狀和自殺傾向就能夠獲得控制。

莎拉有時比較勇敢，敢去衝撞和承受布萊恩的暴怒，這時她會強迫布萊恩要面對現實，逼他去承認真正讓他困擾的不是電池酸液，而是強迫症。有時候布萊恩會乖乖聽話，有時候則會反抗。但大多數時候他不會乖乖聽話。她說：「強迫症就像是頭隱伏在一旁你看不到的巨大怪獸，明明就已經把我們生吞活剝了，卻完全不准我們去提到牠或注意到牠。」

單單是布萊恩對於電池酸液的恐懼和強迫行為，就已經夠讓家人不好過了。莎拉說：「為了避免我們被酸液污染，他破壞的東西遠比就算我們天天被人潑硫酸的還要多。」他們家的車道、草坪全都被灑滿了小蘇打和阿摩尼亞。布萊恩連樹叢下方被樹葉遮住的地方都不放過。家裡的洗手槽和洗碗槽全都因為長久灑上阿摩尼亞而變得坑坑洞洞，莎拉說，她正等著哪天下方的水管會因此分解垮掉。

她說：「我們家一個月光是買小蘇打和阿摩尼亞就要花掉三、四百美元，看著他這樣浪費錢真的是讓人喪氣，家裡的衣服、鞋子、地毯都被毀了。」布萊恩會緊盯莎拉行蹤，看她去過哪裡，之後會認定哪雙鞋是遭到污染的，然後擅自就從她衣櫃中把鞋拿出來清理。一雙原本莎拉最愛的藍色麂皮皮鞋，被布萊恩用阿摩尼亞洗成很醜的綠色。

他們家財務已經很緊了，那些浪費在洗劑上的錢，是他們原本要用在刀口上的錢。布萊恩原本的工作是汽車經銷商的合夥人，可是公司因為過度擴張、市場衰退、以及在高速公路改道等等因素而營運下跌。因為這場財務上的災難，害布萊恩破產。之後又因為他的強迫症，讓他在職場上的表現始終不佳。他目前的汽車業務工作有很多時候要開車，可是偏偏布萊恩的強迫症所致，要是跟客戶約的地方和布萊恩公司中間的路上，有酸液灑在路上的可能，那布萊恩就完全無法前往。

而且家裡手頭就已經夠緊了，布萊恩卻還是忍不住要一直買些他用不著的東西。家裡他專屬的衣櫃裡，滿滿是完全沒穿過的西裝和領帶。莎拉說：「因為他怕穿出去會被污染。」有一次她特別到百貨公司買生日禮物要送他，可是因為不知道該送什麼，就問了一旁的專櫃小姐意見，專櫃小姐建議她買領帶，但莎拉卻完全不聽，而改買別的。專櫃小姐在幫她結帳時，看到信用卡的名字後也恍然大悟說：「沒錯，他根本不需要領帶。」原來，專櫃小姐也從信用卡名字認出布萊恩了，他就是那個不斷來買領帶的人。

布萊恩還不只買領帶，他也買槌子和其他工具，而且全都是家裡已經有了還繼續買，一度家裡工具多到還要另外租一個車庫來放他囤積的東西。莎拉就說：「他因為強迫症花的那些錢，拿來給一個兒子讀大學都夠用了。」

布萊恩買了又買，但又會突然被罪惡感所攫，他會整個人轉個一百八十度，變成覺得，因為自己有強迫症，所以什麼錢都不該花。莎拉說：「他就會拒絕用洗髮精、拒絕理髮等等，可是他不讓自己花的，他又會在另一方面補償自己。」所以他就這樣不斷地花了又省、省了又花，陷在一再重複的循環中。

不過這些物質上的都還不算什麼，真的壓垮他一家的關鍵在情緒問題。莎拉說：「如果你是身體上有殘疾，那別人都會伸出援手，但要是你是心理面有殘疾，卻成了說不出口的恥辱。如果，重症老公已經到了末期，那老婆會被稱讚是不離不棄。但看我跟布萊恩這樣，大家卻都指責我說我一定是『腦子有病』才會還跟著布萊恩，我會反問這樣說的人：『換作布萊恩得的是小兒痲痺或是心臟病的話，難不成我不該好好照顧他嗎？』」

其實，莎拉也是好幾次在盛怒和絕望之際想過要離他而去。她說：「我真的已經坐上車，開到車子都快沒油、不知道開到哪了。然後才停下來，問自己『這是到了哪了？』」

她說：「我告訴他我要離婚，聽了這話他忽然大把大把的吃藥，打電話跟醫生約診，然後開始去參加治療團體。」但他只會撐到危機過了，然後就又故態復萌。

莎拉之所以沒離婚有很多原因：她已經五十六歲了，而且這還是她第三段婚姻；她第一任丈夫有思覺失調，第二任丈夫則是酒鬼。另外則是她對布萊恩的責任感。她說：「他非常需要我，即使他狀況不穩定，要是能夠持之以恆，就會有安全感。」

布萊恩沒被病痛纏身的時候，就變回當初她嫁的那個男人：和善、懂得疼人、又迷人，那是強迫症還沒找上他之前的他，是還沒有因為強迫症而只想著自己需求的他。

莎拉痛恨自己在婚姻中不得不扮演這個角色。她說：「我變成老媽子，看門狗、還要兼批評者。我要負責狩獵、嘮叨、還要控制人。大聲尖叫、放棄。然後一無所獲。就只是木然和絕望。真是枉然，可惜了他、可惜了我、可惜了時間、可惜了金錢、一切都太可惜了。」

更不堪的是那種恐怖的孤獨感。她說：「多數時候就只有我一個人，不管布萊恩在家或不在家都一樣。他的心裡已經沒有我了。他只會一直想著自己的事，想著那些電池酸液。我從來也沒經歷過像這樣的孤單感。即使當初兩度離婚，都沒有感到這樣的孤單。」

對於布萊恩而言，莎拉多數時候都算是「遭到污染了」，所以兩人之間完全不可能有任何肉體上的親密互動。她說：「他連我用過或碰過的東西都不會去碰，包括毛巾或是杯子。」再加上莎拉剛好也在一家汽車經銷商上班，這讓布萊恩的猜疑更加重，因為對他而言，這只有一種可能，那就是車用電池酸液。

有時候，莎拉會主動去抱他，但是卻只會看到布萊恩臉上恐懼的表情。有時她伸手去牽他的手，但他卻只會縮回去。這麼一來時日一久，她變得只會壓抑自己的感情，不再主動表達內心感受，以免遭到回絕。她說：「我跟他不再站在同樣的高度，不再是與他相對的女性、也不再是他愛的人。」

莎拉說：「強迫症會孤立人，跟別的病不一樣，會讓你的家人和朋友都遠離你，所以你沒辦法安排家族或朋友聚餐或是一起過節。這個病會控制你能在哪裡開車、走路、購物、看電影，你生活中的每個層面都遭到它的控制。全都逃不出它的手掌心。」

但她微笑著說：「要不是我還有著一絲幽默感，我早就了結了自己，或他。」

布萊恩發病很嚴重時，就是他偷懶不吃藥也不進行行為治療時，她就會擔心他會不會有自殺傾向。她說：「我可不想哪天下班回到家時，看到他上吊死在家中車庫裡。」

莎拉有時候會不知道自己究竟還正不正常。她會一個人坐在那裡默誦九九乘法表，這麼做的目的只是為了讓她自己轉移注意力，以免一直只是關注在他身上。過去三年來其實一直也在接受治療。帶著一種復仇的心態，她培養了很多興趣，她說：「我就是儘量讓自己忙個不停。」

不過她真正的力量來自於她有「非常虔誠不移的信仰」，再加上她前任老公是酒鬼，這讓她學到一些處理這類事情的技巧。她說：「我會在腦海中回想過去美好的時光，用這個當作自己的能量」來幫我撐過難熬的日子。

不過她也必須藉助藥物的幫助，來控制她心悸的問題。她還有飲食過量的問題：「我沒真的學會一直吃無法解決事情這堂課。」有一次布萊恩剛好出遠門，她就趁機向一家她喜歡的義大利餐廳訂了很多的義大利麵，這家店被布萊恩判定為遭到污染，所以平常不准她去吃，她於是趁這次機會吃個夠。

幾年前布萊恩和莎拉決定要帶兩個兒子一起去夏威夷渡假。布萊恩說：「這是我夢想中的假期，本以為到時候大家可以好好快樂一下。」可是才到夏威夷第二天，一家人說好要去海邊玩浮潛。剛巧不巧，船東要求所有乘客上船前要把腳上的鞋子脫下來，然後又打開儲藏艙，把大家的鞋子都放進裡頭。布萊恩見到儲藏艙裡有電池，整個人呆掉了。

打從那一刻開始，莎拉說：「我們身上所有穿的衣服都遭到污染，所有買的東西也遭到污染，整個假期就這麼毀了。」

布萊恩回顧當時道：「那整整五、六天我簡直就像活在地獄裡一樣，下船時我連鞋也沒穿，就把鞋丟在船上。但小孩他們穿著網球鞋去過的地方，我可沒辦法好好清潔，又不能硬拿走他們的鞋子，另外買一雙新的給他們。」

長久以來，莎拉一直支持著布萊恩，布萊恩有一段期間已經對奮戰絕望至極，所以考慮要動腦部手術來解決問題，是莎拉勸他作罷的。布萊恩來到加州大學洛杉磯分校接受治療時，莎拉其實已經咨詢過律師，打算要離婚了。布萊恩說：「是我求她去咨詢的，我跟她說：『親愛的，我一點好轉的跡象也沒有，我沒辦法眼睜睜看著你下輩子跟著我受這些苦，你到外頭去找別人在一起吧，我們把這段感情了結了。』」

但她不肯，原因是因為她認為布萊恩無法獨自面對病情。而且她本來就一直在擔心他遲早會自殺。布萊恩還記得：「我買了那本教人用四百五十種方法來自殺的書，學會了書中所授包括割腕等各種的自殺手法。我始終沒有真的試過，但腦子裡的確閃過自殺的念頭。我記得跟一位在加州大學洛杉磯分校的醫師說過：『你知道我狀況有多糟嗎？我的狀況已經糟到，我寧可是你這邊任何癌症病房的病患，也不要得這個病。』」

莎拉說出了自己的心力交瘁、寂寞無助。有時候她真的已經無力再對抗布萊恩的強迫症，所以她就任由它擺布了，即使她心裡知道這樣對布萊恩的病情並無幫助。

她說：「我努力不上他的病的當，不要成為他的負擔累贅，不要成為他的病的幫兇。但每次我一這樣和強迫症唱反調，家裡就會變成戰場，頓失平靜。所以，只要他開始疑神疑鬼，覺得哪條街上又出現車用電池酸液潑灑，我就順著他，不要把車子開到那去，他也就可以安心，我每個環節都得顧到，盡力維持家裡平靜。」有時候，莎拉氣勢比較強、膽子比較大時，她也會堅持自己的立場不退讓，逼著布萊恩面對自己的強迫症。這時候布萊恩就會乖乖的回去進行行為治療，然後服藥。他的病情也會出現大幅的改善。

他們的情形中最糟糕的部份，莎拉說：「他完全要自己面對一切，而我也在我自己孤立的狀態中。」布萊恩很少願意坦然面對困擾他的真正原因：不是電池酸液，是他的強迫症，只要他能這樣，莎拉就會覺得很欣慰。但是大半時候「那頭巨獸同時在吞食我們兩個，而我們還裝作沒受影響的樣子。」

莎拉很希望聽到布萊恩親口跟他說：「你這樣不離不棄真的很了不起，」卻從來沒能從他嘴裡聽到這句話。她覺得布萊恩應該不知道自己的病讓莎拉受到怎樣的苦楚。畢竟，大半夜爬起來到街上去洗洗刷刷的人只有他，她從來沒有參與過。莎拉的朋友勸她說：「你沒離開他應該是腦袋有問題吧？」但她不敢想像「要是沒有我陪在身邊，他會變成什麼，過著什麼樣的日子」。所以她還是選擇留下來陪在他身邊。

因為布萊恩知道可以到哪裡就求助改善他的病情，所以莎拉有信心，遲早有一天布萊恩會下定決心，克服自己的強迫症，因為他沒有別的選擇，不管是為了他自己，或是為了身邊家人，他都非這麼做不可。更何況，她說：「他這樣是在浪費自己的人生，而我坐視他這麼浪費自己的人生，我也是在浪費我的人生。我想要原本的他回到我的身邊，我要和他一同面對。我很確定他深感寂寞，就跟我一樣。」

布萊恩只要能夠乖乖服藥和進行行為治療，病情都能出現大幅好轉，這一點不只旁人，連他自己也都能看出來，所以他為什麼會出現很長時期不肯服藥和進行治療的情形，就很難讓人理解，如果從古典的精神治療角度來看，很顯然布萊恩對於病情好轉一事有「情緒上的衝突」，但究竟是什麼樣的情緒衝突，真的要探究根源，卻不容易。他對於治療計劃的態度，未來應該是會逐漸走上正軌，因為我們可以從他的病情好轉期出現較長的現象中觀察到，但是他還是常常有不按照醫囑的情形。

布萊恩和莎拉婚姻故事所傳達的訊息是，即使手邊有可以協助病患病情好轉的醫療輔助，卻不是每位病人都樂於接受幫助的。有些人似乎對自己的病症更加依賴，不願見到病情好轉。我們當然是希望布萊恩有一天能夠想清楚，好好接受藥物和行為治療的混合治療方式，畢竟大家都親眼見證這種方式在他身上的成效。

喬爾和爸媽的故事

史提芬和卡蘿兩人都是學者，當他們發現十四歲兒子喬爾新的興趣是從全美各城市訂閱報紙，覺得很有意思，所以就由得他到處訂報。

但是他們卻不知道喬爾的興趣不在閱讀報紙內容，他根本連一眼也沒看，他只是不斷在收藏、囤積。結果是成綑成綑的報紙就這麼在他的房裡堆積起來，喬爾說：「要是一點火苗，肯定就會釀成大火。」

媽媽卡蘿說：「要是你到他房裡，肯定會被熏昏，因為那氣味實在太濃了。然後你才會想到說是報紙油墨的氣味。」卡蘿和史提芬很自然地做了所有爸媽都會做的事：把這些報紙拿到外頭花園，請喬爾分類，看哪些他想要保留。喬爾也依爸媽要求照做，但接著，卡蘿說：「他崩潰了，完全無法進行。」雖然他從來不看那些報紙，但他卻有一種想法覺得自己「非要保存這些訊息不可」。

他爸媽一開始只是覺得這樣有點古怪，但卻完全沒有想到，這會是強迫症第一階段會出現的強迫性囤積行為，從這一階段開始，會發展的越來越嚴重。不久，卡蘿說：「我們就開始在家裡看到一些別人用過的食物盛具，他會把麥當勞的包裝紙帶回家收藏。我只要稍微搬動家具找找，到處都可以翻到他收藏的包裝紙。一開始史提芬以為『沒關係，他喜歡收集東西。』所以就由得他每樣包裝紙都保留一個樣品。」但是沒過多久，喬爾會到巷弄去翻找，盡往別人家的垃圾桶去翻這些食物包裝紙。之後他又開始囤積垃圾郵件，卡蘿只好搶先一步，一看到郵箱有垃圾郵件，就帶到她任教的學校去丟掉，以防被喬爾發現。

這時卡蘿和史提芬應該已經看出他們兒子不對勁了，但是他們又對兒子腦子究竟怎麼回事毫無頭緒。現在回想起來，其實好幾年前，喬爾就曾經發生過一件當時看起來無傷大雅的事：那時他突然開始對錄影產生興趣。但他這種興趣卻和一般青少年的實驗非常不同。而且不久後就開始變成強迫性地非錄不可，而且不管什麼都要錄下來。錄影機要成天都開著，可是錄下來的錄影帶他卻從來都不看，就只是一直錄一直錄，整件事變成他生活唯一的活動。

喬爾對自己囤積行為的解釋是說他喜歡作資源回收，可是卡蘿卻有注意到：「根本沒有回收到任何東西。」他只是一直往上堆。

還好過一陣子後，他就不再執著於收藏東西。但是喬爾也沒把他房裡那堆山一樣高的垃圾丟掉，他的病情已經很嚴重了，所以完全無法處理，但他至少不再帶垃圾回家。卡蘿和史提芬以為：「這或許是青春期才會出現的問題。」他們咨詢了一位精神科醫師，對方跟他們解釋說即將邁入成年所帶來的壓力和忿怒，有可能讓青少年做各式各樣的怪事。

這之後幾年一切似乎都進行的很順利，沒出現什麼問題，喬爾十六歲生日那天，卡蘿和史提芬帶他去喬爾最喜歡的餐廳吃晚餐慶祝。可是喬爾卻始終無法下嚥。他們以為是座位的問題，就換坐到另一桌去用餐，可是喬爾卻還是只能勉強吞幾口就吃不下了。喬爾說自己已經考慮只吃有機素食這事很久了，這一晚他突然間覺得食物分散了他這個念頭的注意力，所以他不太確定自己是否要這樣做。喬爾跟他同一代的年輕人一樣，都對環境保護議題很關心也有興趣，所以才會有不想要為了吃肉而殺生的念頭，這點卡蘿和史提芬也都瞭解，當然也不反對，甚至他們也想要把兒子的素食概念，盡量融入他們的生活中。這個時期的喬爾還是會喝牛奶，偶爾也會吃肉，只要家裡有煮的話。

但不久後，喬爾就開始出現對於不潔物品高度焦慮的情形。他會不斷地洗手，洗的時候還會用大量的清水，同時每次洗澡都洗很久。卡蘿和史提芬這時已經開始擔心，這應該和喬爾的生態關懷無關了，因為喬爾的飲食習慣變得越來越嚴格。這之後他們才瞭解喬爾竟然已經開始把「非有機」和「不潔」兩者劃上等號。他會跑到健康食品店去，花上好幾個小時的時間，把各種蔬菜分類才買回家，等蔬菜帶回家後，還要再花上好幾個小時的時間洗菜。就算已經把菜洗到稀巴爛又泡水過度，他還是不相信這樣是夠乾淨可以入口的程度。史提芬就回述：「他的問題不只是素食主義而已，如果只是素食主義，我們還可以理解，他擔心的是那些非常小的可能感染，所以要花很長的時間、巨細靡遺地檢查的非常仔細。」當時喬爾剛好又在快速抽高的階段，所以相形之下就顯得非常瘦，爸媽不禁開始擔心他會不會因為這樣的飲食而營養不良。

也就是差不多這時期，喬爾那強迫洗手的習慣變得失控，本來一向很準時的他，搞到都不能準時到校。只要有要離家外出，史提芬記得：「他就要進行一段很長時間的洗手程序，而且越洗越久，時間越來越長，而且洗得也更頻繁。他自己也無法解釋為什麼會這樣，只說他非洗不可。我也束手無策。如果我罵他，只會讓他更緊張，可能還會讓情況更嚴重。有那麼一兩次我想過：『好吧，那我來把水塔關起來，讓他用不到水，或許可以讓他因此住手。』沒想到，這反而讓喬爾非常的恐慌。結果是，不但未能奏效，反而讓情況更嚴重，喬爾洗不到手就不肯出門，反而造成了惡性循環。這下我終於明白，這麼做是無濟於事的。而且，把自來水總開關關掉這種事只能偶一為之，不然管路就會故障。因為總開關的水閥要是常開開關關，就會關不住水，所以我只好放棄這種做法。」

這尚且不是最糟的，最糟的是，喬爾現在已經出現強迫意念，覺得家裡某些區域已經被他想像中的蟲子入侵佔據，逼得史提芬只好為他特別買拋棄式的塑膠手套，因為喬爾覺得連自己用的電腦都已經被污染了。可是即使這樣，喬爾還是抱怨史提芬買的手套不夠長，遮不住他的手，或者是小蟲「微粒子」已經有辦法鑽進他的手套裡。學校正舉辦高年級去歐洲旅行，可是喬爾卻一點也不想去。高中最後一年，喬爾全部都只能趴在地上用膝蓋爬行。

在喬爾還沒有完全喪失正常生活功能之前，也就是他還能外出的時候，他有一次意外在學校書店翻到茱蒂絲・拉波波的著作《不停洗手的男孩》（*Judith Rpoport, The Boy Who Couldn't Stop Washing*），這讓他當場書不離手地翻下去。也就是同一時期，卡蘿也看到這本書，買了好幾本回家。她和史提芬迫不及待地將全書從頭到尾讀完，可是喬爾卻讀不下去，因為只要是別人碰過的東西，他都不能碰。讀完這本書，一家三口都知道喬爾是怎麼回事了，在多次詢問喬爾的意願後，他們兩夫妻終於能勸愛子前往加州大學洛杉磯分校來找我。史提芬說：「那是我們第一次對喬爾的病有個概念，從這一步開始，我們才逐漸對這病有所瞭解。」

喬爾也開始瞭解到，原來自己的問題，是大腦中化學物質不平衡所造成的疾病，但是他的身體已經變得完全無法自制，所以幾乎無法對抗這個病對他的牽制。這時期的喬爾已經完全足不出戶了，因為要是要出門，那他就一定要洗澡，但是他的洗澡儀式要動用八到十小時之久才能完成，這真的太折騰人了，連他自己也受不了，所以乾脆就不要出門。有一個週六早上，史提芬在睡夢中被喬爾搖醒，喬爾一邊哭一邊說，自己夢遺了，所以現在只好非洗澡不可。史提芬知道喬爾所謂的洗澡有多耗神，所以就建議他用比較簡便的方式試試看，但是他的建議一點作用也沒有，喬爾為這件事一共花了七個小時洗澡。

而且喬爾還是一樣手洗個不停，同時他洗完手後，因為嫌水龍頭開關髒，不想再弄髒洗好的手，所以他乾脆放任水流個不停。有天卡蘿和史提芬回家時，發現水龍頭就這樣開著讓水流了一整天。有時候他們夫妻會在大半夜被喬爾搖醒，求他們幫忙把水龍頭關掉。

喬爾也不能喝自來水，一定要喝瓶裝水。他越來越常用急切的口吻求他父母去外頭幫他買緊急避難用的食品和飲料，或者是特製的抗污染補給品。但是史提芬和卡蘿則會一再予以推拒或是拖延，並反覆向喬爾強調，要滿足他這些不合理的需求，他們實在力有未逮。

也因為他洗澡的儀式實在太痛苦了，所以喬爾到後來乾脆完全放棄洗澡。對喬爾而言，他的洗澡儀式就像是「赤腳走過沙漠」一樣浩大艱鉅的任務。史提芬回憶道：「有一次他整整忍了二十一天，才終於鼓足勇氣去洗一次澡，而且那還是因為我們要帶他上醫院，他事先不得不先洗好澡。」這一路來的治療過程中，喬爾始終抗拒服用藥物幫助病情，因為他心底一直都認為所有的藥物都遭到污染。所有人，包括喬爾自己到頭來都意識到一件事，那就是喬爾唯一的希望就是住院接受澈底治療。他已經完全失去正常生活的功能，套用他自己的話就是「當機了」。

那次長達二十一天唯一一次的洗澡，是喬爾一家的里程碑。史提芬說：「強迫症發展到像喬爾這麼嚴重時，要做這種違反強迫症的事，可是要偌大的勇氣才辦得到。對旁人而言，要催促別人去洗澡，說句『欸呦，怎不去洗洗澡，出去走走？』這樣的話說來容易，但對患者而言，那可真是非常恐怖的事。他有對我們描述過自己怎麼走進盥洗室，然後開始洗澡的過程，一邊洗一邊因為他的身體被屋頂滴下的水滴到，所以他就又要從頭到腳再重洗一遍。有時他洗太久，浴室蒸汽量太大就把他薰暈了。這樣的洗，事後想當然爾，他的身體一定會變得皮開肉綻。他住院後，他整條上臂的皮膚都已經被他搓到脫了一層皮，從手腕到手肘幾無完膚。」

喬爾住院住了十週，這十週住院把家裡的醫療保險費支付「精神疾病」的金額全花光了，又因為他已經念完高中，雖然還未滿十八歲，醫院還是把他安置在成人病房，這對他的治療很重要，因為這樣他就可以參與我的治療小組。住院期間，他的一舉一動都有人監視，包括他洗澡時間的長短都被監視。史提芬說：「醫院裡有個超壯超大塊頭的員工，他會把一直洗澡的人從浴室揪出來，讓他一絲不掛就站在外頭，不這樣做無法制止病患行為。」喬爾的治療包括暴露與反應預防療法的練習，這類的練習會要求喬爾一定要去觸碰他視為「被污染」的物品，像是浴室的門把等等。

前幾週喬爾的進展都非常牛步，然後就遇到瓶頸停滯不前，之後則又是牛步的進展。到這第三階段時，他終於鼓起勇氣願意嘗試服用藥物，他服用的藥物可以紓緩他的焦慮現象。即使到這階段，喬爾還是在醫院裡惹起不小的風波，因為他還是會覺得有陌生人觸碰到他的衣服，然後他就會要爸媽前來「把衣服拿走，我沒辦法處理」。結果就是，他會一直要卡蘿和史提芬為他帶新買的衣物過來，還要把一些舊衣物丟掉。但是卡蘿夫妻知道他們再怎麼做也無法滿足他的要求，因為他要的是把新買的衣物用「不會受到污染」的包裝方式帶過去給他。而且他們也知道，若照他的意思，那他們可能所有的時間，都會花在往返醫院和家裡的途中，只為了幫他把那些被醫院員工洗過、因此被喬爾判定為被污染不能穿的衣物帶去丟，同時還要再幫他帶新的衣物過去。他們確確實實的考慮過跟喬爾下最後通牒：他要不就有什麼穿什麼，要不就乾脆穿醫院準備的病患袍。但是他們也知道，對喬爾這麼嚴重的焦慮症狀而言，這樣的通牒會給他太大的壓力和羞辱。後來他們想了一個解決之道，那就是每次他們前去探病時，就給喬爾帶一套「乾淨的衣物」。他們會刻意把這些衣物封得密不透風，再請醫院的員工直接轉交給喬爾。這個方法似乎管用。

在住院十週的尾聲，喬爾的病情突然出現大幅的改善，然後出院後一到家，他就下定決心絕對不要再讓自己的病情出現退步。所以他就非常規律地前往加州大學洛杉磯分校的強迫症門診，同時也每週參加該院的強迫症治療小組的聚會。他現在還是對很多東西會產生焦慮，但是對於自己的強迫儀式行為，他已經可以妥善克制了。所以如果他發現自己出現有關污染的念頭，那他就會強迫自己進行「轉移注意力」的步驟，讓自己去做些別的事。過去那些痛苦的處境已經遠離他們一家了。喬爾接受門診行為治療六個月以後，他的強迫洗手行為已經九成九都消失了。喬爾現在進了加州大學洛杉磯分校就學，雖然他還是有注意力無法集中的問題。

卡蘿說，喬爾病情出現明顯變化的時候，就是喬爾有一天突然說：「我決心以後自己不用比別人好了，我以後不用比別人乾淨了。」聽他這樣說，卡蘿就放心了，她看著他動手做了最難做到的事：他伸出手，按了馬桶上的沖水按鈕。史提芬說：「喬爾可以說是運氣好到不行，因為他能那麼早就找到對的人、對的治療幫助他，要不是他能在早期就加入治療計劃，當時他出現明顯強迫症症狀還不到一年，他這情形可能會拖上好幾年都無法好轉。」當然，有著像史提芬和卡蘿這樣的爸媽，能夠及時幫他找到適當的治療，而且一路不離不棄地給予支持，協助他進行行為治療，這是喬爾成功的關鍵所在。

在喬爾出院後，卡蘿和史提芬還是持續保持警戒狀態，隨時留意喬爾是否有出現故態復萌的情形，只要稍有出現況態，就會當面提醒喬爾，比如說要是喬爾開始猶疑不定，覺得自己這樣洗手是否是正確的方式時，他們就會立刻適時加以提醒。喬爾這方面則總是能夠向爸媽保障，他一切都在控制之中。喬爾後來在「再歸因」和「主動再評價」方面進行得非常有效率。不過他還是堅持要吃素食，只是現在的他，可以用任何的刀叉和碗盤來吃他的素食了。

可是因為喬爾現在還有注意力無法集中的問題，所以暫時休學，而在加州大學洛杉磯分校的醫學中心擔任志工，這份工作讓他找到一份兼差性職的有薪職務。他開始參與私人的精神諮商，幫人克服一些像是表演焦慮之類的心理問題。史提芬努力克制自己，不要去問些像是「你怎麼不做這個那個？你怎麼不專心試試看？」之類的問題。因為他知道，喬爾受了那麼多罪，要他做這些事並不容易。對他而言，這些看似簡單的動作，對他而言都像是工作，是苦工。他還這麼年輕，卻已經飽經折磨。對喬爾而言，這個學期或下學期回大學去念書，並沒有差別。過了一段時日後，喬爾更強壯了，終於能夠踏出家門，去念位在其他州的大型大學，如今的他，正在攻讀資訊工程。

史提芬說：「那段恐怖的遭遇如今已經是過去了，他有一天能找回自己的。」

安娜和男友的故事

安娜最早記得自己有明顯強迫症症狀的時候，是她五年級時，當時她參加女童軍營。原本非常期待，到時候能夠享受一段愉快的時光，跟以前的女童軍營一樣。但是睡她附近床位的另一個小女生跟安娜講了她妹妹得腎臟病的事，把症狀描述得巨細靡遺，對安娜產生了心理的影響。她說：「好幾天，這個我從沒見過的生病妹妹，她的樣子就一直出現在我腦海裡，怎樣都趕不走。明明是個陌生人，我會感覺這麼不好，實在不合理，可是我就是被影響到。」童軍營這下變成了非常悲傷的經驗，一直到安娜返家，才有辦法把這個痛苦的念頭甩開。

多年後，她出現了另一種無法解釋、毫無理由的強迫意念，開始會不斷猜疑並擔心男友的忠誠，她這種情形把男友逼到快發瘋，差點導致兩人分手。這之後她才明白，自己不是什麼善妒的悍婦，而不過是個患有強迫症的女人而已。

從小安娜就很會東操心西操心，經常會出現焦慮和不安的狀態。在中學時，她談了第一段真正交往的感情，對方是個長相俊帥比她高一年級的學長。兩人一開始發展頗迅速，她說：「我們彼此相愛，所以就很自然地把最隱私的一面毫不保留地和對方分享。」有一天男方對安娜吐露說自己在自慰時，喜歡看著當時的超級名模雪若．提格斯（Cheryl Tiegs）穿著比基尼泳裝的照片。這段自白讓安娜牢記在心，男朋友看著超級名模泳裝照自慰的畫面於是不斷出現在她眼前，她會一直想著同一個畫面想到反胃。她自問：「為什麼我會一直想到這畫面？」，可是她卻找不到答案。要到以後她才知道，其實男友之所以會一直表現出對她興趣缺缺，卻會幻想著超級名模，原因不是出在她不夠魅力，而是男友在壓抑自己的同性戀傾向。可是，她對超級名模提格斯卻從此產生一種強迫性的想法，當時提格斯的照片處處可見，每次只要她的照片出現在安娜眼前，她就會出現厭惡感，外加擔心自己強烈的強迫意念會湧現的憂慮。

安娜自我審視後，認為自己一定是天生過度敏感和善妒，她開始懷疑自己，認為要是自己老是為這種小事過不去的話，未來一定很難和其他男性維持關係。到了大學後，她開始和一名濫用毒品的男性交往，雖然剛開始交往時，她想要以開放的心態來看待男友的吸毒習慣，但她很快就出現對吸毒這件事的強迫意念，非要知道男友吸毒的方式，他和誰一起吸毒等等。然後，她進一步開始把男友吸毒的習慣和自己聯想在一起，覺得男友會吸毒都是她害的。因為這想法讓她決定要去看學校的精神科醫師，這位醫師就從這短短的十五分鐘面談中，妄下決定，認定安娜真正的問題所在，是因為他對母親胸部的迷戀。安娜完全想不通，對母親胸部的迷戀，和她不斷想到男友吸毒的事之間，究竟有什麼關連，而且她現在還出現恐慌越來越頻繁的情形，安娜會這樣想其實一點也沒錯。

後來，安娜又被診斷有離家恐懼症。這種病在會莫明其妙出現恐慌現象的人身上並不罕見。她說：「醫師說我的恐慌症可能和我從小在完美主義的家庭環境中長大，因此沒有人教我該如何有效地表達忿怒。」不過，我們現在相信，恐慌症和強迫症一樣，都是肇因於生物因素，聽到這樣的解釋後，她如釋重負，因為知道自己並沒有發瘋。後來透過接受自我肯定訓練（assertiveness training）以及暴露療法（exposure therapy），讓她接觸會誘發她恐慌的情境和場所，像是人群或是暗處後，她的症狀減輕了，她不再一遇到那些地方或情形，就會出現恐懼的症狀，老覺得自己好像就要心臟病發作一樣。

雖然安娜和男友現在已經分手很久，但男友毒癮發作的畫面還是常會出現在她腦海中。在這之後，她從大學畢業的那個夏天，安娜的腦海中出現了更強烈的強迫意念，佔據了她的生活，這次的念頭換成了死亡。她說：「我開始感到不解，既然人人都遲早逃不過死神的魔掌，活著到頭來都是一場空，那為什麼還有人能夠撐過來。」這個念頭的出現，讓她開始找尋蛛絲馬跡，想知道自己是不是精神失常了。

她申請到研究所，繼續進修，在這裡認識了蓋伊，她說：「每次只要我一談感情，就會因此出現強迫意念。我遇到蓋伊以前，原本和男人就算不上健康的關係，到那時已經讓我對麻煩事格外敏感，這讓我會想東想西，擔心男人會用什麼方法摧毀我，不管是有意或是無意的，我都會盤算。我知道自己似乎偏愛選擇本身就有問題的男性，已經好多次，因為這樣，讓我本來就特別敏感脆弱的精神狀態雪上加霜受到衝擊。可是，偏偏越是怕受傷害，越讓我的強迫症症狀加劇。」

蓋伊成了無辜的受害者。

安娜說：「好不容易讓我找到一個值得信任、能夠支持我的伴侶，我的老毛病開始給他製造麻煩。剛開始，我會有強迫意念，老覺得他有吸毒，但他其實沒有，可是我就是不斷拿這問題問他。他雖然對我很忠誠，又很疼我，我卻老懷疑他過往的情史有問題，這成了我另一個強迫意念。」連他有沒有看過那種裸女雜誌都不放過。她會問一大堆問題，一開始是「你以前談過戀愛嗎？」「那你最後一次見這個人確實的時間是何時？」「你為什麼沒再約她？」「你會想她嗎？」安娜想知道他什麼時候會看裸女雜誌，為什麼看，又是從哪裡弄到那些雜誌的，他最近一次是什麼時候看這類雜誌的，幾歲第一次看裸女雜誌，從以前到現在總共看過幾次這種雜誌，那他看的又都是哪一些雜誌等等。

而且問這些問題時，她都馬上就要蓋伊回答。她說：「可想而知，蓋伊並不喜歡跟我聊這些，所以每次一聊到這個話題，到後來我們兩個人都被搞得很毛。他生氣是因為他覺得我根本沒必要猜疑這些、不信任他。我生氣則是因為他的答案太籠統模糊、刻意規避重點。」她會花上好幾個小時來反覆檢查核對蓋伊的答案，在心裡不斷覆誦蓋伊跟她說的那些答案，再從中找出前後不一致的地方。她說：「通常我一個答案只聽一次是不夠的，要是他回答的那個問題我之前就已經問過一次，而他這次的答案和上一次不一致，我心裡面就會出現極度的焦躁，我會把這樣前後不一的情形看成是不忠的證據。」

安娜的舉動讓男友蓋伊費解又覺得深深不被信任。安娜控制不住自己的種種行為，則讓她自己深覺不安、害怕又丟臉。這時兩人已經交往大約一年的時間，安娜也已經出現了身心症，讓她不斷想著要自殺，只是都還不具體的程度，只是有這方面想法而已。這時她讀到一則報導，說有名男子因精神疾病而開槍自殺，卻因此意外治癒了精神疾病，因為子彈剛好進入他的大腦，把壞掉的部份給削除掉了。這個故事不符事實又太誤導人，所以安娜也開始幻想，覺得自己可以找到類似的解藥來治癒自己。她這時期也開始自認是潑辣、善妒、愛頤指氣使、不快樂的人，事實上，她很討厭這樣的人。

蓋伊小時候住過歐洲，他和安娜認識後，就帶安娜回到歐洲渡暑假，旅途中他帶安娜去了一些以前自己常去的老地方，也和幾名老朋友重聚。途中安娜一心只在追問蓋伊跟這些朋友的關係。他和那些歐洲女性朋友認識多久？在中學時和這些女性友人約會過嗎？蓋伊說：「我通常會順著她，回答她的問題，可是當她同一個問題問到第五次時，那再繼續問下去就很呆了。所以我就反問她：『你為什麼連這也要問啊？』她則會回我說：『我有必要知道，我有必要搞清楚。』」有時候他會漫不經心隨口回答她，以為這樣可以搪塞過去：「三年前八月我最後一次和她見面。」可是之後在另一次閒聊中，同個問題變成四年前的七月，但這一來，蓋伊就準備要被安娜拿一連串的問題轟炸了。

在安娜的心目中，要不是蓋伊說謊不老實，不然就是她自己精神失常，除此之外沒有別的可能。可是偏偏安娜從來沒有把蓋伊的答案好好寫下來，所以其實她自己也不能完全確定，究竟這些前後不一致的情形，是真的存在，還是出自她個人的想像。所以她的做法就是，不斷地對蓋伊提問，多問幾次，自然就能夠知道，證明蓋伊沒說實話這件事，純粹是出自她個人的想像。

安娜想到一個解決之道，她告訴蓋伊說，她想要把蓋伊說的事情全都用筆記下來，這時蓋伊終於看不下去，出言制止了，他說：「不行，你不能這樣，這可能會是最糟糕的做法。」蓋伊說的沒錯。他又說：「我知道要是她問我：『你有跟這些人出去過還喝醉嗎？』我可以回答她有或沒有，然後事情就結束了。可是要是我說沒有，然後她又繼續問：『那你最後一次是什麼時候和這人見面的？』我的答案，可能沒有辦法照她的意思，回答到那麼仔細。」這一來可能就會讓她發作，開始一連串的追問。

安娜和蓋伊交往的第一年期間，因為蓋伊家人都住在歐洲，他們去過幾次歐洲旅行，雖然當時蓋伊還不知道有行為治療這種事，但他已經很自然地使用同樣的方式在幫助安娜了。他注意到，安娜如果太累的時候，她的強迫意念「就會蠢蠢欲動」，所以他在規劃旅行行程時，總是會儘量不讓安娜太累。他也會事先就排好隔日的行程，因為他知道只要讓安娜一直忙著，那她就不會一直纏著他東問西問。

兩人第二次出國旅遊時，他們借住蓋伊家的小屋子作客。事後他們才發現這真是錯誤的決定。蓋伊的媽媽不瞭解狀況，所以以為蓋伊帶來的女孩，是個精神狀況嚴重有問題的人，對她那些古怪的行為很沒耐心。蓋伊的母親當時在煩別的事，那些對她來講更重要，因為蓋伊的父親才剛心臟病發作，所以她對安娜不耐煩的態度一點也不加掩飾，結果只是讓安娜的焦慮更為加重，這也讓她的強迫病情加劇。蓋伊的母親會跟安娜說：「你心裡一定很想這麼做，你內心裡一定有個聲音一直在催促著你。」安娜被逼急了也只能回她：「不！你不瞭解。」安娜說：「我當時很想自殺，因為我強迫症不斷發作，然後出現很多古怪的強迫行為。我開始會去幻想蓋伊在遇到我以前的生活，可是其實他在遇到我以前是非常乖的人。」

她會逼問蓋伊，要他說出以前交往的每個女性。像是「她長什麼樣子？」「你們每次約會會吃哪些東西？」「你們都會去哪約會？」「餐廳都有哪些開胃菜、主菜、甜點？」「會在正中午時坐下來用餐，或是四分鐘後？」「都聊些哪些話題？」安娜心情壞透了。她說：「我不知道哪裡不對勁，但我覺得真的不好意思，因為這完全是在對男友逼供拷問，問些不正常的問題。這也把他弄得很不好過。他以為我這樣做，只是好玩。他生性敏感，所以會聯想到我這樣做是不信任他，雖然說部份原因的確與此有關。但我們兩個都不清楚這究竟是什麼問題。全無頭緒。當時我已經因為恐慌症發作就醫治療，所以我知道恐慌症發作是什麼樣子，但是這次的症狀是我從來沒見過的。（有一成到一成五的強迫症患者也患有恐慌症。）我知道有哪裡很不對勁，應該要去看精神科，但是當時我人在歐洲，所以那整個夏天我只能忍耐下來。」

其實安娜內心深處也知道，蓋伊其實是「一個穩定、忠實的男人」。她從沒見過蓋伊有任何搞怪惡劣的行為，認識他以來，也從沒見過他飲酒過量。所以她內心裡也很清楚，全都是因為她自己缺乏安全感，才會一直在自掘這段美好感情的墳墓。她所不知道的是，她其實患了強迫症。那年夏天在她症狀最嚴重時，蓋伊居然還向她求了婚。他現在回想起來笑著說：「我真是瘋了對吧？」沒要多久，兩人就開始對未來感到嚴重的懷疑。安娜回想道：「我們吵了幾次，每次我都對他大吼，吼著說他騙我，因為我明明問了他某個禮拜三或禮拜四是否有發生什麼事，而他給我的答案卻是錯的。我就想『好，我要跟這男的分手，他都在欺騙我。』」但事實是，他只是隨便說說好讓她別再煩他。他自己告訴過安娜的答案他自己都不記得，但安娜卻記得很清楚。

等兩人回到洛杉磯後，他們開始找醫生，結果就被轉介到加州大學洛杉磯分校的神經醫學院來找我。那時他們還住在一起，但兩人的感情已經出現很緊張的狀態。那時安娜在念研究所，蓋伊則在學術界正開始發展，但這份工作蓋伊卻無法全心投入，他現在回頭看當初，覺得當時「有點茫然，因為兩人都正在一團混亂中勉力求生，而我卻不清楚當時問題是出在安娜身上，還是我自己在教學方面力有未逮」。

我為安娜的診斷是典型的強迫症，那是九年前診斷出來的，安娜也是最早一批聽我肯定地詳述強迫症原委的病患，當時我已經相當確定，強迫症是因為腦中化學不平衡所造成的，也就是所謂「大腦卡關」。一聽到有人告訴她，她的問題是「大腦有病」，安娜大大鬆了一口氣，馬上就迫不及待想要開始治療。當時行為治療的四步驟還沒有完整開發出來，但當時我讓安娜開始使用十五分鐘等候的規則，成為往後治療的固定做法。

不像大部份家庭中，見到強迫症患者進行治療時，會想要暗中加以破壞，深怕患者不再成為家中問題的代罪羔羊，蓋伊卻是非常積極地在幫助安娜治療。他瞭解：「這個安娜不是我當初愛的那個人，做這些不合理事的人不是她，這是她遭逢了不幸，她深受其苦。」在治療階段初期，好幾次安娜又逼問他問題，其實他可以選擇乾脆就牽就她，回答她這些不合理的問題，這樣他自己還比較輕鬆些，可是蓋伊深深明白，這麼做就是害了安娜，延緩她好轉，所以他就給自己立下一些規定：他只會回答一個問題，不會由得安娜一連串地不斷發問，回答完這個問題後，他就會逼安娜要等十五分鐘，之後他才會再回答第二個問題。兩人會因此爭吵，然後安娜會哭，但是蓋伊卻很有見地，他知道等十五分鐘的規定，重點不在撐過那段時間空等，等候意味著安娜所提問題都是荒謬不堪，全不是安娜的問題，而是她的強迫症在發問。

他說：「對她而言，要選擇一個可以信任的人是很難的，當我說：『這是你的強迫症』時，她會逼問說，是不是因為我不想回答那個問題。」但他會向她保證：「這只是強迫症在搗亂，別擔心。」他會用很冷靜的語氣跟她說：「如果真的是你要知道的話，我一定會回答你的。」但他同時也會提醒她說，問題在於，想知道答案的人不是她，想知道答案的是強迫症。「頭三個月真的是惡夢，她和我之間完全處在對立的狀態。」她會偷偷溜出房間、摔門、或只是坐在床上啜泣。因為兩人當時住的是一間小公寓，所以會互相退讓，好讓彼此有自己的空間，不管是真實的空間，還是獨處上的空間都會。一吵架，一個人就會去廚房，另一個則會待在臥室，各待上十五分鐘。蓋伊坦承，有時他們會把十五分鐘規則運用進去，但是卻不是很有建設性的作法：「兩人中有一個人通常會發飆，悶不吭聲一陣子。」

隨著安娜在治療上有了成效，蓋伊就可以開始跟她講道理：「你真的想要聽到我回答你這些問題的答案嗎？」她的答案則是否定的。這可是很大的進展。蓋伊說：「出現這種情形時，她真的是樂壞了。我們兩個都知道，回答那些問題根本不是關鍵所在。她過去已經多次問過同一問題，我一定也回答過她了，只是她忘了答案。因此，壓根沒有好擔心的。」

安娜本來就痛恨強迫症對她的傷害，所以她有很強烈的動機，希望能夠盡力讓自己好起來。有一段時間，她連續好幾週都成功抗拒問問題的強迫行為。蓋伊說：「安娜很清楚自己應該要往前邁開腳步，只要她能夠擺脫強迫症，她就真的能夠邁開腳步了。」在短期來看，這當中的優劣權衡並不容易感受到：一頭是，你得在非常痛苦的時候撐過十五分鐘，並相信因此能夠在很久以後得到病症的緩解；另一頭則是只要順著強迫症，提出自己想要問的問題，就能讓痛苦立刻獲得緩解。蓋伊說：「內心深處安娜知道這不過是自己的腦子在作怪，所以一旦她能夠判斷出來，那不過是強迫症發作，那照著強迫症衝動去做的好處就變得很少。隨著日子一週一週過去，看著強迫症吞食你的生命，你就會感受到，不聽從其強迫症負面衝動而獲得的好處隨之增加。安娜會說些話激勵自己，像是：『我一定要保持覺醒。』」蓋伊知道她身處痛苦之中，因為他看到她在屋子裡瘋狂地一再檢查又檢查。情緒變得反反覆覆又退縮。「要是我下班到家晚個一個半小時，她心情就會變得非常糟，因為對她而言，這表示我沒有照當初我跟她保證的下班時間回到家。」

隨著一個月一個月過去，安娜對自己能夠控制強迫症狀的能力越來越有信心。蓋伊是她行為治療上的最佳同伴。他常會說些像是：「別這樣，你之所以情緒不佳，是因為你今天強迫症的症狀比較強烈，但上禮拜就沒這麼嚴重。」或是「這禮拜狀況很糟，我看得出來」。這類的話。

安娜有十八個月的時間都來行為治療門診接受治療，過程中她也接受藥物治療以作為輔助。關於這段期間，她說：「蓋伊學會很多要怎麼面對我的方法。以前他看我發作會相當生氣，罵我說：『你真的是很折騰人，別鬧了。』但一旦他瞭解這是什麼問題後，他就會用很堅定的態度對我說：『我不會順著你的強迫性想法。不管你問什麼問題我都不會回答。你高興怎樣隨便你，但都不可能逼我回答這些問題。所以你乖乖地忍過這十五分鐘，十五分鐘後回來找我，到時候我們再來談。』我的康復有很大部份要歸功於他。很多強迫症患者的家人就不像蓋伊這麼幫得上忙，他總是能及時發揮作用，在強迫症發作時點醒我。很多時候我當然也會不相信他的話。我會反駁說：『喔才不是，不是強迫症。這是真的，我真的想知道你的答案才能幫我。』這時候我會很迫切地想要他回答我的問題，或是要他為我證實一些事，可是他不會順著我。我有時候會非常氣，可是他這樣做真的幫了我。真的幫到我了。在接受治療以前，他這樣阻撓我總會引起我的猜疑，因此讓我更加的氣忿。但現在，我可以瞭解到，這其實是為了我好，把我朝康復的路上推了一把。」

蓋伊很清楚除了有他的協助以外，安娜自己在康復的路上花了多大的精神和力氣。他說：「或許，我們算是運氣比較好，因為她的強迫症症狀中必須有我在其中扮演一個角色，要是換作她的強迫症狀是不斷洗手的問題，我還能不能幫到忙，就不是那麼確定了。因為她的強迫症症狀是針對我而來，所以我就很容易能看出她的問題，並在治療中扮演我的角色。」

不過，偶爾安娜還是難免會浮現一些古怪的強迫想法。這類想法多半是「萬一怎麼辦？」這類讓蓋伊無法回答的假設性問題。有一晚她躺在床上時，就出現了這樣的強迫意念：「萬一我老公是喜歡男人怎麼辦？」但她很快就找蓋伊幫忙，告訴他自己出現了這樣古怪的念頭，而且她很清楚這是強迫症症狀。蓋伊說：「沒錯，你說對了，是強迫症，這很荒謬。」然後他又轉頭回去睡覺。

安娜之後得以念完一個非常難念的博士學位，如今的她和蓋伊兩人都在教職工作上如魚得水，兩人也已經成婚四年，還生下一個寶寶。

安娜對自己現下的生活的描述是「正常」。

本章重點

- 強迫症通常都會牽涉到家人。
- 要注意，自己的強迫症症狀會影響到你所愛的人。
- 要注意，自己會利用強迫症狀當作藉口，去忽略所愛的人的需要。
- 盡一切所能避免使用強迫症狀，來對心愛的人表現忿怒或是厭惡。
- 患者要幫助家人，讓他們多瞭解強迫症和四步驟治療，以讓他們不要對患者作出沒有建設性的批評，造成患者病症加重。
- 家人其實可以成為非常好的協助治療者。要鼓勵家人幫助患者而不是擅加批評。
- 家人在建設性良好互動的前提下，接受病患的狀態，這點對於患者進行四步驟治療的執行成效相當有幫助。

第七章 以四步驟來治療其他疾病：進食障礙、藥物濫用、病態賭博、以及性強迫症

很多人會問到治療強迫症和其他疾病是否有什麼不同（例如進食障礙），以及四步驟治療如何運用在其他可能和強迫症有關的疾病上。褪黑激素（serotonin）常被用在那些衝動控制疾病（impulse-control disorders）的治療上，包含強迫症、進食障礙、病態性賭博、毒品和酒精濫用、性成癮症（compulsive sexual behavior）等。

使用四步驟治療強迫症，以及使用四步驟治療其他疾病之間的主要差異在於，強迫症患者會感覺到，自己去做強迫行為，並不是很愉快的事。一再洗手、一再檢查等會讓他們很痛苦，而那種逼使他們一再洗手和檢查的衝動，也讓他們感到痛苦又難以擺脫，因為他們明明知道那行為很不恰當，很希望將之一掃而空卻又辦不到，所以格外痛苦。

可是，換成是在進食障礙、藥物濫用、強迫性賭博和性成癮等障礙的治療上面，患

者往往就不會有那麼強烈想要改變的慾望。有進食、藥物、賭博、性方面行為問題的患者，他們本身當然也會覺得自己這種沒有節制的過度行為很困擾。可是，即使是進食障礙的患者，也不會有想要完全斷絕進食行為的念頭，藥物濫用的患者則頂多希望，把藥物使用的慾望修正到可控制的程度即可。賭博成癮的患者也一樣，這情形在性成癮患者身上更加明顯。所以在使用四步驟治療這些障礙的主要難處在於，這些疾病的患者本身覺得這些過度、有問題的行為有多大程度是「真的自我所不認同的（ego-dystonic）」，換句話說，他們對這些行為的判定，有多大程度是他們自我認知、認可中所不能接受的，就像強迫症患者對於自己一再洗手和檢查的衝動的無法認同一樣。

心口不一

也因為這樣的差異，要在進食、藥物、賭博、性成癮等障礙上運用四步驟療法，就需要額外下一番功夫。所謂額外的功夫，可以想成是四步驟之外的額外幾個步驟。有衝動控制問題的患者，要比強迫症患者多下功夫，去釐清這些行為在他們生活裡所扮演的角色，並且也要下功夫去問自己：到底有多想戒斷這些行為。強迫症患者對於自己的強迫行為也有很多說不出來、想要緊抓著不放的理由，藉此他們可以找到一個藉口，就不用去面對真實世界所帶來的困難。這類的理由通常和他們與家人的關係、以及與他們對於承擔更多個人責任的恐懼有關。

差別在，強迫症患者是發自內心，不喜歡自己一再洗手或是檢查東西的問題。而且他們也能夠一下就發現這些行為是異常的，所以要讓他們承認「他們其實是在利用這些行為，來避開現實生活中讓他們不快或焦慮的事物（尤其是一些牽涉到人際關係的事）」，其實並不難。

而其他衝動控制問題的患者，則往往有更複雜的背後成因，主要在於很多有這類問題的人，其實對於自己從事這類病態行為頗為享受，不論是在進食、使用藥物、賭博或是性行為上。這些行為本身有著古典行為治療理論中所稱的「主要再強化特質」（primary-reinforcing properties）。這是指，不管是人類或是動物，都可以透過引導，讓他們願意去從事一些事或是工作，只要這些事能夠幫他們換取像是食物、性愛或是藥物等，能帶給他們愉快感受的東西。

這種人性的普遍狀態不僅僅專業的心理工作者知道，其他人也知之甚詳。因此，在真的要把「再評價」步驟使用到一般的衝動控制問題上，最大的難處在於，這位患者是否真的有心想要戒除這個行為，而他又多大的意願，肯放棄從事這個行為所帶來的愉悅感受，尤其是當這個問題還是在初期階段，還沒有真正成為病態成癮的階段。

大家應該可以瞭解，想要戒除進食、飲酒、使用毒品、賭博或是性行為上的衝動，需要比戒除強迫洗手或檢查更多的意志力。而這正是最讓人兩難的地方。當強迫症患者可以說「那不是我的問題，是強迫症造成的」時，患者已經知道檢查或是洗手等行為都不是他們內心真正想要做的事。因此，在鍛鍊強迫症患者強化其實施四步驟技巧上所著重的點，就在於要讓患者對於強迫衝動的認識加以深化，幫助他辨別出那個衝動不是自己真正的需求，而是來自大腦的錯誤訊息。

可是，對於有進食、飲酒、毒品、賭博、性成癮問題的人而言，要做的事則要更直接許多。對於衝動控制問題使用四步驟是否能成功的關鍵因素在於，患者能否辨知自我概念，以及造成其問題的行為兩者的差異。

為衝動正名

強迫症患者要費一番功夫，才能分辨出「這是強迫症」和「這是自己的想法」。患者本來就不喜歡強迫症，那種被強迫要一直洗手和一直檢查的衝動不是自發的。反觀有衝動控制問題的患者，能否辨知「這不是我的需要，是我過度的進食、飲酒、毒品、賭博、性成癮衝動在作祟」，就成為他是否適用四步驟來進行認知行為治療的關鍵。這也讓我們可以對「再歸因」步驟有更深入的瞭解。雖然「再歸因」步驟讓患者瞭解到，一再洗手和一再檢查的衝動，是因為大腦的錯誤訊息所導致，但許多人後來也慢慢進一步瞭解到，這樣的衝動，其實也是情緒性的，是因為內心想要避免與人的親密關係、以及不想承擔個人責任有關。

使用「再歸因」將這些不好的強迫衝動原因歸咎在真正的原因上，能夠幫我們瞭解情緒因素在這些不好行為上扮演的角色，這會讓我們更能意識到，有衝動控制困難的患者，應該要學會使用這樣的心理過程。有衝動控制問題的患者，一定要先瞭解「自己真正的樣子」、「自己想要成為的樣子」以及「想要一直吃、嗑毒品嗑到嗨、賭博、過量性行為的衝動」三者之間的差別。只要他們能夠把這三者的關係看得越來越清楚（這可能需要接受傳統的情緒相關心理治療），然後他們才能有效地運用四步驟，並真正地把強迫症的戰鬥口號「這不是我，是我的過度衝動」用進他們的治療中。隨著他們越來越能自我審視，他們就越能夠看到他們本來的樣貌，以及衝動之下想要魯莽行事之間的差別。從我作為醫師的觀點來看，雖然大腦的生物化學反應在這些衝動行為上扮演了重要的角色，卻絕不表示患者對自己的衝動就不該負任何責任。這一點不管是在有衝動控制問題的患者身上，或是在強迫症患者身上都是一樣的。儘管你的大腦一直對你發送出痛苦的訊息，讓你難以忍受，並不表示你就可以不負責任地放任自己去作一些不健康的事，或是失去生活功能，而不好好地約束自己。這就是有衝動控制問題的患者可以讓「轉移注意力」步驟派上用場的時候，這一點和強迫症也是一樣的。

審視內心

畢竟，四步驟中的前兩個步驟，就是設計來強化患者能力，讓他進行「轉移注意力」步驟時，可以靠自己做內心審視。這也是「公正的旁觀者」在這裡出場的目的：患者要盡量觀察自己的行為，就像是在觀察別人行為一樣客觀。只要你自我審視的能力增強了，你就能夠「轉移注意力」到新的、更適合你的行為上。很重要的是要記得，這兩個步驟有關連，會互相強化。你越能夠「轉移注意力」到別的行為，你的「公正的旁觀者」就越強化。你的「公正的旁觀者」越強化，你就越能夠「轉移注意力」去改變自己的行為，去進行一些更具有功能、更健康的行為。同樣的情形，也適用在有衝動控制問題的患者身上。想要用四步驟來改善問題的衝動控制問題患者，他們所面臨的挑戰在於，要誠實地面對自己內在的動機，以及確定自己對未來的目標，並且要將自己的情緒生活和強迫性進食、飲酒、賭博或其他惡習作清楚區隔。

只要患者可以這麼做，就會更有效率地運用「再確認」和「再歸因」兩個步驟，這樣就能逐漸創造出一套健康的行為模式，使他們把注意力轉移到健康的行為上，正如強迫症患者在進行「轉移注意力」時作的一樣。

強迫症患者的優勢在於，他們在開始四步驟時，已經知道「自己」並不等於那股「想要洗手或檢查的衝動」。但是有衝動控制問題的患者，則要先能夠建立這種「自我」與

「衝動」之間區隔的認知。一旦可以做到這一步，就能夠開始像強迫症患者一樣運用四步驟了。

最後要針對拔頭髮衝動講幾句話，這是強迫症相關症狀中最具代表性的拔毛髮癖（trichotillomania）。我有一個非常實際的建議可以給這類患者：在進行「轉移注意力」步驟時，患者想要從拔毛髮的動作換到其他動作，這時要從事的動作應該要「使用到手」。很多這類患者會學針織、編毛衣、刺繡、製陶、演奏樂器、或是作任何一種會用到手的事，甚至可以作些簡單如捏橡膠球，或者要是症狀很明顯的時候，就拍拍手。澳洲墨爾本的唐・傑夫瑞（Don Jefferys）醫師就報告說，讓患者戴著銀行員點鈔戴的橡膠手指護套，也很有用。這會讓患者比較難去扯頭髮，進而降低衝動。有些人則會把手放在屁股底下壓著十五分鐘。就跟「轉移注意力」步驟一樣，你要讓拖延的時間越來越長，並且注意自己在忍過十五分鐘後，衝動狀態是否出現任何細微的差異變化。

有拔毛髮癖的病患還有一點很重要的是，要特別注意自己把手伸進頭髮的時候，因為拔毛髮癖的患者常常會不自覺地就拔起頭髮來，就跟會不斷抽煙的人一樣，他們往往在自己完全沒有察覺的狀況下，就下意識地點起煙來抽。（附帶一提，我剛所提到藥物濫用和四步驟的施行法則，也同樣適用於戒煙。）有時候我會半開玩笑地告訴有拔毛髮癖的患者，要習慣詢問自己：「現在十點鐘，我知道我的手放在哪嗎？」這樣的自我對話很有幫助，其實也是另一種「公正的旁觀者」在操持正念的作法。自發性的動作往往會在你不自覺的情形下偷偷出現，很容易就奪去你的自主權；正念是你最佳的盟友，幫助你擊退你所想要擺脫的負面行為。

本章重點

- 四步驟可以用來運用在改善任何你想要改變的行為上。
- 「再確認」和「再歸因」就是要辨明真實的你和你所想要改變的行為之間的差別。
- 學會盡量在你最脆弱無助的時刻徵詢你的「公正的旁觀者」，這樣你才能夠確認自己真正的目標所在。

第八章
四步驟和傳統的行為治療方式

本章由加州大學洛杉磯分校精神系寶拉・史道索博士（Paula W. Stoessel, Ph.D.）及凱隆・麥德蒙護士（Karran Maidment, R.N.）兩人協助撰寫

強迫症的治療方式在二十世紀最後二十年出現了革命性的發展，就是「暴露和反應預防」的行為治療。以下我簡單描述一下，「暴露和反應預防」這種現在被視為古典治療技術的新發展，以及它如何搭配我們在加州大學洛杉磯分校設計出的「四步驟認知生物行為自我治療」方法。

第一部份：古典暴露與反應預防療法在強迫症上的運用

這種古典行為治療手法當中，所有的病患都同樣會經過以下這幾個階段：①評估（包括教育）；②行為治療師與患者共同協力設計治療方式；③暴露與反應預防；④治

療後追蹤。

①評估

患者經過完整的評估，加上非常縝密的訪談後，若確診是強迫症，患者就會被詳細告知「強迫意念」和「強迫行為」兩個詞的正確意義，這一點在本書序文中已解釋過。

患者一旦能夠清楚瞭解到強迫意念和強迫行為的真正本質，就要針對該患者建立一份完整的強迫意念和強迫行為整合紀錄。這份紀錄中包含了各種內在和外在所有會觸發患者強迫意念，以及所有與其身體不適、疾病有關的線索和來源。強迫行為則是包括了一些患者刻意迴避、但對一般人卻沒有問題的事物，以及各種儀式行為，還有一些典型的強迫行為，像是重複洗手和檢查。

到這個階段，治療師會向病患解釋治療方式，並且告知治療方式背後的原理。患者會學到，暴露與反應預防療法的目的是要打破以下兩種習慣性的連結：①「強迫意念」與「焦慮」之間的連結，②「焦慮」與「進行強迫行為以求解除焦慮感」之間的連結。

除了介紹這些典型強迫症行為治療的方法以外，行為治療師也要向患者解釋強迫症背後的神精生理機制，就如本書第二章中所提到的，這可以幫助患者理解強迫症這種疾病的背後原理。幫助患者理解強迫症背後的醫學原因，可以讓他免去自責心理，也能讓強迫症不致於被妖魔化，使患者能夠克服自己對強迫症的恥辱感。在加州大學洛杉磯分校，我們會向患者強調強迫症的生理成因可能是受到基因遺傳的影響，但這樣的遺傳和生理成因，在遇到行為治療時則不會產生任何交互作用。臨床上已經發現，行為治療和精神治療用藥物（見第九章）作為強迫症的治療輔助時，確實是有助於治療症狀背後的生理成因。

② 協力設計治療方式

治療方式設計是由行為治療師和強迫症患者共同協力完成的。每一個強迫意念和強迫行為都會被打上分數，以顯示其主觀困擾單位（subjective units of distress），亦稱為SUDS，總分從0到100，其中一百分表示在對抗時會誘發最大程度的焦慮感。接著則會為強迫意念和強迫行為排出行為分數順位，其中最不會引發恐懼的排在最低，最會誘發恐懼的則排在最高。（這件事是本書第一章一開頭那幅漫畫中的蓋勒格教授沒有做的。）一般而言，每位患者會有十到十五項列入排序中，而要接受治療的項目則是在主觀困擾單位量表中高於五十分的項目。

下面就是一位有污染恐懼強迫症患者的主觀困擾單位量表：

SUDS（主觀困擾單位量表）

100	尿液	95	馬桶座
85	馬桶手把	80	廁所捲筒式衛生紙
75	浴室門把	70	浴室水龍頭開關
50	果凍類黏乎乎的東西		

下表是一位主要有檢查強迫症患者的主觀困擾單位量表：

SUDS（主觀困擾單位量表）

100	瓦斯爐	95	電燈開關
90	廚房用品插座	85	熱水器
70	門鎖	60	門
50	電視		

這些假設性的條列只是為了讓讀者容易看懂所以加以簡化。要注意的是，很多強迫症患者的強迫意念或是強迫行為要複雜的多，不過，不管是多複雜，行為治療的目標都是一樣的。

③暴露和反應預防

一旦確立了患者的病症量表位階高低，那就可以開始治療了。就跟前述治療計劃的設計儘量希望是由患者和治療師共同參與，這個階段的治療也希望是由患者和治療師共同開發。

暴露治療的過程分成兩部份，一部份是在治療過程，另一部份則在患者自家。第一部份的治療以主觀困擾單位量表中，分數在五十分左右的項目為優先，之後逐漸往量表分數較高的項目移動，一直到所有量表上的項目都被治療過為止。患者在暴露治療過程中會持續出現焦慮狀態，但是隨著時間慢慢過去，他的焦慮會越來越減輕，到九十分鐘的治療過程最後會降到最低。（提醒：這是古典行為治療的技巧，所以都會是在治療師的陪同下完成。但在四步驟的自我治療中，其進行的方法會分得更細，並採用十五分鐘規則，就如第三章的介紹那樣。）每當重覆施行一次暴露治療，患者的焦慮程度就會降低一些，要是無法激起患者焦慮感，那表示暴露程度不夠重。要是患者的焦慮感太過嚴重，那就要將暴露程度降到較適合的程度。

在加州大學洛杉磯分校，我們會請強迫症患者一天至少進行兩次暴露治療，並且要請他們克制自己，不要在治療時去回應強迫行為的要求，要忍到直到焦慮程度降下來為止。這樣的暴露要一直反覆進行，直到對於暴露對象所產生的原始焦慮感（或稱為主觀困擾單位）降到患者可以控制的程度；到這時，患者就可以進一步，選其列表中分數更高的下一個項目來克服。

比如說，上述那名有污染恐懼的男性，他所要面對的最初暴露治療，就是把果凍放在他的手上，請他忍耐著別洗手，一直到自己的焦慮感降低為止。如果他一開始作這項暴露治療時，主觀困擾單位量表的分數是九十分，那就表示果凍會讓他產生極度的焦慮，然後做完整個治療九十分鐘之後，他的主觀困擾單位量表分數降為三十分。這過程中，他的治療師可能在一旁陪他作完整個療程，也可能在附近隨時可以找到的地方。第二次患者再前來進行這項暴露治療時，一開始他的主觀困擾單位量表可能落在七十五到八十分之間，在整個療程最後則可能降到低於三十分。之後隨著每次他的暴露治療，主觀困擾單位還會持續下降。

另一位上述案例中有檢查強迫症的婦女，她的暴露治療則可能是請她從家裡出門前來治療時，忍住不要去檢查家中電視開關，前來治療的路上也請她不要返家回去確認，就這樣忍耐到整個暴露療程結束為止。就跟上述那位有污染恐懼的男性一樣，這名女士一開始的焦慮程度，也就是主觀困擾單位量表可能也以高分見始，但隨著每次的反覆接觸同一特定暴露對象，這個分數就會降低。隨著患者接觸其後的暴露對象與反應預防，其強迫症的症狀會逐漸下降。不過，隨著患者朝列表中難度更高項目往上做，初始的焦慮程度和最後的主觀困擾單位量表分數也會越來越高，這時患者就會越需要治療師從旁的協助。

透過讓患者接觸會誘發強迫想法的事情，卻克制其對於後續強迫行為的回應，患者就能切斷強迫意念和焦慮之間的連結——因為反覆暴露在誘發強迫意念的事情之下，患者的焦慮感就會降低。而強迫行為也因此不再對患者具有減低焦慮感的作用。因此，強迫意念和強迫行為之間的循環，原本是兩者互相需要、且會引發恐懼、並互相加強，這麼一來這個連結就打破了。這種想法（強迫意念）和感覺（焦慮感）上的改變，是透過行為（強迫行為）的改變所達成的。

④ 治療後追蹤

我們鼓勵已經完成個人列表中每一項目的強迫症患者，能夠在日後前來門診進行追蹤，或者至少能夠在其後半年內和我們保持電話聯繫。要是日後有新的症狀出現，那我們會教導患者以每天兩次的頻率，持續進行暴露和反應預防治療，維持他過去治療的狀態。

第二部份：運用四步驟

四步驟可以和這些古典治療方法有效運用在治療上。只要規律地使用「再確認」步驟，強迫症患者就能越來越對自己一些較難察覺的小症狀更能有所掌握，另外，一些他們因為強迫症狀造成恐懼而不敢做的事也會不再害怕。「再確認」步驟幫助強迫症患者完成一套完整的症狀表，因為他們必須為行為治療建立一套以主觀困擾單位量表所構成的行為治療位階列表。規律使用「再確認」和「再歸因」兩步驟，可以幫助患者控制自己焦慮時的反應，這進一步能讓患者在暴露和反應預防練習中訓練自己。透過這樣的過程，讓患者越來越有信心，一路朝主觀困擾單位量表上分數較高的項目進步。

在治療師輔助下進行暴露和反應預防練習時，做到「轉移注意力」這個步驟的時候，強迫症患者會集中注意力在治療師的協助，並且要和治療師互動，以求轉移自己的注意焦點，藉此等待暴露在誘發強迫症之刺激因子所造成的焦慮感退卻。但如果患者是單獨練習（像第三章所描述的那樣），那就可以「轉移注意力」在其他有建設性的行為上，並且運用十五分鐘法則作為標準的忍耐時間，以此進行反應預防。當然，患者應該盡量拉長每次的忍耐時間，或者就把一連串的十五分鐘等候時間連續下去。要永遠記得，在這段期間內都要保持「再評價」和「再歸因」兩個步驟。不要只是被動地等，更是要將衝動慾望「主動的再評價」為沒有價值的想法，它不過是你絕對不會讓它再度掌控你人生的強迫症症狀。隨著你對自己的行為反應有越來越好的控制，你也越來越能改善自己大腦的功能。只要你能打斷將強迫意念與強迫行為連結在一起的恐懼焦慮感所塑成的輪迴，你就能進入下一步的「再評價」階段，讓你對強迫意念和衝動慾望重新評價，這又會進一步讓你得以減少焦慮。

依照主觀困擾單位量表所建出的行為順位列表，作為有系統性的暴露與反應預防訓練，是進行行為治療和運用四步驟很好的方法。

本章重點

- 建立行為順位列表。
- 一開始先以較不會誘發焦慮的症狀著手，成功以後再往難度順位列表更高難度的症狀去挑戰。不要一下子就挑戰高難度的項目或多個項目。要規律、穩定地進步，這才是你的目標。
- 運用十五分鐘原則，盡量讓多個忍耐週期前後連貫在一起。
- 持續使用四步驟。

第九章
強迫症與服用藥物

我過去二十年來的研究，主要是針對精神醫學的生物和藥物兩方面，我至今依然提倡應適度合理地使用精神病治療藥物。但是在治療強迫症方面，什麼才是適度合理的使用藥物呢？我現在可以告訴各位，我並不屬於精神醫學中「光吃藥就等著病好」那一派的擁護者，這樣的態度太消極了，對於病患本身的自主性參與治療並沒有作出要求，醫生卻在找到「正確處方」上承擔了太多成功治療的責任。

本書從頭至尾我都反覆提到應將藥物視為類似「游泳圈」的輔助物。這個詞的來源，是觀察到我的患者使用四步驟之後再加上藥物輔助，可見到藥物對四步驟執行有增強效果而命名的。這詞的意思是說，在治療初期，許多強迫症患者（通常是半數或三分之二的患者），在透過服用藥物使症狀減輕後，較有助於他們進行「轉移注意力」的步驟。（不過，也應該要強調，所有我們在加州大學洛杉磯分校針對參與行為治療腦部顯影患者的研究，都是不用藥物的。）因此，藥物的功能就有如小朋友學游泳時的游泳圈一樣的效果：可以減輕恐懼感，讓學游泳的人較容易浮得起來，才得以學會踢水、打水的動作。

這個比喻很適當，因為小朋友學游泳過程中，所使用的助浮泳圈會隨著他們習慣水性，接著漸漸將氣裝得越來越少，最後可以完全不用再依賴泳圈助浮。強迫症的患者在進行四步驟時，也可以隨著行為治療一週一週過去，使用的藥物劑量越來越少。最後，許多的患者可以完全只靠非常低的劑量、甚至不需要藥物就可以維持。我們的研究已顯示，光靠練習四步驟，就可以改變大腦的化學平衡，這是跟有使用藥物的效果完全一樣的。

目前研究中，可以普遍有助強迫症治療的藥物，都是會和大腦中被稱為血清素的化學物質互動的藥物。血清素是大腦中諸多神經傳導物質之一，負責把大腦中的訊號在神經元之間傳遞。神經元一旦釋放出一個神經傳導物質，要讓這個傳導物質關閉，唯一的辦法就是被一個類似神經傳導物質幫浦的東西抓住，回收到神經元細胞去。這種將神經傳導物質回收以使其關閉的複雜原子因此被稱為「回收幫浦」（reuptake pump）。今日醫師們最常開的這方面藥物就是所謂的「選擇性血清素回收抑制劑」（selective serotonin reuptake inhibitors）或稱為 SSRI 這類的藥物，這類藥物會選擇性地阻斷或是抑制回收幫浦（回收幫浦負責血清素回收）。

美國食品與藥物管理局（FDA）核准通過了幾種可以用來治療強迫症的選擇性血清素回收抑制劑，分別是弗西汀（fluoxetine，即百憂解 Prozac）、氯米帕明（clomipramine，即氯丙咪嗪 Anafranil），後者同時也是血清素回收抑制劑，但它是精神藥學早期所開發的一種舊式藥物，差別在於它對於血清素的回收抑制並不具選擇性，並且是會強烈地作用在血清素以外的其他神經傳導物質上。還有一種選擇性血清素回收抑制劑，雖然擁有研究的合理支持，被證實對強迫症治療有效，但目前尚未獲得美國食品與藥物管理局所許可，那就是舍曲林（sertraline，又稱為羅樂夫Zoloft）。不管是哪一種藥物，最重要的是要記得，這些藥物真的要完全發揮功效，都必須是在服用數個月後。一般醫師開藥的原則是，要患者先服用這些藥物達到三個月，才能判斷這些藥物對患者的強迫症是否有用。當然，不管怎樣，患者都必須遵循醫師的交待。附帶一提，這些選擇性血清素回收抑制劑剛好也同時是非常有效的抗憂鬱症藥物，而且通常治療憂鬱症的時間要比治療強迫症少掉一半。

雖然服用藥物後要花上三個月，才能確定藥物對患者強迫症治療的功效（所謂的功效一般而言就是能夠降低病症達一半的程度），不過這些藥物可以幫助患者更容易以更快的速度練習四步驟。可惜的是，目前卻沒有研究證明，如果反過來，用行為治療，是否可以幫助服用藥物的病患獲得較快的治療成效。但以我用行為治療和藥物治療過數百位強迫症患者的經驗，我相信應該是可行的。這是說得過去的，行為治療本身就已經足以讓大腦獲得跟服用藥物時一樣的變化。當然，心理健康有很多領域還是目前研究所未及，有待日後加強。

還有另一種美國食品與藥物管理局核可的焦慮症藥物，同樣靠作用於血清素來治療，但它的作用卻不是在血清素回收幫浦上。這種藥物是布匹隆（buspirone，又稱為克煩錠 BuSpar），這種藥單獨使用時雖然對減少強迫症症狀並無太大功效，卻對作行為治療容易引發焦慮的病患特別有幫助。這種藥似乎對於治療中的認知部份特別有幫助，也就是在患者因為對於強迫症產生高度恐懼，因此忘了要進行「再確認」和「再歸因」步驟，或者是因為太過焦慮而無法進行「轉移注意力」，不再記得「這不是我，而是強迫症」這件事時，能發揮功效。「克煩錠」藥性溫和，一般而言病患的耐受性較高，大約服用二到四週就會生效。而且這種藥和選擇性血清素回收抑制劑類藥物合併服用也能搭配順暢，甚至還能讓一些這類藥物的副作用不致出現，所以不少醫生特別想將這些藥物合併使用。

所以如果你是被自己的強迫症壓得喘不過氣，或者覺得自己需要一些輔助，讓你可以更快學到四步驟療法，那請務必和自己的醫師商量服用藥物的可能性。但千萬要記住：自己該下的功夫一點也不可少。想怎麼種就得怎麼栽。

本章重點

- 藥物就像是學游泳時的游泳圈或學騎腳踏車的輔助輪，可以幫助病患在學習四步驟時能夠維持控制。
- 給自己幾個月的時間，讓身體調適到平衡狀態。
- 藥物劑量的減少要慢慢進行。
- 隨著藥物劑量減少，強迫症的症狀可能會變強，這時要使用四步驟來控制自己的反應，讓他在可以控制的狀態下。
- 當大腦因為進行四步驟而獲得改變後，通常對藥物的需求量就會減少。

第十章
漢堡大學強迫症行為項目篩檢表

1 你是否會因為覺得自己太靠近動物或髒東西，而去洗手？ 是□ 否□

2 你是否會因為覺得桌巾或地毯位置不對，而把它重擺？ 是□ 否□

3 你是否腦子裡常想著某些字句或畫面，導致你完全無法做別的事？ 是□ 否□

4 你是否無法克制自己一直重覆講同一句話（只是自言自語） 是□ 否□

5 白天時，你會不會重覆回想已經完成過的事好多次？ 是□ 否□

6 你做某些事情時，會克制不住自己一直在計算數量嗎？ 是□ 否□

7 你是否有時會亂想，覺得自己的伴侶有事瞞著你，而你要費好大力氣才能讓自己不朝這方面亂想？ 是□ 否□

8 在做某些事之前，你是否非等自己數到某個數字後才開始？ 是□ 否□

9 你是否有時候會出現想要傷害自己或自殺的念頭，然後必須刻意阻止自己，才不會一直想那個念頭？ 是□ 否□

10 白天時，你是否經常會想起某個字、某幅畫、某個句子？ 是□ 否□

11 搭計程車或公車要坐下前，你是否會先檢查椅子是否乾淨？ 是□ 否□

12 你是否有時候會大聲把自己講過的話再重覆一遍，儘管你一直想阻止自己這樣做？ 是□ 否□

13 出門後，你是否經常擔心家裡是否一切安好？ 是□ 否□

14 穿衣服之前，你是否會要先想一遍該怎麼穿？ 是□ 否□

15 你會毫無來由的數數字嗎？ 是□ 否□

16 你有沒有一整天什麼都不想，只想著想自殘或自殺？ 是□ 否□

17 看完報紙之後，你會洗手嗎？ 是□ 否□

18 你在使用某個東西之前或之後，會觸摸它好幾次嗎？ 是□ 否□

19 你會觸碰電器開關好幾次，而且還會算幾次，儘管想克制自己不這樣做，也辦不到？ 是□ 否□

20 你會不會刻意去找書本或雜誌書頁被摺角的部份，找到後還會立刻把它們弄平？ 是□ 否□

21 看完報紙後你會把它摺回原來的樣子嗎？ 是□ 否□

22 你是否常覺得自己會生病或者失去視力或精神失常？ 是□ 否□

23 你是否有時候整天腦子裡一直在想著傷人或殺人的念頭？ 是□ 否□

24 上床就寢後你是否又會爬起來檢查電器用品？ 是□ 否□

25 如果你會數自己按電器開關的次數，那這樣的行為是否會影響到你每日的作息？ 是□ 否□

26 對於自己用的桌子上、碗櫥裡或其他地方的東西，你會一再地去重新擺放，即使在你上一次擺排好後，都沒有人動過？ 是□ 否□

27 你寄信前是否還會再檢查一遍寄件人地址？ 是□ 否□

分數計算方式

A.

第3、4、5、6、7、8、9、10、13、14、15、16、22、23等題中，每回答一個「是」就得一分，計算總分。這些是強迫意念的題目。

總分1或2分：你在臨床上並沒有顯著的強迫意念。

總分3到6分：你可能在臨床上有顯著的強迫意念。

總分7到14分：你在臨床上絕對有顯著的強迫意念。

B.

第1、2、11、12、17、18、19、20、21、24、25、26、27等題中，每回答一個「是」就得一分。計算總分。這些題目屬於強迫行為。

總分1到3分：你可能臨床上並沒有顯著的強迫行為。

總分4到7分：你可能在臨床上有顯著的強迫行為。

總分8到13分：你絕對在臨床上有著顯著的強迫行為。

資料來源：德國漢堡大學艾佛・韓德博士和魯迪格・克雷普許博士（Dr. Rudiger Klepsch）。

如果你需要更多關於強迫症的資訊，請接洽美國強迫症基金會全國總部，郵政信箱70，Milford, CT 06460，非營利組織，電話 (203) 878-5669 ；傳真 (203) 874-2826。

第十一章
一名強迫症患者的四步驟自我療法日記

請注意：這是我們一位患者在治療初期針對自己在使用四步驟治療其症狀時所記下的日記。收錄在本書作為範本供讀者參考。患者不一定要完全照他的方式來撰寫。

打破不斷的循環。巨獸比喻。認出強迫症想法。

1. 立刻「再確認」為：

A. 強迫性想法

強迫性念頭

強迫性句子

強迫性字眼（字母、對稱、關連的數字）

強迫性影像

類型：暴力。性。排洩。褻瀆。愛的人。剝奪未來喜悅。自我懲罰。（過度細節）。
壞人。（怪罪自己。意圖。我是刻意的嗎？）
藉口：不實的願望、希望。不太一般的忿怒。不太一般的真實。污染。非完美不可。非吐實不可。萬一？壞人。需要極度安全感。
B. 焦慮—暫時性。罪惡感。悲傷。緊張。
C. 強迫行為—心理。對的感覺—需要。否定。以正向置換。胡思亂想。計算。強迫行為—見得到。自白。尋找安全感。彈指。
2.「再歸因」。疾病問題。生物化學不平衡。把關理論：無法換檔（尾狀核／硬核／紋狀體）。
錯誤訊息：汽車警報器。靜電。自我—異體。遺傳疾病。

錯不在我，是我的強迫症。不是我所能控制。要怪大腦生病。

A. 期待。準備。不擔心。錯在大腦。

B. 接受。平靜祈禱者。高度。不是因為我，儘管發生在我身上。

3.「轉移注意力」。轉身離開（其他檢查）。做別的事。就說知道。等待－拖延強迫行為。忽視。

4.「再評價」降低錯誤訊息的重要性。不要管它在不在。總之不是真的。無感－冷漠。幽默感。揶揄人。不要跟強迫症對立—這只是大腦的化學問題。

PART III
四步驟自我治療手冊

要是你有強迫意念和強迫行為，應該要感到欣慰，因為行為治療法在過去二十年來，已證明對治療強迫症極為有效。

而行為治療最大的進步，就是在「自我治療」這個概念。在本手冊中，我要教導各位如何成為自己的行為治療師。只要稍微瞭解強迫症的醫學知識，理解到這不過就是一種病症，只要有治療就會好轉，那麼患者就可以克服想要做強迫行為的衝動，掌握到處置強迫症的方法。

在加州大學洛杉磯分校，我們稱這個方式為「認知生物行為自我治療」。「認知」這個字是以拉丁文的「知」的字根造的；而「知識」在教導病患學習基本行為治療技術上，扮演了很重要的角色。研究已經證明，「暴露和反應預防」是治療強迫症很有效的行為治療方法。實行傳統的暴露與反應預防療法時，強迫症患者在專業治療師持續的指導下，學會面對「會使得強迫意念和強迫行為更強烈」的刺激，而透過這樣的直接面對，他們將學著如何抗拒強迫意念和衝動，不要去回應。比如說，會對「髒東西的污染」懷抱不理性強迫意念的患者，就會被教導把髒東西握在手裡，然後忍至少三個小時不要洗手。我們將這套方法作了些微的調整，好讓患者可以自行在家中練習。

這套方法被稱為「反應預防」的原因，是因為患者可以學著預防行為上對強迫行為衝動的反應，並提前讓自己用別的、更具建設性的行為去取代。這方法我們稱之為「生物行為」，因為我們會使用對強迫症的生物方面新知來幫助患者，使患者可以控制自己的焦慮反應，以幫助患者在抗拒惱人的強迫症能力上獲得強化。我們的治療，和傳統的暴露和反應預防治療，最大不同之處在於：我們開發出四步驟療法，可以幫助病患自我加強，好能在沒有治療師在一旁時，也能自我施行暴露和反應預防療法。

這套方法的基本使用原則是，先瞭解這些強迫意念和強迫行為的真面目，然後就能學會控制強迫症所觸發的恐懼和焦慮感。透過控制自己的恐懼感，你就能夠更有效率地控制自己的行為反應。運用自己在強迫症方面的基本醫學認識，加上透過知識所帶來的病識感自覺，可以幫助患者自行練習暴露與反應預防。這套方法共有以下四個基本步驟：

步驟一：再確認 RELABLE
步驟二：再歸因 REATTRIBUTE
步驟三：轉移注意力 REFOCUS
步驟四：再評價 REVALUE

我們的目標是要患者每天都練習這四步驟（前三個步驟在治療初期特別重要）。自我治療是這套方法中最重要的核心，這讓患者可以每天都練習控制自己對於強迫症的反應。現在就帶大家一個步驟一個步驟來練習。

步驟1：再確認

第一步驟非常的關鍵，這個步驟要學習辨認出強迫意念和強迫行為的衝動。不能只是很粗淺地概略辨識一下而已，而是要在你感受到腦海出現惱人的感覺時，立刻、確實指認出「那就是強迫意念或強迫行為衝動」。為了要能夠做到這樣，就要強化自己的正念，讓自己能夠辨別出這些不屬於你的、闖入你腦中的想法和衝動，都是強迫症這個疾病的症狀。

一般人平日那種自覺，通常很自然就出現，卻也都很浮面。真正的正念則是更深刻、更精確的，這只有靠集中注意力才能辨到。真正用正念辨認出強迫症，是要對強迫意念和強迫行為的症狀做到有意識的辨識，以及在心裡面真正注意到這些變化。也就是說當下你心裡面要真的有所覺察，心裡要確實意識到：「這個想法是強迫意念；這個衝動是強迫行為的衝動。」患者一定要格外下功夫，來控制這個硬是要闖進自己腦海中的強烈念頭和衝動，因為它是肇因於生理上生病的大腦所產生的。這表示要花一番力氣，讓自己的「公正的旁觀者」維持察覺力，讓我們自己具備的內省力量，去辨別出真實的想法和強迫症的病症，從而將病態的衝動摒除在外，直到這個想法開始慢慢消散、退去。

步驟一的目標是要學會「再確認」自己腦中毫無來由出現的念頭和衝動，是屬於強迫意念和強迫行為，而且要非常堅定地確認，稱它們為「強迫意念」和「強迫行為」。

例如，要練習說：「我不覺得我的手髒。我只是有了強迫意念，覺得自己的手髒。」或者「我不覺得我有必要洗手，我只是有了強迫行為的衝動，一直想要去做強迫行為的洗手動作。」（這方法也一樣可以用在其他種強迫性想法和強迫行為上，包括強迫性的檢查門鎖動作，或是檢查電器用品和多餘的計算動作。）要學會辨認出這些毫無來由的強迫想法和衝動，知道它們都是強迫症。

在「再確認」步驟中，基本的觀念是要：為強迫意念和強迫行為衝動正名。要非常明確地將之「再確認」，這樣你就可以瞭解到，接下來的感覺全都是大腦中的假警報，是毫無真實根據的。許多科學研究已經告訴我們，這些大腦中的衝動，都是因為腦中生物化學不平衡所造成的。只要你能夠將之正名為強迫意念和強迫行為，你就能夠瞭解到這些念頭和衝動不是真的那麼一回事。這些都只是大腦中的錯誤訊息。

但要記得，光是將這些想法和衝動「再確認」是無法趕走它們的。事實上，如果你越想趕走它們越是適得其反。這種方法無法奏效的原因在於，這些想法和衝動都是來自於生理上的原因，不是自己可以控制的。你唯一可以控制的，就是行為上對於衝動的反應。透過「再確認」步驟的修煉，患者開始能夠瞭解，不管這些感受有多像真的，其實都不是真的。這個步驟的目標是：學會抗拒。

近年針對強迫症的科學研究已經發現，使用行為治療學習抗拒強迫想法和強迫行為，能夠讓患者真的改變腦中生物化學，讓這個造成強迫症狀的病因獲得改善。但是要記住，這整個從改變生理問題到改變衝動本身的過程，可能要花上好幾個禮拜、甚至好幾個月。所以患者一定要有耐心，持之以恆地投入練習。如果想讓這些想法和衝動在幾秒內或幾分鐘內消失，那你只會更加失望、灰心和沮喪而已，而且還會讓這些衝動變得更為嚴重。患者從這個行為治療中學到最重要的心得是，不管你的強迫意念和衝動有多強烈、多痛苦，你對想法和衝動的反應，絕對是在你可以控制的範圍內。所以這個練習的目標，就是要學會控制對這些強迫意念和衝動的反應，而不是要學會控制這些強迫意念和衝動本身。

接下來這兩個步驟，則是設計來幫助患者，讓患者學會控制對強迫症行為反應的新方法。

步驟2：再歸因

我們這套針對強迫症所設計的自我行為治療方法，可以用一句話總結：「不是我的錯，是我的強迫症在作怪。」這就是我們的戰鬥口號。藉由這句話我們要提醒患者，強迫症想法和衝動都不具任何意義，這全都是大腦傳播的錯誤訊息。自我施行的行為治療讓患者能夠對這件事有更深刻的認識。

透過這個訓練，患者會逐漸認識到，為什麼會一直覺得有一股想要檢查門鎖的衝動，或者是有覺得「我的手很髒」的想法，而這些衝動和想法又為什麼會那麼強烈又讓人難以抗拒的原因。要是你能瞭解到這些想法一點意義都沒有，那又何必要有回應動作呢？瞭解為什麼這類想法這麼強烈、以及為什麼趕不走的背後原因，會成為你增強自我意志力、使你得以對抗想要檢查門鎖和洗手衝動的重要關鍵。

這個訓練的目標，是要讓患者學會將強烈的強迫意念和衝動「再歸因」為其真正的原因，讓患者瞭解到這些感覺和不舒服的感受，都是肇因於大腦中的生物化學不平衡。這是強迫症使然，這些症狀所傳達的訊息都是錯誤的，所以不要被這些訊息所誤導，不要把它當一回事。

因為在我們的大腦深處，有一個叫做尾狀核的組織，全世界的科學家在深入研究這個組織後，現在已經確定，強迫症患者腦中的這個尾狀核應該是故障了。可以把尾狀核想成是負責接收大腦前端送來的複雜訊息，再加以處理的處理中心或是過濾站，這些訊息來源的大腦前端，可能負責了部份人類的思考、計劃和理解功能。尾狀核和位於它隔壁的同類組織殼核，共同擔任大腦中類似汽車自動排檔的功能。尾狀核和殼核在大腦的結構中共同被稱為紋狀體，它們會接收大腦中數個非常複雜部位所傳來的訊息，包括控制身體運動的訊息、身體感受的訊息、以及與這些運動和感受有關的想法和計劃的訊息。尾狀核和殼核會像汽車自動排檔一樣共同運作，確保人體可以順暢地從一個行為切換到另一個行為。通常，當一個人決定要作一個動作時，大腦會自動開始過濾掉一些干擾這個動作的其他不必要動作，也過濾掉一些不相干或誤導性的感受，好讓他能夠快速、有效地執行他想要進行的動作。這中間動作的轉換是非常快速、順暢的，就像汽車換檔一樣平順。

一般人平日會作很多這類的快速行為切換，切換過程都是平順、輕鬆，完全不用動一點腦筋就可以辦到。這樣的轉換要靠尾狀核和殼核共同運作才能達成。但在強迫症患者的大腦中，那個能夠順暢、有效過濾掉不必要想法和行為，並且讓大腦切換到下一個想法和行為的機制似乎失效了，原因就來自於尾狀核中的功能故障。

這樣的故障讓大腦無法正常運轉，大腦前端因此會過度活躍，耗掉過多的能量。就好像車胎陷進溝裡出不來一樣。車輪就一直空轉，可是完全沒有抓地力，所以無法脫身。強迫症患者也一樣，大腦前額所謂的眼眶額葉皮質部部位會空耗太多能源。眼眶額葉皮質部原本是有錯誤偵測功能迴路的，但是在強迫症患者身上，這個部位的換檔功能卻卡住了。或許就是因為這樣，強迫症患者才會一直有一種「好像哪裡不對勁」的感覺。這時候就要特別費一番力氣，才能夠讓排檔不會繼續卡在那裡，進而換到另一個排檔去。就像開車自動排檔卡住時，要換成用手排換檔一樣，患者這時也要靠自己的力氣來換檔。強迫症患者的手排檔是滯澀不順的，他要靠自己手動來換檔。這要多費一番力氣，因為患者的大腦已經變成習慣卡住了。汽車的排檔是金屬作的，無法自動修復，可是幸好強迫症患者卻可以教導自己的大腦如何換檔，用的就是自我施行的行為療法。靠這個療法，患者可以讓大腦內壞掉的變速系統獲得修復。也就是現在醫學研究發現的，人可以改變自己大腦內生物化學狀態。

「再歸因」這個步驟的關鍵在於，要瞭解強迫症想法帶給你的那種不舒服的異狀感，以及來勢洶洶的強烈感受，其實都是病症造成的。其真正的問題在於大腦的化學狀態造成了這些想法和衝動會突然闖進來。但是透過練習四步驟自我行為治療，患者可以改變大腦中的生物化學狀態。不過想要有成效，需要好幾週甚至好幾個月的認真練習。同時，瞭解大腦在強迫意念和衝動中所扮演的角色，能夠幫助病患避免去做一件事（這是多數強迫症患者幾乎都會去做，但卻讓他們越做越喪氣、越失望無助的事）：試圖擺脫強迫意念和衝動。這世上沒有方法可以讓你立刻就擺脫強迫症想法和衝動的。但別忘了，你可以選擇不要隨之起舞。不要把它當一回事。不要被它帶著走。你知道它們的真面目。這些都是大腦因為患了叫作強迫症的病，而傳遞的錯誤訊息。你要懂得運用你學到的知識，控制自己不要隨之起舞。這種時候最有效的方法，這方法同時最後也會幫助你的大腦獲得改善，這個方法就是要把這種想法和感受放下，讓自己轉而從事另一件事。這就是我們所稱的換檔：去做其他事。想辦法想趕走這想法只會讓你的壓力越來越大，壓力只會讓強迫性想法和衝動越來越嚴重。

使用「再歸因」步驟也會讓你得以避免從事強迫症的儀式行為，通常患者從事儀式行為的目的，是為了找到正確的感覺（像是平衡的感覺或是完成的感覺），但其實這樣做都只會徒勞無功。要知道，你之所以會一直想要找到對的感覺，是因為大腦裡生物化學不平衡作祟，你要做的其實是要學會忽視這樣的衝動感，轉而去做別的事。要記得「這不是我的問題，是我的強迫症在作祟。」要拒絕被衝動所左右，也不要隨之起舞，只要能做到這樣，你就能夠確實地改變自己的大腦，讓這不快的感覺減輕。要是你貿然地把衝動當一回事，真的照它的意思去做，你或許可以得到暫時的舒解，但很快的，這個衝動又會回來，而且變得更為強烈。這可能會是強迫症患者最應該學會的一件事。學會這件事可以幫助你避免成為笨蛋，每次都上了強迫症的當。

「再確認」和「再歸因」這兩個步驟通常都會一併練習，以求讓患者深刻理解到當下的狀態，當強迫症想法或衝動讓你產生高度痛苦時，你能夠有所察覺。這時你「再確認」這個感覺，正視它的真面目，視其為強迫意念或強迫行為。再運用正念識破強迫症的假面具，讓自己能夠獲得更深刻的覺察力，瞭解到這些想法和衝動不過是你的病造成的副作用。

步驟3：轉移注意力

「轉移注意力」步驟是整套方法的核心。一開始你可能會覺得這是最「沒有努力就沒有成績」的一個步驟。心智的練習就跟肉體訓練一樣。在「轉移注意力」步驟中，你一定要下足功夫：要自己動手換檔。下了功夫再加上集中注意力，就能夠讓尾狀核輕鬆又自動地重獲正常時的功能，這個功能就是讓你知道什麼時候應該切換到別種行為。想像外科醫師在手術前要洗手：外科醫師並不需要設一個倒數計時器告訴他何時該停止洗手。動作進行到一個階段，行為就變成自動化了。外科醫師也一樣，他洗手到一個階段後，他就有種手應該已經洗好了的感覺。可是強迫症患者卻沒有這種應該已經好了的感覺，他永遠都不會覺得夠了。他大腦內的自動導航系統故障了，還好，練習四步驟通常可以把這系統修好。

「轉移注意力」的練習中，患者要讓自己不要正面去處理強迫症想法和衝動，而是要轉移自己的注意力焦點到別的事情上，即使只是幾分鐘也行。一開始你可能要找個特別的事來作，好取代強迫性洗手或檢查的習慣。只要是有建設性、做起來愉快的事都行。如果你本來就對某些事有興趣或嗜好那更好。像是散散步、運動、聽音樂、看書、打電動、織毛線、或是投籃都很好。

當你的強迫意念出現時，你一開始要先「再確認」它是強迫意念或強迫行為的衝動，之後則將之「再歸因」為是強迫症，是一種疾病。然後就是「轉移注意力」到別的事上。「轉移注意力」一開始要先拒絕把強迫症狀當一回事，要對自己說：「我現在強迫症狀發作了，我要讓自己做點別的事。」

一定要訓練自己改變對強迫衝動的反應方式，讓自己的注意力轉移到別的事情上。

這個練習的目標是要停止自己對強迫症狀的反應，並要接受一個事實，那就是強迫症的不快感受暫時還會持續困擾著你。一開始要先不理會這些感受，讓自己去進行別的活動，你會發現，即使強迫症的感受還在，你不用聽信它的控制，它要你做什麼你沒必要照做。接下來要做什麼，決定權是在你手上，不要像是機器人一樣，強迫症想法和衝動說什麼你就做什麼。「轉移注意力」這個步驟就是要幫助你奪回決策主控權。你大腦中的生物化學故障，不會再是主導你行為的操縱者。

十五分鐘原則

要做到「轉移注意力」並不是件容易的事，要是我們說你不費力氣、不用忍受痛苦，就可以無視強迫症的想法和衝動，那謊就扯大了。但只要能夠學會抗拒強迫症症狀，那就可以改變大腦，假以時日，慢慢就可以降低痛苦。為了幫助患者能夠完成這個任務，我們發展出「十五分鐘原則」。這個原則就是要讓自己在面對強迫症想法或衝動時，緩個十五分鐘去回應它，等過了這十五分鐘，再去做它要你做的強迫行為。一開始時這種衝動會很強烈，可能之後也會，所以不用一定要把忍耐的時間設到那麼長，短一點也可以，就算五分鐘都可以當作達成的目標。但原則是一樣的：千萬不要強迫意念一冒出來，就忍不住作了，至少要拖延一下。千萬記得，這絕不是要你被動枯等，而是要主動地在這段時間進行「再確認」、「再歸因」以及「轉移注意力」三個步驟。這時你還要操持正念，知道自己正在針對那些不愉快的感受進行「再確認」，視其為強迫症，並將之「再歸因」為大腦中生物化學不平衡的症狀。這些感覺都是強迫症所引發的，不是你真正的感受。而是大腦生病所發出的錯誤訊息。

接著你就要去從事別的事，任何事都可以，只要是讓你感到愉快、有建設性的事都可以。在這個要求的時間過去後，你要再重新評估這股衝動感受。問問自己，你心中對於這股衝動的感受是否有改變，其強度是否減低了，如果有變化，記得要拿紙筆紀錄下來。即使是最輕微的一點強度改變，都值得紀錄下來，這會讓你得到鼓勵，下一次就能夠撐得更久一點。慢慢的你就會瞭解到，你撐得越久，你所感受到的那股衝動就越會減輕。而整個訓練的目標，就是希望你最少能夠忍過十五分鐘不去做這個強迫行為，當然，能夠超過十五分鐘那更好。只要持續練習，你會發現，花同樣的力氣，你卻能夠獲得更多的功效，讓衝動強度減得更少。所以，一般而言，隨著你練習這個十五分鐘原則的次數增加，你在操作整個練習步驟上就會越順手。不用多久，你就可以忍過二十分鐘、三十分鐘、甚至更久了。

做了什麼才重要

在這個步驟中，最重要的就是要把注意力從強迫症的衝動或想法，轉移到其他理性的行為上。不要呆坐在那裡等著強迫症想法或感受自動消散。不要期待這種感受會一下子就消失。而且，千萬不要照著強迫症要你做的去做，你要在這時候讓自己去從事有建設性的事。你會發現，只要你能夠從強迫症衝動出現、到你去從事強迫行為中間，拖上一段時間，就算這段時間是你在猶豫著要不要去從事這個強迫行為，都可以讓強迫衝動消退，而且獲得改善。更重要的是，就算這股衝動往往幾乎沒有什麼改變，你也會發現，你對自己在面對大腦發送錯誤訊息的反應上，擁有控制權。

這樣運用正念和「公正的旁觀者」，會讓你逐漸對自己有信心，尤其是在飽受多年來莫名古怪病痛之苦後，更會讓你對自己有掌控力。「轉移注意力」的長遠目標，是要讓患者永遠不會再因為強迫症想法或衝動，而感覺必須要去從事強迫行為。可是，其短程目標則是要讓患者在從事強迫行為之前，能夠拖上一段時間不要有所動作。這個步驟是要你學會，不要容許強迫症的感覺去左右你要做什麼。

有時候強迫症的衝動真的太強烈了，你會忍不住而去從事強迫行為。這時候不要因此責怪自己。要記住：只要你有練習四步驟，你的行為就會慢慢有所改變，而你的想法和感受也會出現改變。要是你忍了一段時間，也讓自己轉移注意力，也特別努力讓自己「再確認」，終於還是忍不住受到誘惑，而做了強迫行為，不得不承認這次強迫症戰勝了你。這時要提醒自己：「我剛洗了手不是因為手髒，而是因為強迫症發作。這回合被強迫症贏了一次，但下次我一定要再撐比這次更久。」用這種方式，就算你真的做了強迫行為，你也可以把它當作是行為治療的一部份，會幫助你康復。這一點很重要：「再確認」強迫行為本身就是一種行為治療，而且遠比你單純就是讓強迫症發作卻沒有好好確認它、並在心中為它作下紀錄來，還要更有用。

在這裡提供有檢查強迫症（檢查門鎖、爐灶或是其他電器用品）的病友分享一個訣竅：要是你的強迫行為是會想要檢查門鎖，那在你第一次鎖門的當下，要格外地專注、用上正念。這一來你就能夠在心裡建立一幅深刻的心像，方便你之後強迫衝動發作時回想參考「我已經鎖好了」。你要先想好自己在檢查衝動發作時的感受，所以你在鎖上門時就要用特別緩慢、謹慎的方式，在心裡好好的把這整個動作紀錄下來，像是默念著：「大門現在上鎖了，我看到大門已經鎖好。」一定要讓自己為大門鎖好這畫面建立一幅清晰的心像，好讓你在想檢查大門衝動發作時，可以立刻透過「再確認」來回想，並跟自己說：「這是強迫意念在作祟，這是強迫症發作。」然後就可以把想要檢查的衝動那種強烈感受和不合理心境「再歸因」給自己的強迫症。這時你會記得「這不是我，而是我的大腦在作祟。」

然後你就可以「轉移注意力」，開始不理會強迫症的衝動，讓自己去作些別的事，心裡隨著記起當時鎖好大門時的那幅心像，因為你在鎖上門時特別用心專注地記下來了。用這個心像來幫助你進行「轉移注意力」，讓你可以安心去從事別的事，就算你在「再確認」和「再歸因」時，檢查的衝動又出現，但這時因為你已經有所預期，所以並不會因此手忙腳亂。

要寫治療日記

很重要的是，要把自己進行行為治療中，以「轉移注意力」成功的經驗紀錄下來。不必用多華麗的文筆寫作，只要簡單的文字紀錄，讓你日後記得自己進行自我行為治療成功的經驗。這份日記的重要之處在於，你可以在日後回顧，看看你用哪一種行為進行「轉移注意力」對你最有幫助。不過，同樣重要的是，這份日記可以讓你增加自信，因為看著日記中成功的次數越來越多，你會越有信心。在對抗強迫症衝動的戰鬥中，常會忘了自己是用哪個行為來進行「轉移注意力」的。記日記可以讓你在換檔出現困難時、或強迫意念和強迫症衝動變得很劇烈時，助你一臂之力，幫你記得過往作過哪個行為來轉移注意力。隨著你成功的紀錄越來越多，你也會受更多的激勵。

日記裡只要記下成功的經驗就可以，沒必要記下失敗的經驗。要學會在成功時稱讚自己。這是強迫症患者一定要學著多做的。要記得做對了時要給自己獎勵、刻意地記住自己成功運用「轉移注意力」的經驗，告訴自己做得好。將之紀錄在行為治療日記中，會強化你的成功經驗，並適時給自己一點小獎勵，就算只是喝采，稱讚自己這麼用功自助。很多人發現，就算只是簡單地一天記下一則「轉移注意力」成功的經驗，稱之為「每日勝仗」，這對他們的自信心提升都可以有很大的幫助。

步驟4：再評價

前三個步驟的目標，是要運用自己瞭解強迫症是一種疾病所造成的大腦生物化學不平衡這一點，來幫助自己釐清現下的感覺不是表面上感覺的樣子，藉此拒絕上強迫意念和衝動的當，抗拒去從事強迫儀式行為，轉而將注意力「轉移」到有建設性的行為上。可以把「再確認」和「再歸因」兩個步驟視為是一起的訓練，要和「轉移注意力」這個步驟一同進行。這三個步驟一同進行的功效，遠比分開練習大上許多。「再確認」和「再歸因」的過程會讓「轉移注意力」時所進行的費力工作獲得強化。在這以後，再用「再評價」來針對強迫性想法和衝動重新評價，而在你還沒進行行為治療前，這些想法和衝動原本總是會讓你忍不住要去從事強迫行為。在充份地針對前三個步驟進行過訓練後，你就能適時將那些強迫性想法和衝動用「再評價」，降低它們在你心中的重要性。

在用四步驟進行認知生物行為治療的過程中，我們引介了十八世紀哲學家亞當斯密的「公正的旁觀者」這個概念，以此幫助患者能夠更清楚地瞭解自己所進行的練習。亞當斯密形容「公正的旁觀者」像是在我們自己身體裡，隨時跟著我們的人，這個人瞭解我們心裡所有的感受、狀態、環境。一旦我們在強化「公正的旁觀者」的觀點上下功夫，就可以隨時都召出「公正的旁觀者」來，讓他來監督我們的行為。也就是說，我們可以看著自己的動作和感受，就好像是一個置身事外的人在一旁看著我們一樣，完全不涉入個人感情。亞當斯密這麼形容「公正的旁觀者」：「我們要把自己當成是冷眼旁觀自己行為的人。」亞當斯密瞭解如果要在心裡清楚地存著「公正的旁觀者」的觀點，是很不容易作到的事，尤其是在痛苦的狀態下，這需要格外費一番功夫，是特別累人的，這一點就跟心存正念一樣不易做到。亞當斯密對於這番努力之不易的形容，不難看出和從事四步驟所要費的努力，是有些相似的。

強迫症患者一定要努力控制「因自己生理狀態失衡導致闖入我們意識知覺中的衝動感」這個東西。患者一定要奮力維持「公正的旁觀者」的正念，用這份內在的監督力量幫助你摒除病態的衝動，一直到這些衝動感退卻為止。患者要運用自己對於強迫症狀的認識，認識到這不過是沒有意義的訊號，來自大腦錯誤的訊息，這樣患者才能夠運用「轉移注意力」，藉此在大腦內換檔。你要善用自己心智的資源，始終記住「這不是我，是我的強迫症。這不是我，是我的大腦」。雖然在短期間，你無法改變自己的感受，但你可以改變自己的行為。行為一旦有了改變，假以時日你會發現，你的感受也改變了。這種和強迫症之間的主控權拉鋸戰情況如下：這裡由誰發號施令，是你還是強迫症？即使強迫症強烈到讓你窒息，你因此受不了而屈服，作了強迫行為，你還是要瞭解，這是強迫症在作祟，然後告訴自己下次一定要更奮力與它對抗。

在面對強迫行為時，只要始終奉行十五分鐘原則，並讓自己「轉移注意力」到別的行為上，通常就能夠讓「再評價」步驟啟動，所謂「再評價」步驟啟動，就是幫助你瞭解到，這個強迫症帶來的感覺不值得你去注意，也不用看重它，記得這只是強迫症，這是一種病症。這麼做的結果，就是你會把強迫症的感受重要性看得很低。在面臨強迫意念時，則要試著用更主動的方式來運用「再評價」步驟，以增強這個過程。這時你要再加進兩個小步驟：也就是所謂的雙A，這在步驟二「再歸因」時也用過了，那就是：「有心理準備」和「接受」。當你使用雙A作法時，那就是在主動「再評價」。所謂「有心理準備」指的是你要有心理準備，強迫症的感受會出現，所以你要準備好，不要在它出現時措手不及。「接受」則意味著你不要因為你有這種不舒服的感受，而白費力氣責怪自己，你知道是什麼原因造成這些感受，你必須忽視這些感受。不管你的強迫意念是什麼，是暴力或是與性有關的，或是其他種類，你都要知道，這樣的感受一天內會出現好幾百次。你要阻止自己每次這感受出現時都予以回應，不要好像那是你第一次遇到的感受，來得超乎你的預期一樣。不要讓這感受出現時嚇到你，不要因為這樣而讓你厭惡自己。只要你對自己特有的強迫意念有心理準備，你就能夠在它出現時立刻辨認出它，立刻將它「再確認」。當強迫意念出現時，你就會有所準備，你會知道：「這不過是我身上可笑的強迫意念作祟，這毫無意義。這是我大腦生病了，沒必要特別在意它。」

要記得：這些強迫意念是沒辦法你要它走它就走的，但你也沒必要特別去注意它。你可以學著讓自己去從事別的事。沒必要一直被強迫意念佔據著你的大腦。要放下。這也就是第二個A「接受」要派上用場的時候。試想在半夜聽到外面汽車警報聲大作，擾人清夢。你不應該多費心思去想這件事，別說：「在那可恨的汽車警報聲停止之前，我什麼都沒法做。」你只要盡量無視於它，轉而做你自己該做的就好了。

你在步驟二中瞭解到，那惱人的強迫意念是強迫症造成的，而這與大腦內的生物化學不平衡有關。在「再歸因」下的小步驟「接受」讓你深刻認識到這一點，這樣的認識甚至及於你個人的靈性層面，因為你發現不應該責怪自己，一直批評自己有什麼動機根本沒有意義，因為這其實只是大腦內的不平衡造成的。所以你要接受「強迫意念會出現」這件事，不管你怎麼樣，它都會出現，所以不是因為你的關係。如果能這樣，那麼強迫意念反覆出現所造成的壓力也會減輕不少。要始終記得，「這不是我，是強迫症。這不是我，是我的大腦。」不要一直想讓強迫意念消失，因為短期內這個想法是不會消失的。最重要的是，不要一直反覆去想如果你去做了強迫意念，後果會怎樣，也不要去幻想你在做時會是什麼感受。只要你真的不想要去做，你就不會去做。把所有負面的、自我貶抑的批判都拋開，不要想些「有這種強迫意念的人都怎樣怎樣」這類的想法。遇到強迫意念時，可以把十五分鐘原則縮短成一分鐘原則，甚至只要十五秒就好。沒有必要一直去想那個念頭，就算它真的還一直停留在你的腦海。你還是可以去做你自己的事，一定要這樣做，儘管去想下一個想法、去做下一件事。如果你這樣做，那「轉移注意力」就像是在練中國功夫一樣。強迫意念或強迫行為雖然很強，但它其實滿笨的。要是你就乖乖站在它正前方，正面受到它的衝擊（亦即，想將它從腦海中趕走），那它每一次都可以打敗你。你要做的是，閃開它的拳，避開它正面衝擊，儘管去做你自己的事。你要學會作好充份準備且保持警覺，不畏對手強大。這不僅僅只是拿來戰勝強迫症有用：學會掌控自己的行動，就能掌控自己的心智和自己的人生。

結語

我們這些患有強迫症的人一定要學會訓練自己的心智，讓它不要把那些不速而來的感受當一回事。我們要瞭解這些感受會誤導我們。我們要一點一點地改變自己的行為，慢慢地改變我們對於這些感受的回應，並且抗拒它。我們現在對真相有了新的觀點。用這個方式，我們得以有更深入的觀點來看到真相。我們瞭解到，就算是非常難對付的強迫症感受，都是會消失、短暫的，只要我們不要隨之起舞去執行它，它自然會退去。當然，我們也要牢記，如果我們屈服而去進行這些強迫行為，那這些感受就會受到加強，把我們擊倒。我們要學會怎麼辨識出這些衝動的真面目，然後要抗拒它。在進行四步驟自我行為治療的過程中，我們為自我掌控的技巧打下基礎。透過有建設性的抗拒強迫意念和衝動，我們增強了自信、也嚐到自由的感受。這讓我們從事有意識、自我主導選擇的能力得以提升。

這個過程讓我們得到了對抗強迫症的鼓勵，而瞭解這個過程、且瞭解到透過訓練心智對抗強迫行為或是對抗強迫意念和感受的自動反應，這讓我們更懂得如何取回自己生活的掌控權。而透過這個對生命積極又正面的作法，還讓我們獲得了改變大腦化學平衡的美好結果。真正的自由，就在這條追求益己的自省道路前方，等著你去拾取。

強迫症認知生物行為自我治療四步驟療法快速總結

步驟一：再確認

要認出強迫意念和衝動都是強迫症所造成的。

步驟二：再歸因

瞭解強迫意念和衝動那種強烈感和侵入感都是強迫症造成的。這很可能是與大腦中生物化學不平衡有關。

步驟三：轉移注意力

不要正面去處理強迫症想法，而要轉移注意力在別的事上面，至少要撐過幾分鐘：去做別的事。

步驟四：再評價

不要把強迫症想法當真。它一點也不重要。

我和我的強迫行為

20週年經典版

幫助自己與他人改變想法，擺脫惱人的強迫行為和意念，只要4個簡單的自我治療步驟。

BRAIN LOCK: Free Yourself from Obsessive-Compulsive Behavior
A Four-Step Self-Treatment Method to Change Your Brain Chemistry,
Twentieth Anniversary Edition

作者　傑夫瑞 M. 許瓦茲醫師（Jeffrey M. Schwartz, M.D.）
　　　比佛莉・貝耶（Beverly Beyette）
譯者　顏涵銳
行銷企畫　劉妍伶
執行編輯　陳希林
封面設計　陳文德
版面構成　綠貝殼資訊有限公司

發行人　王榮文
出版發行　遠流出版事業股份有限公司
地址　104005 臺北市中山區中山北路1段11號13樓
客服電話　02-2571-0297
傳真　02-2571-0197
郵撥　0189456-1
著作權顧問　蕭雄淋律師

2024年01月31日 初版一刷
定價　新台幣450元（如有缺頁或破損，請寄回更換）

ISBN　978-626-361-399-7
遠流博識網　http://www.ylib.com E-mail: ylib@ylib.com

遠流出版公司

國家圖書館出版品預行編目（CIP）資料

我和我的強迫行為：幫助自己與他人改變想法，擺脫惱人的強迫行為和意念，只要4個簡單的自我治療步驟。20週年經典版／傑夫瑞・許瓦茲（Jeffrey M. Schwartz）著；顏涵銳譯. -- 初版. -- 臺北市：遠流出版事業股份有限公司，2024.01
368面；14.8×21公分
20週年經典版本
譯自：Brain lock : free yourself from obsessive-compulsive behavior: a four-step self-treatment method to change your brain chemistry, 20th anniversary ed.
ISBN 978-626-361-399-7（平裝）
1. CST：強迫症　2. CST：心理治療　3. CST：行為治療法
415.991　　112019217